JN424019

제 2 판

<< ESSENTIAL PATHOLOGY

핵심 병리학

대한병리학회 부산 · 울산 · 경남지회 편

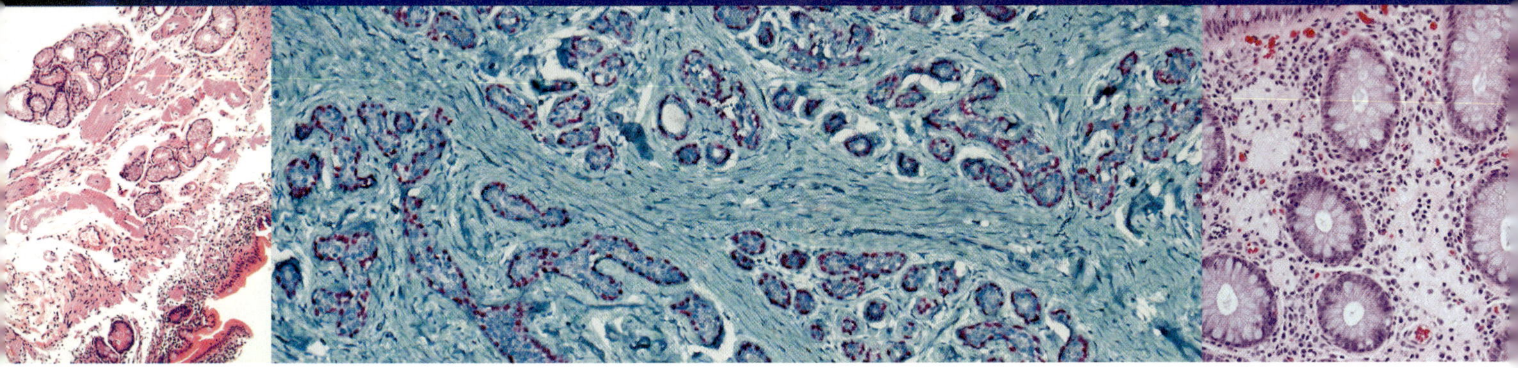

JMK

대한병리학회 부산·울산·경남지회

병리학 집필진 소개 〈가나다순〉

강미선 인제대학교 의과대학 병리학교실

김보미 인제대학교 의과대학 병리학교실

김수진 동아대학교 의과대학 병리학교실

김아롱 부산대학교 의과대학 병리학교실

김우경 인제대학교 의과대학 병리학교실

김주연 인제대학교 의과대학 병리학교실

김지연 부산대학교 의과대학 병리학교실

김지연 인제대학교 의과대학 병리학교실

나서희 동아대학교 의과대학 병리학교실

남경한 인제대학교 의과대학 병리학교실

박도윤 부산대학교 의과대학 병리학교실

박민경 동아대학교 의과대학 병리학교실

박원영 부산대학교 의과대학 병리학교실

박하영 인제대학교 의과대학 병리학교실

송대현 경상대학교 의과대학 병리학교실

신동훈 부산대학교 의과대학 병리학교실

양영일 인제대학교 의과대학 병리학교실

오선주 고신대학교 의과대학 병리학교실

윤혜경 인제대학교 의과대학 병리학교실

이정희 부산대학교 의과대학 병리학교실

이창훈 부산대학교 의과대학 병리학교실

이현욱 성균관대학교 의과대학 삼성창원병원

이현정 부산대학교 의과대학 병리학교실

장희경 고신대학교 의과대학 병리학교실

정민정 고신대학교 의과대학 병리학교실

정수진 인제대학교 의과대학 병리학교실

정진숙 동아대학교 의과대학 병리학교실

조화진 인제대학교 의과대학 병리학교실

최경운 부산대학교 의과대학 병리학교실

머리말

병리학이란 질병을 연구하는 학문이다. 보다 구체적으로 정의한다면 질병 상태의 세포나 조직에서 관찰할 수 있는 구조적, 생화학적, 기능적 변화를 설명하는 학문이라고 할 수 있다. 따라서 병리학은 기초과학과 임상의학의 연결 고리를 이루는 학문이며, 모든 의학 분야의 과학적 기초를 이룬다고 할 수 있다.

의과대학을 비롯한 여러 의료계열 학교에서는 해부학이나 생리학에서 정상인 몸의 구조와 기능을 배우고, 그 다음 병리학에서 몸에 이상(병)이 생겼을 때 병의 원인과 발생 과정, 형태학적 소견, 주요 임상 소견을 배우게 된다. 학습 체계상 해부학이나 생리학을 충분히 공부하지 않으면 병리학을 이해하는 데 무리가 있다거나, 현미경으로 파악할 수 있는 형태학적 소견의 관찰로 인해 병리학은 너무 어렵다는 선입견을 가진 사람이 적지 않을 것이다. 하지만, 의료인이 되기 위해서는 병리학이라는 학문을 회피할 수는 없는 상황이다.

이런 배경에서 핵심병리학은 인체의 질병을 이해하고자 하는 학생들에게 질병을 파악하기 위해 병리학을 이해하고 배울 수 있는 간편한 안내서가 될 수 있음을 확신한다. 이번 개정판은 각론을 없애고 총론 위주로 대폭 개정하였다. 따라서 기존 각론에 있던 내용 중 꼭 알아야 할 질환이나 내용들만을 간추려서 이를 총론의 해당 부분에서 다루어질 수 있도록 목차를 구성하였다. 도해용 그림이나 컬러 사진(현미경 및 육안 소견)을 요소요소에 배치함으로써 본문의 이해를 쉽게 하였고, 본문 내용의 배열을 간략하게 체계화함으로써 공부하는 이들에게 부담이 적게 가도록 하였다.

본 개정판은 강의와 연구, 진료에 바쁘신 가운데서도 원고 작성과 내용 보완에 귀중한 시간을 허락해 주신 집필진 여러분들과 편집위원들의 도움이 없었다면 불가능하였을 것이다. 또한 이 책의 발간에 많은 관심과 지원을 아끼지 않았던 대한병리학회 부산울산경남지회 김지연 지회장과 지회 임원분들께도 깊은 감사를 드리며, 끝으로 출판을 맡아 주신 도서출판 JMK의 사장님과 편집부 여러분들의 헌신적인 노고에 깊은 감사를 드린다.

2018년 7월

편집위원장 이창훈

차례

CHAPTER 05 염증과 수복 / 95

CHAPTER 06 면역질환 / 107

CHAPTER 07 감염증 / 119

CHAPTER 08 종양 / 137

CHAPTER 09 노화와 죽음 / 203

CHAPTER 10 환경 병리 / 213

CHAPTER 11 피부병리 / 229

CHAPTER 12 병리검사 / 237

찾아보기 / 245

CHAPTER

01

병리학으로 배우는 것

부산대학교 의과대학 병리학교실

김지연

A 병리학의 개요

본 장에서는 의학과 의료분야에서 병리학의 역할을 이해하고, 배울 내용에 대해 개략적으로 설명하고자 한다.

병리학은 인체의 비정상 반응 및 질병을 올바르게 인식하고 체계적으로 이해하는 데 중요한 기초 학문이다. 따라서 병리학적 지식은 다양한 의학분야의 학습과 실습에서 유용하게 활용될 수 있다.

1 병리학이란

1. 병리학의 어원 및 정의

병리학(pathology)은 그리스어 pathos(=suffering)와 logos(=study)의 합성어로서, 질병의 본질을 연구하는 학문이다. 질병이 인체에 가져오는 형태적, 기능적 변화들을 연구하며, 질병의 원인 및 발생과정을 여러 가지 연구방법을 이용하여 설명함으로써 환자의 치료에 대한 이론적 근거를 제공한다. 따라서 병리학은 기초의학과 임상의학을 연결하는 중요한 다리 역할을 하며, 모든 의학분야에서 과학적인 기초가 되는 학문이다.

2. 병리학에서 다루는 내용

병리학에서 다루는 주요 내용은 다음과 같이 구성된다.

(1) **원인(병인, etiology)**: 내적 요인과 외적 요인이 세포와 조직 손상에 어떻게 영향을 주는가를 규명한다.

(2) **병이 발생하는 기전(발병기전, pathogenesis)**: 병인이 작용한 순간부터 세포와 장기가 반응하고 일련의 변화를 일으켜 병으로 발전되어 가는 순차적인 진행과정을 설명한다.

(3) **형태학적 및 분자생물학적 변화(morphologic and molecular changes)**: 인체의 여러 기관, 장기, 세포의 변화를 맨눈으로, 광학현미경으로 또는 전자현미경으로 관찰하고 분자생물학적으로 분석하여 진단한다.

(4) **기능적 변화와 임상증상(functional derangements and clinical manifestations)**: 질병의 형태학적 변화와 기능적 변화가 임상증상들과 어떤 상호 관계가 있는지를 연결 짓는다.

2 병리학의 역사

1. 병리학의 역사

1) 히포크라테스 의학

히포크라테스(Hippocrates, BC 460-377)는 질병은 자연현상이며, 신체에서 일어난다고 하였고, 질병의 원인을 액체에서 찾는 액체병리학설(humoral pathology)을 주장하였다.

2) 중세기 병리학

이 시기에는 의학교(medial school)가 설립되었고, 베니비에니(A. Benivieni, 1440-1502)는 시체해부를 처음으로 시행하였다.

3) 르네상스 병리학

베살리우스(Vesalius, 1514-1560)는 '인체의 구조(De Humani Corporis Fabrica)'를, 페르넬(Fernel, 1497-1558)은 '의학범론'을 집필하였다. 훅(R. Hooke, 1635-1703)은 조립된 현미경을 이용하여 세포를 발견하였고, 모르가니(Morgagni, 1682-1771)는 장기병리학(organ pathology)설을, 비샤(Bichat, 1771-1802)는 조직병리학(histopathology)설을 주장하였다.

4) 근대병리학

병리학의 아버지라 불리는 비르호(R. Virchow)는 '세포병리학(cytopathology)'을 저술하였으며, 루스카(E. Ruska, 1906-1988)는 전자현미경을 개발하여 소기관병리학(organelle pathology)의 토대를 마련하였다.

5) 현대병리학

현대에 들어 병리학은 외과병리학(surgical pathology) 분야에서 많은 발전을 이루었으며, 분자병리학(molecular pathology)의 발달을 가져오게 되었다.

2. 한국병리학의 역사

한국에서 병리학의 역사는 1913년부터 시작되어, 윤일선(1896-1987) 교수가 우리나라 최초의 병리학자이자 교수로서(1928) 병리학을 연구하였으며, 서재필(1864-1951) 선생이 한국인 최초로 병리전문의(미국병리전문의) 자격을 취득하였다. 1946년 10월에는 조선병리학회(Chosun Society of Pathologists, 초대 회장 윤일선)가 창립되어 1948년 대한병리학회로 개칭하였고, 1976년 대한법의학회(The Korean Society for Legal Medicine), 1980년 대한임상병리학회

(The Korean Society of Clinical Pathology), 1986년 대한세포병리학회(The Korean Society for Cytopathology)가 창립되었다.

3 병리학의 분류

병리학은 크게 실험병리학과 인체병리학으로 나뉜다.

1. 실험병리학

기초병리학이라고 부르기도 하며, 인체에서 재료를 얻을 수 없는 상황에서 동물이나 배양세포를 대상으로 연구를 하며, 궁극적으로는 사람에 대한 연구이다.

2. 인체병리학

인체병리학은 인체 재료를 연구 대상으로 하여 질병을 연구하는 학문으로 병리학(anatomic pathology)과 임상병리학으로 나누어지는데, 이 두 분야는 우리나라 대부분의 종합병원에서 병리과와 진단검사의학과로 개설되어 있다. 병리과(department of pathology)에서는 환자로부터 채취한 조직이나 세포의 형태학적 변화를 관찰하여 질병의 성상과 진행과정을 밝혀 최종진단에 이르게 한다. 최근에는 분자생물학적 방법과 면역학적 방법 등을 이용하여 더 자세하게 질병상태를 분석하고 있다. 특히 형태학적으로는 같은 종양으로 보이지만, 분자생물학적 수준에서는 유전자 변화의 차이를 보이고, 이에 따라 종양의 예후, 치료법의 선택이 달라질 수 있다. 전문의 제도로는 병리과 전문의가 있으며, 병원업무에서 외과병리학(surgical pathology), 세포병리학(cytopathology), 그리고 병리해부(부검, autopsy)에 종사하고 있다. 진단검사의학과에서는 환자에서 채취한 검체의 화학적 변화를 정성적 혹은 정량적으로 분석하며 전문의 제도가 있다.

1) 외과병리학(surgical pathology)

임상의학분야에서 병리학은 환자로부터 생검(biopsy) 또는 수술로 얻은 조직검체를 대상으로 하기 때문에 외과병리학이라고 한다. 병리의사는 조직검체로 병리조직학적 진단을 하며, 이를 토대로 질환의 침범 정도와 범위, 종양의 충분한 적출 유무, 추가 치료의 필요성, 예후 등을 알 수 있다.

(1) 생검(biopsy) 및 수술로 절제된 조직의 진단

조직검사를 하기 위하여 인체에서 절제된 조직은 변성이 일어나지 않도록 즉시 고정하여야 하며, 가장 많이 쓰이는 고정액은 10% 포르말린 용액이다. 이 용액에 조직을 넣어 하루 정도 고정시키고, 알코올에 넣어 탈수시킨 후, 녹인 파라핀을 조직에 침투시킨다. 그 후 단단해진 파라핀 포매 조직을 4μm 두께로 잘라 유리 슬라이드 위에 붙이고, 헤마톡실린-에오진(hematoxylin-eosin) 염색을 하면 조직슬라이드 표본이 완성된다. 이 표본을 현미경으로 관찰하여 병리학적 진단을 하며, 확진을 위해 전자현미경 검사, 조직화학 염색, 면역조직화학 염색 등을 추가하기도 한다.

(2) 동결절편검사

동결절편검사(frozen section)는 수술 중에 신속한 병리진단을 얻어 수술의 범위 및 방법을 결정할 때 시행한다. 조직을 영하 20℃에서 급속히 얼려 단단하게 만든 후 얇은 절편으로 잘라 유리 슬라이드에 붙여 염색하고 관찰하여 병리진단을 하고, 수술실 외과 의사에게 통보하는 검사법으로 신속을 요하면서 신중하고 중요한 검사이다.

2) 세포병리학

세포병리학은 환자로부터 채취한 세포검체를 슬라이드에 도말하여 형태학적 변화를 관찰하여 진단한다. 세포검사 방법은 파파니콜로(Papanicolaou) 도말로 알려진 자궁경부-질 도말 표본(cervico-vaginal smear)이나 객담검사와 같은 탈락 세포를 채취하여 검사하는 탈락세포검사(exfoliative cytology)가 흔히 이용된다. 신체 표면에서 만져지는 종괴는 물론 초음파기를 사용하여 신체 깊숙이 위치한 병터에 가느다란 바늘을 넣어 세포를 흡인하는 세침흡인세포검사(fine needle aspiration cytology)도 많이 이용되고 있다.

3) 병리해부 및 부검

부검은 질병으로 사망한 환자가 연구 대상이 된다. 부검을 통하여 환자가 살아 있을 때의 소견과 부검에서 보이는 병리소견을 비교 검토하여 임상진단이 정확하였는지, 치료가 적절하였는지, 임상적 관찰에서 사망 원인이 간과된 것은 없었는지, 검사성적은 잘 이해되었는지 등을 확인할 수 있다. 부검결과는 토론회를 통하여 토의함으로써 임상의사는 병에 대한 지식을 향상시킬 수 있고 차후 의학연구의 훌륭한 자료가 될 수 있다.

이와 같이 병리의사는 각종 질병이 있을 때 나타나는 각 장기와 세포의 특이한 형태학적 변화를 근거로 임상의사에게 병리학적 진단을 제공해주는 것 외에도 치료방법 선택, 질병의 경과 평가 등에 관한 정보를 제공해주기도 한다.

3. 병리진단 방법

자세한 여러 가지 병리검사법은 책 끝부분의 부록을 참조하기 바란다.

B 질병의 원인

질병을 일으키는 원인을 병인(etiology)이라고 한다. 원인 인자는 크게 두 가지로 분류한다(그림 1-1).

(1) 내적 인자(내인)

선천적 요인과 연관이 있다.

(2) 외적 인자(외인)

후천적 요인과 연관이 있다. 영양장애, 화학물질, 물리적 인자, 병원성 미생물 같은 생물학적 인자 등이 이에 속한다.

대부분의 질환은 한 가지 원인에 의하여 발생하는 것은 아니며, 내인과 외인이 함께 관련되어 복합적으로 작용하여 발생한다.

1 내인

1. 소인

소인이란 병에 걸리기 쉬운 신체적 상태를 말하고, 일반적 소인과 개인적 소인이 있다.

1) 일반적 소인

일반적 소인이란 연령, 성별, 인종, 장기 등 모든 측면에서 인간을 집단으로 본 경우에 나타날 수 있는 공통적인 소인을 말한다. 연령 소인에 대해서 예를 들면, 아토피피부염 같은 알레르

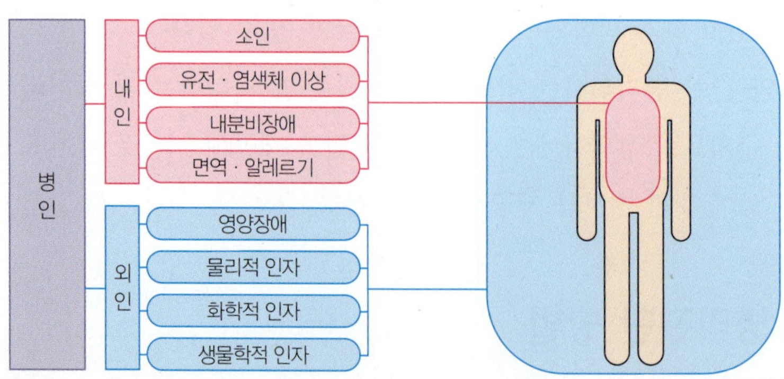

그림 1-1 병인의 분류

기 질환과 성홍열 등은 소아에게서 많이 발생하며, 동맥경화증과 간암은 고령자에게서 많이 발생한다. 성별 소인을 보면 식도암과 폐암은 남성에서 많고, 갑상샘암과 쓸개돌증(담석증)은 여성에게서 많이 발생한다. 또한 인종 소인으로는 한국인과 일본인에게서는 위암이 많이 발생하며, 서양인에게서는 결장암이 많이 발생한다. 장기별 소인을 보면 결핵은 허파(폐)에 많이 발생하고, 한센병은 피부와 말초신경을 잘 침범하는 경향을 볼 수 있다.

2) 개인적 소인

개인적 소인은 체질이라고도 한다. 일반적으로는 유전적인 경우이거나 후천적으로 생긴 개인의 신체적, 정신적, 기능적인 특성 등이 합쳐진 것을 의미한다. 예를 들면, 알레르기 소인을 가진 사람은 피부 습진이나 천식 등이 잘 발생한다.

2. 유전·염색체 이상

자식이 부모로부터 물려받는 유전자와 염색체의 이상으로 질병이 발생할 수 있다. 이러한 유전적 염색체 이상은 내인의 대표적인 예이다. 자세한 내용은 제2장 선천이상과 유전자 이상에서 다시 한번 다루기로 하겠다.

3. 내분비장애

생체기능을 조절하는 호르몬을 생산하고 분비하는 장기를 내분비샘이라고 한다. 이 내분비샘의 기능상태에 따라서 호르몬의 생산이 좌우되고, 내분비샘에 이상이 발생하면 질환이 생긴다. 즉 내분비샘의 발육이 잘 안 되거나 결손된 경우에는 기능이 저하되고, 증식(과형성)이나 종양 등이 발생한 경우에는 호르몬 분비가 증가하여 기능이 항진될 수 있다.

예를 들면, 갑상샘의 기능이 항진되면 그레이브스병(바세도우병), 기능이 저하되면 크레틴병

표 1-1 호르몬 생산 장기의 이상으로 발생하는 질환

	질환명	호르몬	생산 장기
기능저하	저신장증	성장호르몬	뇌하수체 앞엽
	크레틴병	갑상샘호르몬	갑상샘
	점액부종	갑상샘호르몬	갑상샘
	당뇨병	인슐린	이자 랑게르한스섬
	에디슨병 혹은 부신저하증	코르티솔	부신겉질
기능항진	말단비대증	성장호르몬	뇌하수체 앞엽
	쿠싱병	부신겉질자극호르몬	뇌하수체 앞엽
	쿠싱증후군	코르티솔	부신겉질
	그레이브스병	갑상샘호르몬	갑상샘
	콘증후군	알도스테론	부신겉질
	저혈당	인슐린	이자 랑게르한스섬
	고칼슘혈증	부갑상샘호르몬	부갑상샘

이나 점액부종이 발생한다. 호르몬 생산 장기의 기능저하 및 기능항진으로 발생하는 질환은 표 1-1에 제시하였다.

4. 면역

외부로부터 신체에 침입한 미생물이나 독소 등 이물질에 대항하여 질병을 예방하거나 방어하여 신체를 보호하는 능력을 면역이라고 한다. 즉 면역은 소인과는 반대로 질병 발생을 방어하는 능력을 말한다. 풍진 등에 한번 감염되면 그 후 다시는 풍진에 걸리지 않는데, 이는 풍진에 대한 면역이 생겼기 때문이다. 이와 같이 면역은 감염된 후 자연적으로 획득되기도 하지만, 인공적으로 면역을 유도할 수도 있다. 소아마비 예방주사처럼 약독화시킨 항원을 접종(예방접종, vaccination)하면 생체 내에서 면역력을 적극적으로 유도할 수 있으며, 면역이 없는 사람이 감염되었을 때는 항독소 혈청이나 항체를 신체에 주사하여 일시적으로 면역력을 주어 질병을 예방하거나 치료할 수도 있다.

한편, 과도한 면역반응이 일어날 경우에는 오히려 신체에 유해한 반응을 일으키게 되는데 이를 과민반응(hypersensitivity reaction)이라고 한다. 과민반응의 대표적인 질환으로 알레르기, 기관지천식, 혈액형 불일치에 의한 수혈반응, 접촉피부염 등이 있다. 이물질 항원에 대하여 면역반응을 일으키는 림프구가 자신의 조직이나 세포에 대하여 면역반응이 나타나는 것을 자가면역질환(autoimmune disease)이라 한다. 전신홍반루푸스나 류머티스관절염이 이에 속한다. 면역반응 장애가 있는 면역결핍증후군(immunodeficiency syndrome)에서는 병원체에 대한 방어력이 떨어져 감염이 빈번히 발생한다.

2 외인

1. 영양장애

생명을 유지하기 위해서는 영양소를 섭취해야 한다. 그러나 체내로 섭취된 각 영양소가 생리적인 한계를 넘어 과잉 혹은 부족한 상태가 되면 생체대사 장애가 발생하여 병에 걸릴 수 있다.

3대 영양소인 단백질, 지방, 탄수화물 외에 물, 무기질(미네랄), 비타민도 필수 영양소이다. 이 중 단백질, 지방, 탄수화물 및 무기질의 영양장애에 대해서는 제3장의 대사장애에서 기술하기로 한다.

1) 수분

신체의 구성성분 중 체중의 약 60%가 수분이다. 수분은 생명을 유지하는 데 가장 중요한 물질이다. 수분은 체내에서 노폐물과 영양물질을 운반하는 혈액의 주 구성성분이며, 체온을 조절하고 유지하는 기능을 한다. 수분이 체내에서 상실되면 탈수증에 걸리게 되고, 반대로 수분이 체내에 지나치게 많은 경우에는 부종이 발생하는데, 심장기능 상실과 콩팥기능 상실이 주된 원인이다. 수분과 전해질을 충분히 섭취할 수 없어 극도의 탈수상태가 되면 생명이 위험하게 된다. 특히 영유아기에는 많은 수분을 필요로 한다. 따라서 소아 환자와 고열, 설사 환자에게는 수분 및 전해질의 보충을 우선으로 생각해야 한다.

2) 산소

호흡으로 외부에서 들이마시는 산소도 영양소와 같이 개체가 살아가는 데 필수적인 요소이다. 세포에 산소공급이 저하되거나 정지되면 저산소증(hypoxia)이 일어나 세포손상을 초래하며, 오랫동안 지속되면 조직괴사가 일어난다. 수분과 마찬가지로 산소결핍도 생명의 위협 요소가 될 수 있다.

산소결핍을 일으키는 경우는 다음과 같다.

(1) 높은 산, 밀실과 같이 산소 농도가 낮은 환경에 있을 때
(2) 기도협착, 호흡근육 마비 등으로 허파에 산소공급이 떨어질 때
(3) 폐렴, 폐공기증 등 폐기능 상실이 있을 때
(4) 빈혈 혹은 일산화탄소 중독으로 적혈구 혈색소의 산소 운반 능력이 떨어질 때
(5) 출혈, 혈전, 쇼크 등으로 혈류장애가 있어 혈액의 산소 운반 능력이 떨어질 때

3) 비타민

비타민의 필요량은 매우 적으나 체내에서 각종 대사에 보조효소로서 다양한 생리작용에 관여하기 때문에 편식 등으로 인해 비타민이 결핍되는 경우에는 다양한 비타민결핍증이 발생한다. 또한 지용성 비타민은 체내에 축적되기 때문에 섭취과다에 따른 인체의 장애를 발생시킬 수 있다. 자연발생적으로 결핍증을 일으키기 쉬운 비타민으로는 비타민 A, B_1, B_2, 니아신, 비타민 C, D의 6가지 종류이다(표 1-2).

표 1-2 대표적인 비타민결핍증

분 류	비타민	결핍증
지용성 비타민	비타민 A	밤소경증(야맹증)
	비타민 D	구루병 · 골연화증
수용성 비타민	비타민 B_1(티아민)	각기[병] 비타민
	비타민 B_2(리보플라빈)	입꼬리염(구각염) · 설염
	니아신	펠라그라
	비타민 C	괴혈병

2. 물리적 인자

신체 외부로부터 물리적 인자로 인해서 다음과 같은 질환이 발생된다.

(1) 기계적 인자: 창상, 외상(교통사고 등)

(2) 기압: 잠수병, 고산병

(3) 음파: 청력저하

(4) 온도: 열상(고온), 동상(저온)

(5) 전기: 중추신경손상, 심장장애

(6) 자외선: 일광피부염

(7) 방사선[1](X선, α선, β선, γ선): 급성장애(중추신경, 장관 및 골수의 괴사), 만성장애(재생불량빈혈, 백혈병, 피부암)

3. 화학적 인자

외부에서 다음과 같은 화학물질이 체내에 유입됨으로써 중독과 질환이 발생할 수 있다.

(1) 부식제: 강산성, 강알칼리

(2) 중금속: 수은, 납

(3) 유독가스: 일산화탄소

(4) 유기용제: 메틸알코올, 벤젠, 아세톤

(5) 특수 약제 등

화학적 요인으로 발생하는 질병의 예로서 유기수은 중독 공해병인 미나마타병(Minamata disease)이 있다. 약제로 인한 것에는 흔히 말하는 의원병(iatrogenic disease)의 일종으로 임산부가 탈리도마이드(thalidomide)를 복용한 후 발생하는 기형아 출산, 부신겉질스테로이드 투여로 발생하는 위궤양과 당뇨병 등이 있다.

4. 생물학적 인자

기생충, 원충, 세균, 진균, 스피로헤타, 리케차, 바이러스 등의 병원성 미생물이 체내에 침입하면 질병이 발생한다. 병을 발생시키는 외인으로서 생물학적 인자가 차지하는 비율이 매우 크다.

이러한 병원체는 입, 호흡기, 피부 혹은 비뇨생식기를 통하여 생체 내로 침입하여 다양한 병을 발생시킨다. 생물학적 인자에 따른 감염증은 제7장 감염증에서 상세히 다룰 것이다. 병원체와 병과의 관계 혹은 멸균 · 소독, 감염방지 및 처치 등의 감염방지 기술에 대해서는 바르게 이

1) 광선을 비롯 X선과 γ선 등 전자방사선(전자파) 및 α선 β선 등에 입자 방사선의 총칭

해하여 습득하여야만 한다.

전염병 환자와 감염증 환자의 치료에 임할 때는 의료인도 스스로 병원성 미생물에 감염되지 않도록 방어적 조치를 취해야 하고, 병원감염의 예방에도 충분히 신경을 써야만 한다. 예를 들어, 바이러스에 감염된 환자에게 사용한 주사나 주사침 등은 감염의 위험성이 있기 때문에 취급에 특별한 주의가 필요하다.

C 질병의 분류

유해한 인자에 의하여 발생하는 질병의 종류는 매우 다양하나 결국 질병은 세포 또는 조직의 손상과 이에 대한 신체의 반응으로 발생하는 것이다. 이 점에서 질병은 기본적으로 그 특징에 따라 표 1-3과 같이 5개로 분류한다. 그리고 이러한 분류와 각종 장기 · 조직과의 조합으로 병명이 붙여진다.

표 1-3 질병의 분류

분 류	특징	예
선천이상	개체 복제의 이상	입술갈림증 · 심방중격결손증
대사장애	물질대사의 이상	당뇨병 · 통풍
순환장애	혈액과 림프액 순환의 이상	심근경색 · 뇌출혈
염증	조직손상 인자를 제거하고 조직손상을 수복하는 일련의 반응과정	폐렴 · 간염
종양	체세포의 자율적 · 무절제한 증식	위암 · 자궁근종

복습과 과제

1. 의료인이 병리학을 배우는 의의는 무엇인가?

2. 병리학에서 다루는 4가지 분야는 무엇인가?

3. 질병의 원인인자를 나열하시오.

4. 질병의 종류를 5가지로 분류하고 각각 어떤 질병이 있는지 예를 들어 보시오.

CHAPTER

02

선천이상과 유전자 이상

인제대학교 의과대학 병리학교실
김보미, 남경한, 박하영, 조화진

A 선천이상

태어날 때부터 가지고 있는 해부학적 결손을 말하며, 일부에서는 심장결손과 신장이상과 같이 몇 해 이후에 임상적으로 분명해지는 것들도 포함한다. 선천성이란 용어는 출생 시 결함에 대한 유전적 근거를 의미하지도 배제하지도 않는다. 출생 시의 결함이 첫해 사망률을 차지하는 주 요인이고, 생애 초기 동안의 이환율과 사망율에 크게 기여한다. 살아서 태어난 영아에서 발견되는 이상은 어떤 의미에서는 배아 발생에서의 발달 실패가 있기는 하나 그 심각성은 덜하다는 것을 의미한다. 수정된 난자의 약 20%는 시작단계부터 고사해버리며, 나머지는 초기 태아 발생만 가능하고 결국 유산에 이르게 된다.

1 선천이상의 원인과 분류

정자와 난자가 형성되어 수정을 하여 태아가 출생하기까지의 과정을 개체발생이라 한다(그림 2-1). 선천이상은 이러한 과정의 어느 시점에서 장애가 생겨서 발생하며 장애의 원인과 장애가 생기는 시기에 의해서 크게 2가지로 분류한다.

1. 유전장애

부모가 아이에게 유전 정보를 전할 때 발생하는 장애를 유전장애라 한다. 이때 유전자의 이상으로 발생하는 질환이 유전질환이다. 이외에도 염색체 이상이 유전장애에 포함되는데, 이는 정자와 난자를 형성할 때에 염색체의 개수와 구조에 이상이 발생한 것으로 다운증후군이 대표적인 예이다.

2. 태아장애

유전자와 염색체에는 이상이 없는 선천장애의 경우를 태아장애라고 한다. 임신 초기의 형태형성 시기에 장애를 받게 되면 선천기형이 되는데, 산모가 임신 초기에 풍진에 감염되어 발생하는 선천 풍진 증후군과 임신 초기에 임부가 틸리도마이드를 복용하게 되어 발생하는 기형이 그 예이다. 한편, 태아의 신체가 완성된 후에 장애가 발생하는 경우에는 기형을 동반하지 않는다.

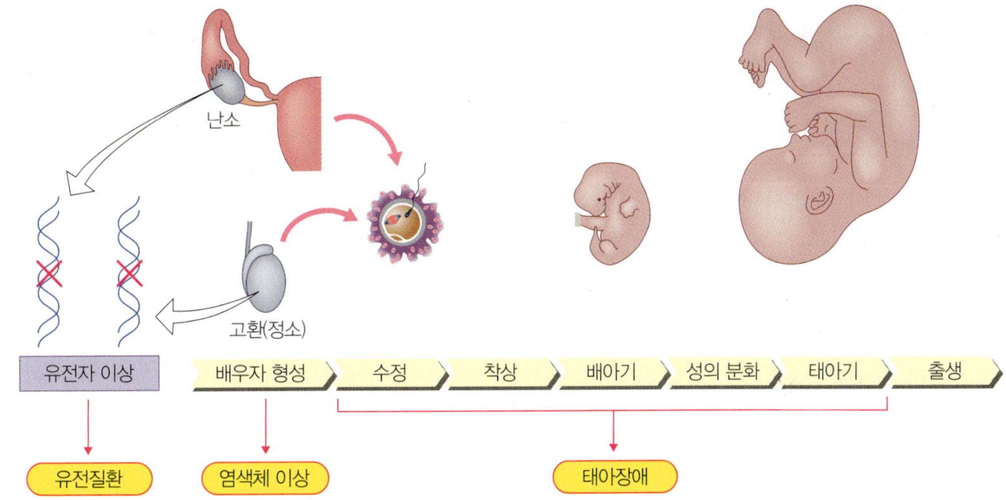

유전질환은 정자와 난자를 통해서 부모의 생식세포로부터 받은 유전자의 이상으로 인해 발생하며, 염색체 이상은 생식세포로부터 배우자(정자와 난자)가 만들어지는 시기에 발생한다. 정자와 난자가 수정한 이후에 모체의 태중에서 발생하는 이상을 태아장애라고 한다. 태아의 형태형성이 시작되는 배아기 전에 발생한 이상은 기형의 원인이 될 수 있다.

그림 2-1 **개체 발생과 선천이상**

02

2 선천이상의 유발인자

비정상적인 형태 발생(장기와 조직 발달)의 과정은 크게 기형, 변형, 파열의 세 가지 원인군으로 나눈다(표 2-1).

표 2-1 선천이상의 원인군과 원인인자 및 빈도

			빈도(%)
기형	유전적	염색체 이상	10~15
		단일유전자결손(멘델유전)	2~10
	환경적	모성/태반 감염	2~3
		풍진, 톡소포자충증, 매독, 거대세포바이러스, 사람면역결핍바이러스(HIV)	
		모성 질환	6~8
		당뇨, 페닐케톤뇨증, 내분비질환	
		약물과 화학약품	1
		알코올, 엽산대항제, 안드로겐, 페니토인, 탈리도마이드, 와파린, 13-cis-레티노산 등	
		방사선조사	1
	다인자		20~25
	원인미상		40~60
파열		양막파열 – 양막띠증후군	
		혈관사고	
변형		모성인자: 초산, 작은 자궁, 자궁 기형, 자궁근종	
		태아 또는 태반인자: 양수과소증, 다태아, 태아의 위치 이상	

1. 기형(malformation, anomaly)

일차적인 형태발생 이상을 대표하는 것으로, 개체가 고유하게 이상 발달을 보이는 과정을 뜻한다. 기형 발생의 절반 이상은 여전히 원인이 알려져 있지 않은 원인 불상이다. 그 외에 알려진 원인은 유전적, 환경적, 다인자 세 개의 주요 카테고리로 분류할 수 있다(표 2-1). 기형은 하나의 유전자나 염색체 결함으로도 발생하나, 대개는 다인성(multifactorial)으로 유래한다.

기형은 몇 가지 패턴을 보이는데, 어떤 경우에는 선천심장결손과 무뇌증(그림 2-2)과 같이 하나의 신체 계통에만 국한되어 있고, 다른 경우에는 다양한 기형들이 다수의 장기에서 관찰될 수도 있다. 기형의 예로는 척추갈림증, 입술/구개갈림증, 선천성심장결손 등이 있다.

2. 파열(disruption)

이전에 정상이었던 기관이나 신체 부위가 발달과정 중에 이차적으로 파괴된 것을 뜻한다. 따라서 형태발생 중에 외적인 방해에 의해 발생한다는 점이 기형과의 차이이다. 파열의 대표적인 예로는 양막띠(amniotic bands)가 있으며, 이것은 양막이 파열되어 띠를 만들어 발달 중인 태아를 둘러싸거나, 누르거나, 또는 태아에 부착되는 것을 말한다. 그 결과 신체 일부의 결손과 파괴를 초래하는 양막띠증후군(amniotic band syndrome: 그림 2-3)이 발생한다. 그 외 파열의 예로는 뇌구멍증(porencephaly), 얼굴갈림증, 손(발)가락 결손 등이 있다.

3. 변형(deformation)

파열과 같이 발달 중 외적인 방해에 의해 발생하는 것으로, 비교적 흔히 발생해 신생아의 약 2%에서 다양한 정도로 발견된다. 발병기전은 비정상적인 생역학적 힘이 발달 중인 태아를 부분적 또는 전반적으로 압박하여 구조적인 이상을 일으키는 것으로, 가장 흔한 요인은 자궁 압

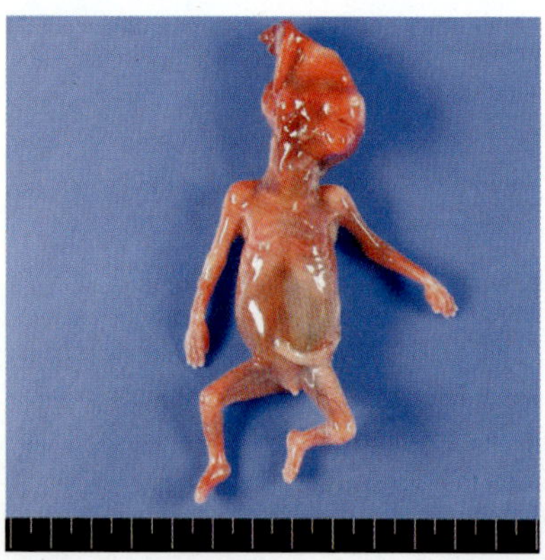

태아 두개골 및 뇌가 없는 무뇌증으로 자궁 내 사망한 증례의 사진이다.

그림 2-2 기형의 예: 무뇌아의 사진

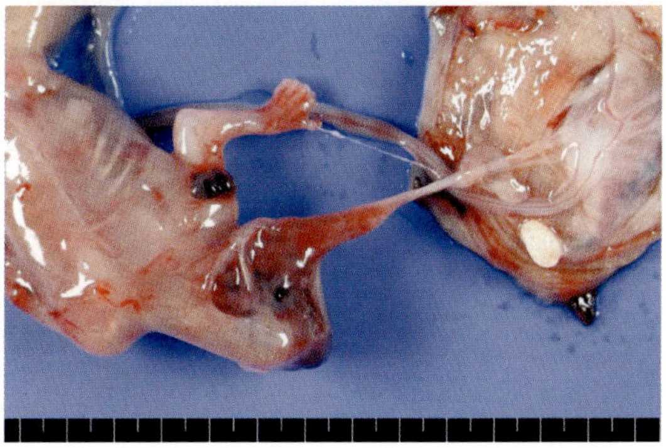

태아기에 파손된 양막이 태아의 신체, 즉 뇌와 손가락에 부착되어 뇌와 손가락의 부분 소실을 야기한다. 태아의 머리와 손가락에 붙어 있는 실 같은 것이 양막이다.

그림 2-3 양막띠에 의한 형태형성 장애: 양막띠증후군(amniotic band syndrome)

박이다(표 2-1). 변형의 예로는 머리얼굴비대칭, 관절굽음증, 휜발 등이 있다.

3 선천이상의 발병기전

선천이상의 발병기전은 복잡하고 아직 많은 부분에서 밝혀지지 않고 있지만, 출생 전 기형유발 손상이 일어나는 시기가 기형의 발생과 유형에 중요한 영향을 끼친다는 점은 잘 알려져 있다.

자궁내 발달시기는 배아기(embryonic period, 임신 첫 9주간)와 태아기(fetal period)로 나눌 수

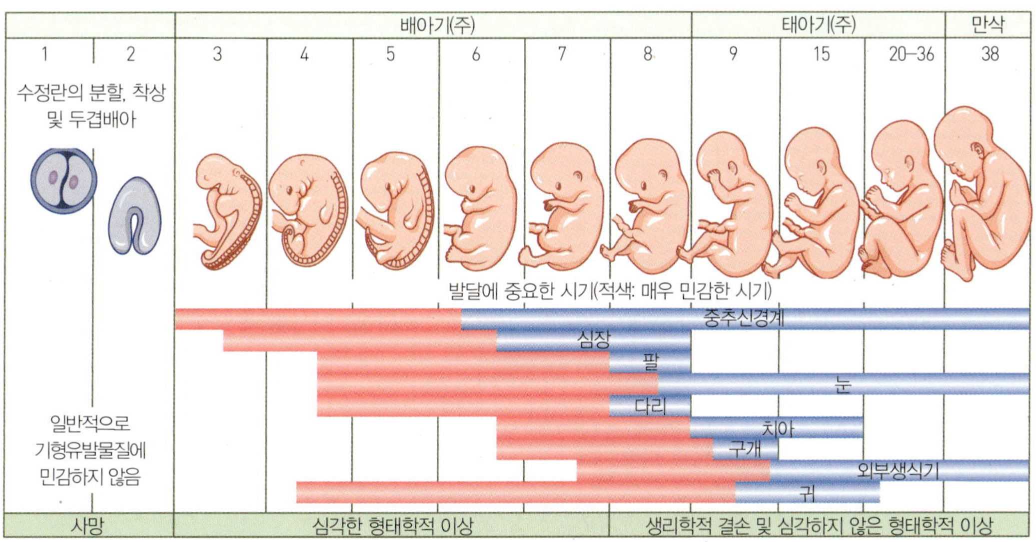

그림 2-4 자궁내 발달과정에서 각 기관계 발생의 결정적 시기에 따른 선천이상

(출처: Modified and redrawn from Moore KL: The Developing Human, 5th ed. Philadelphia, WB Saunders, 1993, p156)

있다(그림 2-4). 초기배아기(수정 후 첫 3주)에는 사망과 유산을 유발할 정도의 치명적인 해를 입기도 하나, 반대로 손상 부위가 흔적도 없이 회복되기도 한다. 배아기 3주에서 9주 사이, 그중에서도 4주에서 5주 사이가 기형 유발 물질에 지극히 민감한데, 이 시기에 생식세포층에서 기관이 형성되기 때문이다. 반면 태아기에는 기관발생 이후에 성장 및 성숙이 이루어지는 시기로, 기형 유발 물질에 대한 감수성이 매우 감소된다. 대신에 성장 지연이나 이미 형성된 장기의 손상이 일어날 수 있다.

B 유전자 이상

부모의 형질이 자손들에게 전달되는 것을 유전(heredity)이라고 하며, 유전자(gene)를 통하여 형질이 유전된다. 유전질환은 알려진 것보다 훨씬 더 흔해서 최근에 질환의 대부분이 유전자의 이상으로 발생한다는 사실이 밝혀졌다. 정자와 난자의 형성에 관여하는 생식세포에서 발생한 유전자 이상은 자손에게 유전되어 유전질환을 유발한다. 체세포의 유전자 이상은 주로 암종에서 발견되며 자손에게 유전되지는 않는다.

1 유전의 생물학

1. 유전자와 염색체

개체의 형질을 유전하는 유전정보는 세포의 핵 속에 있는 데옥시리보핵산(DNA)이라 불리는 물질에 보존되어 있다. 데옥시리보핵산은 아데닌(A), 구아닌(G), 시토신(C), 티민(T)의 4종류의 염기가 이중나선 구조로 연결되어 있으며, 일련의 염기배열이 개개의 형질을 유전시키는 유전정보로써 작용하고 있다. 유전정보 전달의 기본단위가 되는 염기배열을 유전자(gene)라고 하며, 수천 개의 유전자가 모여 하나의 염색체(chromosome)를 형성한다. 하나의 세포 안에는 46개의 염색체가 있고 이를 총칭하여 게놈(genome)이라고 한다.

2. DNA 복제

DNA 분자는 A와 T, G와 C가 상호보완적으로 결합하여 이중나선 구조로 이루어져 있다. DNA 이중나선이 풀려서 한 줄의 상태로 되면 이를 주형으로 상호보완적인 염기가 새롭게 합성된다. 세포가 분열하여 두 개의 딸세포가 될 때 원래의 DNA와 완벽하게 일치하는 DNA 분자가 새롭게 합성되는데, 이를 DNA 복제라 한다. 동일한 유전자는 세포분열로 생기는 두 개의 딸세포에 유전된다.

3. 상염색체와 성염색체

인간의 체세포 염색체 수는 23쌍(46개)으로, 22쌍의 상염색체와 한 쌍(남성은 XY, 여성은 XX)의 성염색체로 구성되어 있다(그림 2-5). 각 쌍을 이루는 두 개의 염색체를 상동염색체라 한다. 생식세포에서 정자와 난자를 형성할 때에는 감수분열이라는 특수한 세포분열이 일어나 23쌍 중 한 개씩(23개)의 염색체를 가진 세포가 만들어진다. 정자와 난자가 수정을 하면 다시 46개의 염색체를 가진 세포가 생긴다. 따라서 아이는 절반은 부친으로부터, 나머지 절반은 모친으로부터 받은 23쌍의 염색체를 지니게 된다.

2 유전자와 질환

유전자의 배열은 사람마다 매우 다양한 차이를 보이며, 그 차이에는 다양한 질환의 원인이 되는 요소가 포함되어 있다. 또한 완성된 사람의 체세포에 새로운 유전자의 이상이 발생하면 질환의 원인이 될 수 있다.

1. 유전자의 이상과 질환

돌연변이(mutation)는 DNA의 영구적인 변화를 말하며 다양한 원인에 의해 발생한다. 돌연변이는 생식세포와 체세포에서 모두 발생한다. 가장 빈번하게 발생하는 돌연변이는 DNA 한 개의

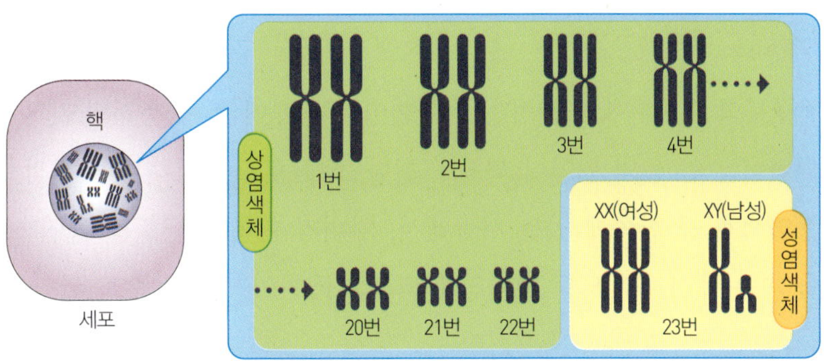

세포핵 안에는 길이 약 2m 정도의 DNA가 복잡하게 접혀서 보존되어 있다. 세포분열 시에 22쌍 44개의 상염색체와 한 쌍 2개의 성염색체로 분리된다. 염색체는 크기와 형태가 다양하여 큰 것으로부터 순서대로 번호가 매겨져 있다. 성염색체는 X, Y의 두 종류가 있다. Y 염색체는 작고 남성화에 관여하는 소수의 유전자가 포함되어 있다.

그림 2-5 사람의 염색체

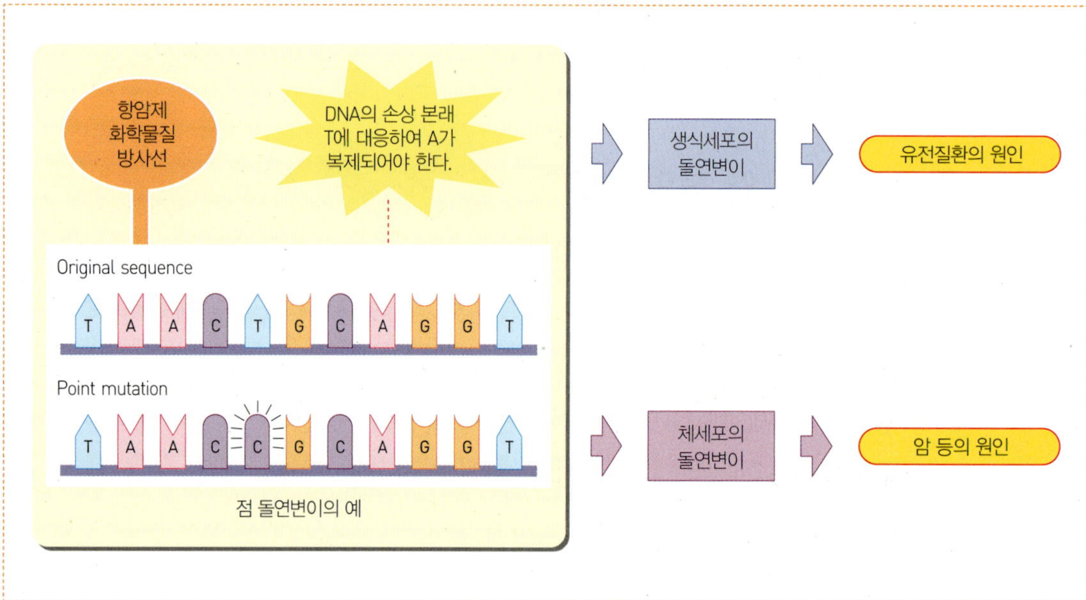

그림 2-6 **유전자의 이상과 질환**

염기가 다른 염기로 바뀌는 점 돌연변이(point mutation)이다(그림 2-6).

1) 생식세포 돌연변이

생식세포의 유전자 DNA에 발생하는 돌연변이는 이로 인한 이상을 가진 개체가 생존하고 생식 가능한 경우에만 자손에게 유전되며, 이들 중 매우 적은 수가 유전질환의 원인이 된다. 유전질환의 원인이 되는 돌연변이는 대부분의 경우 장시간에 걸쳐 인류의 유전자에 축적된 것으로, 새로운 돌연변이가 유전질환의 원인이 되는 것은 예외적인 경우이다. 실제로는 많은 사람이 생식세포를 통해서 다양한 종류의 유전자 이상을 가지고 있으며, 이에 환경인자 등이 추가적으로 영향을 주어 질환이 발생한다.

2) 체세포 돌연변이

체세포의 유전자에 발생하는 돌연변이는 생애에 걸쳐 축적되고, 이 중 중요한 유전자에 생긴 돌연변이는 암 등의 원인이 되기도 한다. 생식세포를 통해서 유전적으로 받은 유전자의 변이가 상동염색체 중 한쪽에 있는 사람에서, 나머지 한쪽에 새로운 돌연변이가 생기는 경우 정상 기능을 하는 유전자가 모두 없어지게 되므로 질환이 발생할 수도 있다(그림 2-7).

2. 염색체 구조의 이상

DNA 분자의 큰 손상이 발생하면 염색체 구조의 변화로 나타난다. 염색체 구조의 이상은 염색체 분절의 소실과 재배열에 의해 초래된다(그림 2-8).

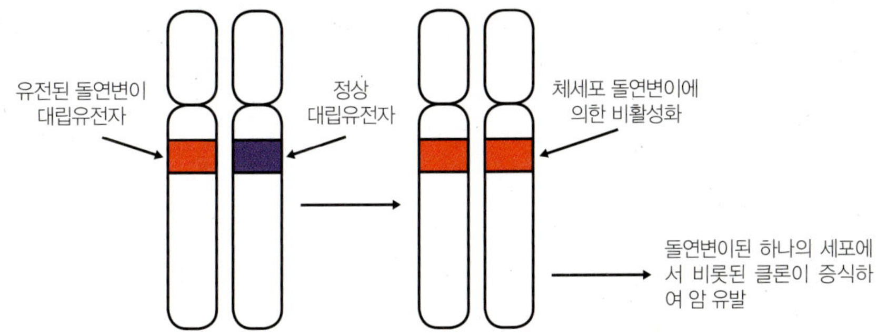

그림 2-7 체세포 돌연변이

염색체 재배열의 형태에는 다음과 같은 유형이 있다.

(1) 전위(translocation): 한 염색체의 분절이 다른 염색체의 위치로 자리를 옮긴 경우

(2) 결손(deletion): 염색체 일부가 상실됨

(3) 역위(inversion): 한 염색체의 두 곳이 절단되어 생겨난 분절이 같은 염색체 내에서 180도 방향을 바꾸어 재배열함

(4) 고리염색체(ring chromosome): 염색체의 양끝이 잘리고 손상된 양끝끼리 서로 융합하여 만들어짐

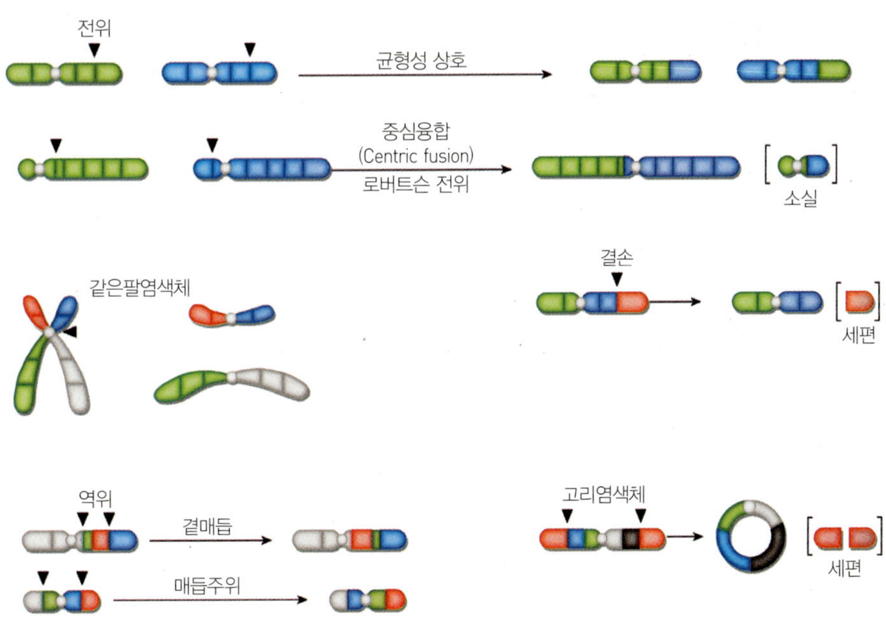

그림 2-8 염색체 재배열의 유형

(출처: Modified from Kumar V, ABBAS AK et al: Pathologic basis of disease, 8th ed, p160, Philadelphia, WB Saunders, 2010)

(5) 등위염색체(같은팔염색체, isochromosome): 염색체의 한쪽 팔이 모두 소실되고 다른 한쪽 팔이 중복된다.

C 유전질환

유전질환은 유전자 이상으로 생기는 질환을 통칭하여 말한다. 유전질환이 모두 선천적인 것은 아니다. 유전질환 중에는 페닐케톤뇨증이나 혈우병 등과 같이 소아기에 비교적 빠른 시기에 증상이 나타나는 것이 있는 한편, 헌팅턴(Huntington)병처럼 성인이 되어 나타나는 것도 있다. 유전질환은 염색체의 구조적 또는 수적 이상으로 인한 질환, 특정 유전자의 돌연변이에 의한 질환(멘델 유전질환), 그리고 다인자성 유전질환(복합유전질환)의 세 가지로 크게 분류할 수 있다.

1 염색체 이상으로 인한 질환(chromosomal disorders)

염색체 이상이 임상적으로 발견되는 경우는 드물다. 전체 수정체의 약 7.5%가 염색체 이상을 가지고 있으며, 대부분이 생존 또는 출생하지 못하는 것으로 추정된다. 생존한 출생아에서 빈도는 약 0.5~1.0%이다. 아래에 염색체 이상으로 인한 대표적인 질환을 제시하였다.

1. 상염색체 이상으로 인한 질환

상염색체 이상으로 가장 잘 알려져 있는 것은 세포분열 시 염색체가 정상적으로 분리되지 않아 특정 상염색체가 한 개 더 많은 삼염색체증(trisomy)이다. 삼염색체증은 염색체의 총 수가 47개이다. 그 외에 염색체의 개수는 정상이나 염색체 일부에 이상이 있는 질환도 있다. 다운증후군(21번 삼염색체, Down syndrome, Trisomy 21)이 가장 흔한 염색체 이상이며, 그 밖에 13번 삼염색체(파타우증후군, Patau syndrome), 18번 삼염색체(에드워드증후군, Edward syndrome), 5번 염색체의 일부가 결실되어 있는 고양이울음증후군(cat cry syndrome) 등이 있다. 이들 모두 다발성 기형과 지능장애가 나타난다(그림 2-9).

■ 다운증후군(Down syndrome)

다운증후군은 가장 흔한 염색체의 이상에 의한 질환이며 정신지체의 주요 원인이다. 이 질환은 21번째 염색체가 한 개 더 많은 것이 원인이다. 대부분의 경우 난자형성 과정에서 21번 염색체 한 쌍이 분리되지 않아서 발생하며, 산모가 고령일 때 발생 빈도가 높다. 산모의 연령이 20

세 미만일 경우에 출생아 1,550명 중 한 명 정도 발생하며, 45세 이상일 경우에는 출생아 25명 중 한 명 정도의 비율로 발생한다. 다운증후군 환아는 대부분 출생 시 특징적인 외모를 가지고 있어 판별이 가능하다(그림 2-9). 콧날이 낮고 얼굴이 납작하며, 눈은 가장자리가 치켜 올라가 있고 혀가 크고 입을 벌리고 있어서 혀가 앞으로 나와 있다. 손발이 작고 짧으며 약 반수에서 손금이 손바닥을 일자로 가로지르는 원선(simian crease)이 있다. 약 40% 환아가 선천성 심장 기형을 가지고 있으며, 급성백혈병이 발생할 위험이 높다. 환자의 약 80%는 25~50의 지능지수를 가진다.

2. 성염색체 이상으로 인한 질환

성염색체 이상으로 인한 유전질환은 상염색체 이상과 관련된 것보다 훨씬 흔하다. 일반적으로 성염색체 이상은 성기능의 발달 및 출산과 관련된 문제를 일으킨다. 출생 시 발견되지 않고

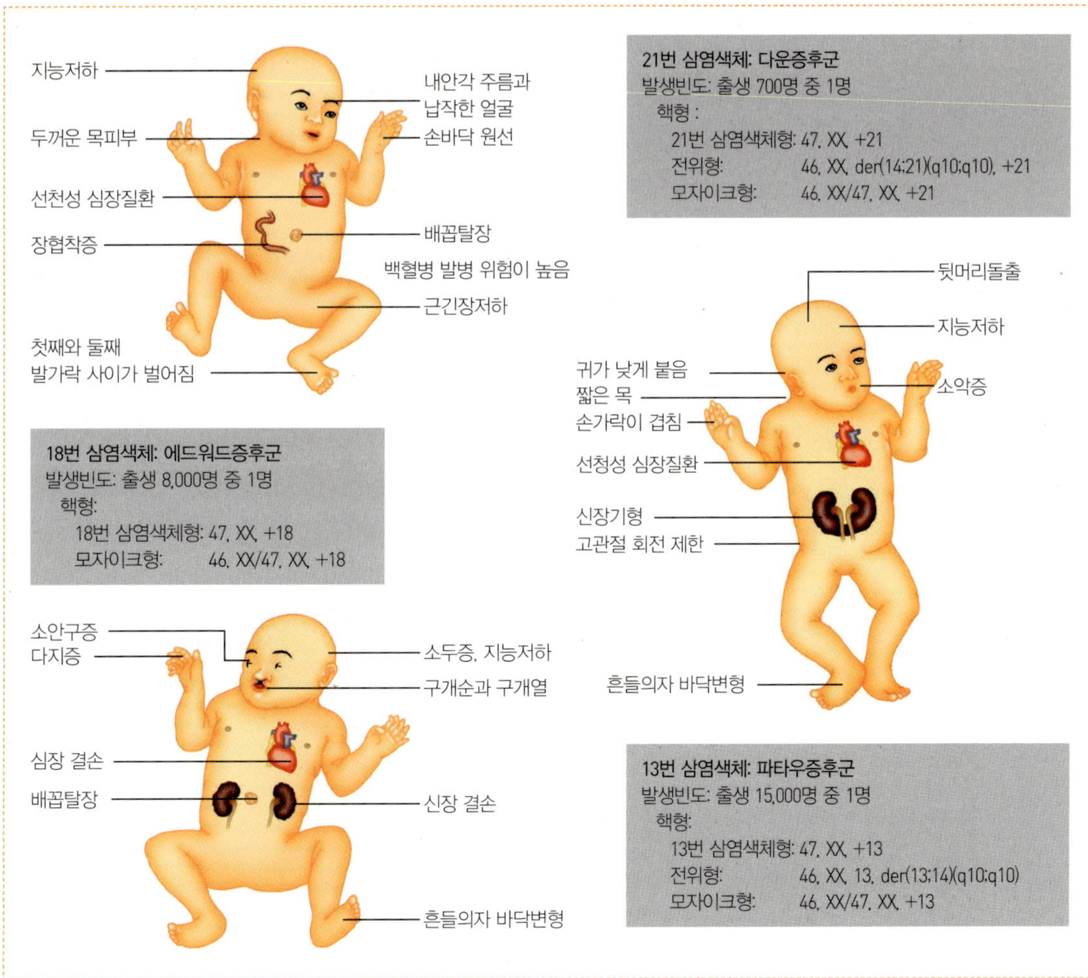

그림 2-9 대표적인 상염색체 삼염색체의 임상소견과 핵형
(출처: Modified from Kumar V, ABBAS AK et al: Pathologic basis of disease, 9th ed. P162, Philadelphia, Elsevier Saunders, 2015)

사춘기에 진단받는 경우가 많다. 성염색체 이상에 의해 발생하는 질환으로서 클라인펠터증후군(Klinefelter syndrome)과 터너증후군(Turner syndrome)이 잘 알려져 있다(표 2-2, 그림 2-10).

1) 클라인펠터증후군(Klinefelter syndrome)

일반적으로 남성은 XY 성염색체 한 쌍을 가지고 있는데 X 염색체가 한 개 이상 더 존재할 때 클라인펠터증후군이라고 한다(표 2-2). 전형적인 클라인펠터증후군은 47,XXY로 부모의 생식

표 2-2 성염색체 이상으로 인한 유전질환

질환명	염색체 이상	바소체	빈도	산모연령	임상적 특징
클라인펠터증후군	47, XXY 46, XY/47, XXY	+	1/850	증가	남성형 외음부, 작은 고환, 여성형 유방, 무월경, 불임, 성격 이상, 어깨가 좁고 여성형 체형, 경한 정신발육지체
클라인펠터증후군의 변형	48, XXXY 49, XXXXY 48, XXYY	++ +++ +	드물다	증가	심한 정신발육지체, 잠복고환, 요도밑열림증, 요척골의 유착증
터너증후군	45, X 46, XXp− 46, XXq− 46, X, r(X) 46 X, i(Xq) 45, X/46, XX	− +(소형) +(소형) +(소형) +(대형) +		정상 정상 정상 정상 정상 정상	작은 키, 여성형 외음부, 이차성징의 결핍, 불임, 무월경, 짧은 목, 물갈퀴목, 작은턱, 넓은 가슴, 눈꺼풀처짐, 손발의 림프부종, 심장과 신장의 기형
참남녀한몸증	46, XX 47, XX/47, XXY 46, XX/46, XY	+ + +	드물다	정상 정상	고환과 난소 증대, 다양한 생식기 기형

(출처: 대한병리학회, 병리학 제8판, p334, 2017년)

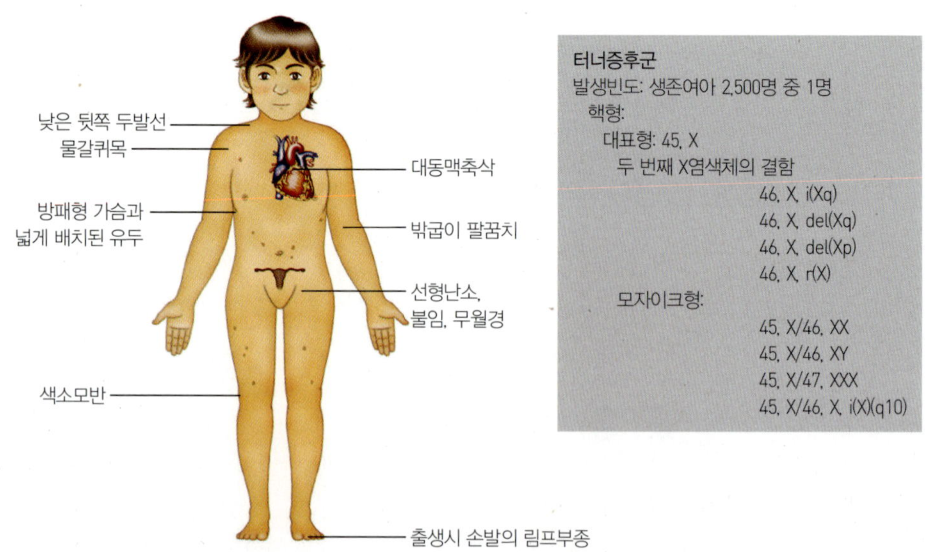

그림 2-10 터너증후군의 임상소견과 핵형
(출처: Modified from Kumar V, ABBAS AK et al: Pathologic basis of disease, 9th ed. P167, Philadelphia, Elsevier Saunders, 2015)

세포가 감수분열을 할 때 성염색체가 정상적으로 분리되지 않아서 발생하며, 빈도는 출생 남아 660명 중 1명 정도이다. 외견상 비정상적인 긴 다리를 가진 독특한 체형을 가지고 있다. 남성 생식샘저하증(hypogonadism)의 가장 흔한 원인으로 정자발생이 감소하고 남성 불임을 유발한다. 고환은 위축되어 있고 이차성징이 결여되어 있다. 고환의 이상이 사춘기 초기까지 나타나지 않기 때문에 환자는 그 전에 진단되는 경우가 드물며 대부분 불완전한 이차성징과 불임으로 치료받다가 진단되는 경우가 많다. 염색체 수가 47개인 47,XXY 외에도 48개인 48,XXXY와 48,XXYY 등도 클라인펠터증후군에 포함된다.

2) 터너증후군(Turner syndrome)

터너증후군은 정상적으로 존재해야 하는 XX 또는 XY 성염색체 중 X 염색체가 결실되어 X 홑염색체(monosomy)로 바뀐 것이 원인이다. 세포유전학적으로 세 가지 유형으로 분류할 수 있는데, 가장 흔한 유형은 약 57%에서 나타나는 X 홑염색체(45,X)이며 X 염색체 하나가 완전히 결실된 경우이다. 나머지는 이상세포가 정상세포와 혼재하는 모자이크형이 많이 발생한다. 터너증후군의 발생빈도는 생존한 출생 여아 2,500명 중 1명으로 여성에서 가장 흔한 성염색체 장애이다. 외견은 여성으로 보이나 저신장과 생식기능저하증이 특징이다(그림 2-10). 일차성 무월경의 가장 중요한 단일 원인으로, 사춘기에 이차성징이 나타나지 않는다. 림프정체에 의한 손발의 부종과 물갈퀴목(webbing of neck)이 있고 뒷목 아래에 내려와 있는 두발선을 보인다. 몸의 중심에서 밖으로 향해 있는 팔꿈치와 방패형 가슴을 보인다.

2 단일 유전자의 이상으로 인한 질환(멘델의 법칙에 따른 질환)

거의 모든 멘델 유전질환(Mendelian disorder)은 중요한 단일 유전자의 돌연변이에 의해 발생한다. 이와 같은 질환은 고전적인 멘델의 법칙에 따라 유전한다(그림 2-11). 단일 유전자 이상에 의한 유전질환은 일반적으로 상염색체우성, 상염색체 열성, X 연관의 세 가지 양상 중 하나로 전달된다.

1. 상염색체 우성유전병

상염색체에 한 쌍의 똑같은 대립유전자 중 한쪽의 유전자 돌연변이를 물려받음으로써 발생한다(그림 2-11). 대표적인 상염색체 우성질환을 표 2-3에 표기하였다.

■ 헌팅턴병(Huntington disease)

헌팅턴병은 무도운동과 정신장애, 성격변화, 인지장애를 주 증상으로 하는 신경계 퇴행성 질

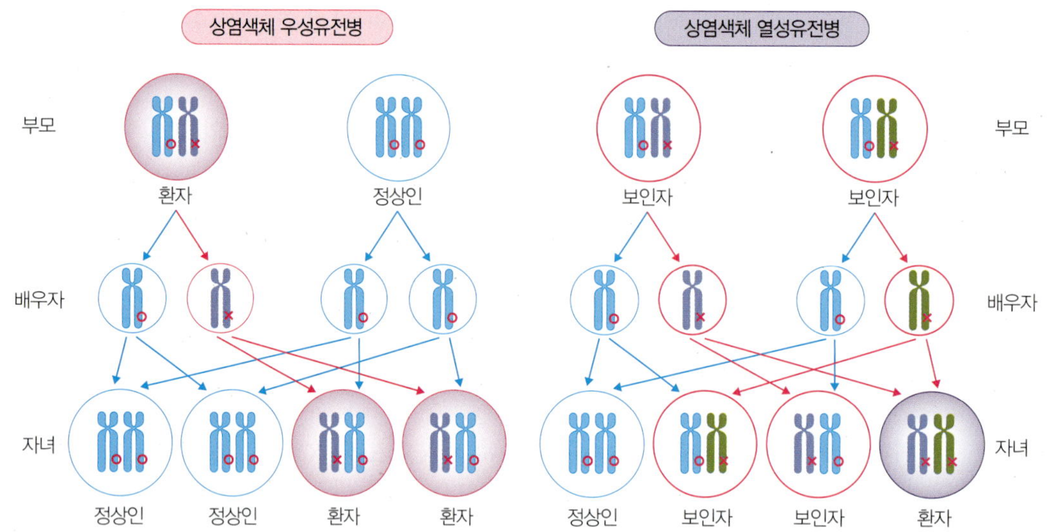

우성유전병은 한 개의 이상이 있는 유전자로부터 발생한다. 이와 달리 열성유전병은 이상이 있는 유전자를 한 개만 가지고 있는 사람은 보인자가 되고, 양친(보인자 혹은 환자) 모두로부터 이상이 있는 유전자를 물려받았을 경우에만 발생한다.

그림 2-11 유전질환과 멘델의 법칙

표 2-3 상염색체 우성유전병

계통	병
신경계	헌팅턴병 신경섬유종증 근긴장디스트로피 결절경화증
비뇨기계	다낭신질환
위장관계	가족성결장폴립증
조혈계	유전구형적혈구증 폰빌레브란드병(von Willebrand's disease)
골격계	마르팡증후군 엘러스단로스증후군 불완전골생성증 연골무형성
대사성	가족성고콜레스테롤혈증 급성간헐포르피린증(porphyria)

(출처: 대한병리학회, 병리학 제8판, p337, 2017년; Originally from Kumar V, ABBAS AK et al: Pathologic basis of disease, 9th ed, P141, Philadelphia, Elsevier Saunders, 2015)

환이다. 헌팅턴병은 상염색체 우성으로 유전되기 때문에 환자 자녀의 50%가 돌연변이 유전자를 물려받으며, 대부분 30~40대의 성인기에 발병한다.

2. 상염색체 열성유전병

상동염색체의 양쪽 대립유전자에 모두 돌연변이를 물려받은 경우에 발생하며(그림 2-11), 멘델 유전질환의 가장 많은 부분을 차지한다. 상염색체 열성질환은 대개 효소를 생성하는 유전자에서 돌연변이가 발생하기 때문에 대부분의 선천성 대사장애를 포함한다(표 2-4).

■ 페닐케톤뇨증(Phenylketonuria)

페닐케톤뇨증은 아미노산 대사이상증의 하나로 페닐알라닌이라는 아미노산을 티로신으로 바꾸는 효소가 결손함에 따라 발생한다. 이 때문에 페닐알라닌이 체내에 축적되어 이를 방치하는 경우 심각한 지능장애를 초래한다. 그러나 조기에 발견하면 페닐알라닌 섭취를 제한하는 식이요법을 시행해 지능장애를 막을 수 있으므로 신생아의 소변과 혈액을 이용한 스크리닝 검사가 보급되어 있다.

3. 반성유전병(sex-linked or X-linked disorders)

유전자의 이상이 성염색체에 있어서 그 발현 양식이 성별로 정해져 있는 것을 반성유전병(sex-linked disorders)이라 하며, 모든 반성유전병은 X염색체 열성유전이다(그림 2-12). 남자는 반성 돌연변이 유전자에 대하여 반접합성(hemizygous)이고, 따라서 이러한 질환들은 남성에서 발현된다. 이형접합체인 여자는 대부분 다른 X 염색체의 정상 대립형질 때문에 심한 임상증상

표 2-4 상염색체 열성유전병

계통	병
대사성	섬유낭증 페닐케톤뇨증 갈락토오스혈증 호모시스틴뇨증 용해소체축적질환 알파1-항트립신 결핍 윌슨병 혈색소증 당원축적질환
조혈계	낫혈구성 빈혈 지중해빈혈
내분비계	선천부신피질과다형성
골격계	엘러스단로스증후군 알캅톤뇨증
신경계	신경원성근위축 프리이드라이히운동실조 척수근위축증

(출처: 대한병리학회, 병리학 제8판, p337, 2017년; Originally from Kumar V, ABBAS AK et al: Pathologic basis of disease, 9th ed, P141, Philadelphia, Elsevier Saunders, 2015)

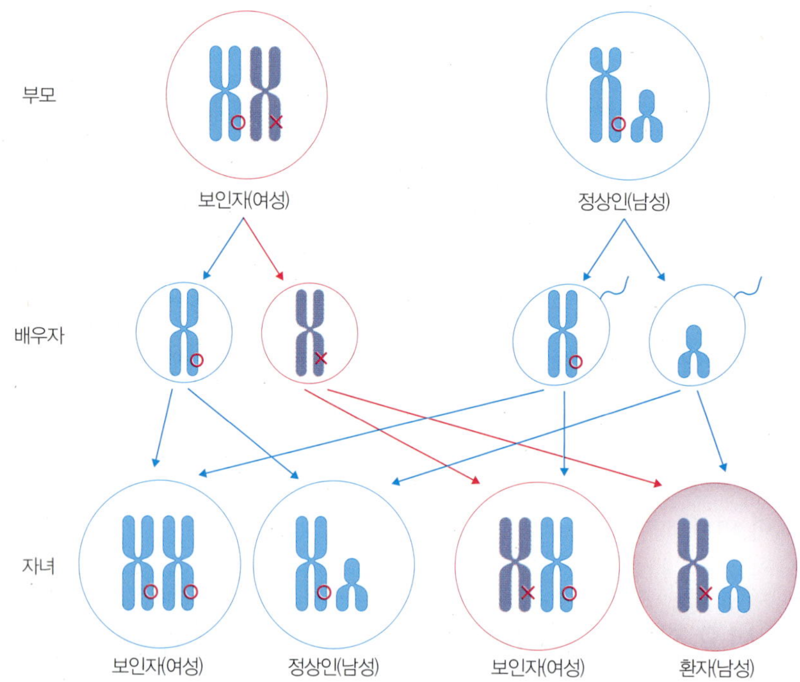

그림 2-12 반성유전병의 유전양식

표 2-5 반성유전병

계통	병
근골격계	뒤센근육디스트로피(Duchenne muscular dystrophy)
혈액	혈우병 A,B 만성육아종병
면역계	무감마글로불린혈증 비스코트올드리치증후군(Wiskott-Aldrich syndrome)
대사성	포도당6인산염탈수소효소결핍증 요붕증
신경계	레슈니한증후군(Lesch-Nyhan syndrome) 여린X증후군

(출처: 대한병리학회, 병리학 제8판, p338, 2017년; Originally from Kumar V, ABBAS AK et al: Pathologic basis of disease, 9th ed, P142, Philadelphia, Elsevier Saunders, 2015)

을 나타내지 않는다. 예를 들어, 혈우병에서 여성은 열성인자의 운반자(보인자)가 되고 발현을 하지 않으며 대부분 남성에 발현한다. 대표적인 반성유전병이 표 2-5에 표기되어 있다.

3 멘델 원칙을 따르지 않는 단일 유전자 질환

드물지만 멘델 유전법칙을 따르지 않는 단일 유전자 질환은 네 가지로 분류할 수 있다.

(1) 삼뉴클레오티드(trinucleotide) 반복 돌연변이에 의한 질환(표 2-6)

삼뉴클레이티드 염기서열의 반복이 비정상적으로 증폭되어 발생하며, 신경변성질환의 중요한 유전적 원인이다.

(2) 미토콘드리아 유전자의 돌연변이로 생기는 질환

(3) 유전체 각인(genomic imprinting)과 수반되는 질환

(4) 생식샘 모자이크(gonadal mosaicism)와 수반되는 질환

4 다인자 유전으로 인한 질환

다인자성 유전질환 또는 복합유전질환은 여러 유전자의 다양한 변이가 동시에 관여하여 발생하는 질환이다. 이러한 병의 발생에는 환경 요인 등 외인이 복잡하게 관여한다. 동맥경화, 당뇨병, 고혈압, 자가면역질환 등이 이에 속한다.

표 2-6 삼뉴클레오티드 반복 질환의 예

질환	유전자	단백질	반복
비부호화 부위에 영향을 주는 확장			
여린X증후군	FMRI(FRAXA)	FMR-1 단백질(FMRP)	CGG
프리드리히 운동실조	FXN F	rataxin	GAA
근육긴장퇴행위축	DMPK	근육긴장퇴행위축단백질 키나아제(DMPK)	CTG
부호화 부위에 영향을 주는 확장			
척수연수근육위축(케네디병)	AR	안드로겐 수용체(AR)	CAG
헌팅턴병	HTT	Huntingtin	CAG
Dentatorubral-pallidoluysian atrophy (하우리버증후군)	ATNL	Atrophin-1	CAG
제1형 척수소뇌성 실조증	ATXN1	Ataxin-1	CAG
제2형 척수소뇌성 실조증	ATXN2	Ataxin-2	CAG
제3형 척수소뇌성 실조증(마카도-조셉병)	ATXN3	Ataxin-3	CAG
제6형 척수소뇌성 실조증	CACNA2A	α_{1A}-전압의존 칼슘통로 아단위	CAG
제7형 척수소뇌성 실조증	ATXN7	Ataxin-7	CAG

(출처: Modified from Kumar V, ABBAS AK et al: Pathologic basis of disease, 9th ed. P168, Philadelphia, Elsevier Saunders, 2015)

5 유전자 재조합 기술

유전자 재조합 기술은 한 생물로부터 특정 유전자의 일부를 분리하고, 원하는 기능을 가진 다른 생물의 유전자와 결합시켜 새로운 유전형을 만드는 과정이다. 재조합 유전자를 생성하는 기술의 개요는 다음과 같다(그림 2–13).

1) 1단계: 절단

관심 있는 유전자를 갖고 있는 세포로부터 DNA를 추출하여 제한효소를 이용해 목표 DNA 절편을 얻는다. 제한효소란 특정 DNA의 염기서열을 인식하고 자르는 기능을 가진 효소이다. 원하는 DNA 절편을 얻기 위해 절단 부위가 다른 다양한 제한효소를 이용해서 다양한 크기의 유전체 조각들을 생성할 수 있다. 세균으로부터 플라스미드를 분리하여 표적 DNA를 잘라낸 것과 동일한 제한효소로 자른다. 플라스미드는 염색체 DNA와는 별도로 존재하는 이중나선의 고리모양의 DNA이며 독립적인 자기복제 능력을 가지고 있다. 플라스미드의 DNA 고리를 제한효소로 끊어서 다른 DNA 조각을 끼워 넣어서 운반체로 사용할 수 있다.

2) 2단계: 접합

목적 DNA 절편을 운반체 DNA와 접합시킨다. 동일한 제한효소를 이용해 목적 DNA와 플라

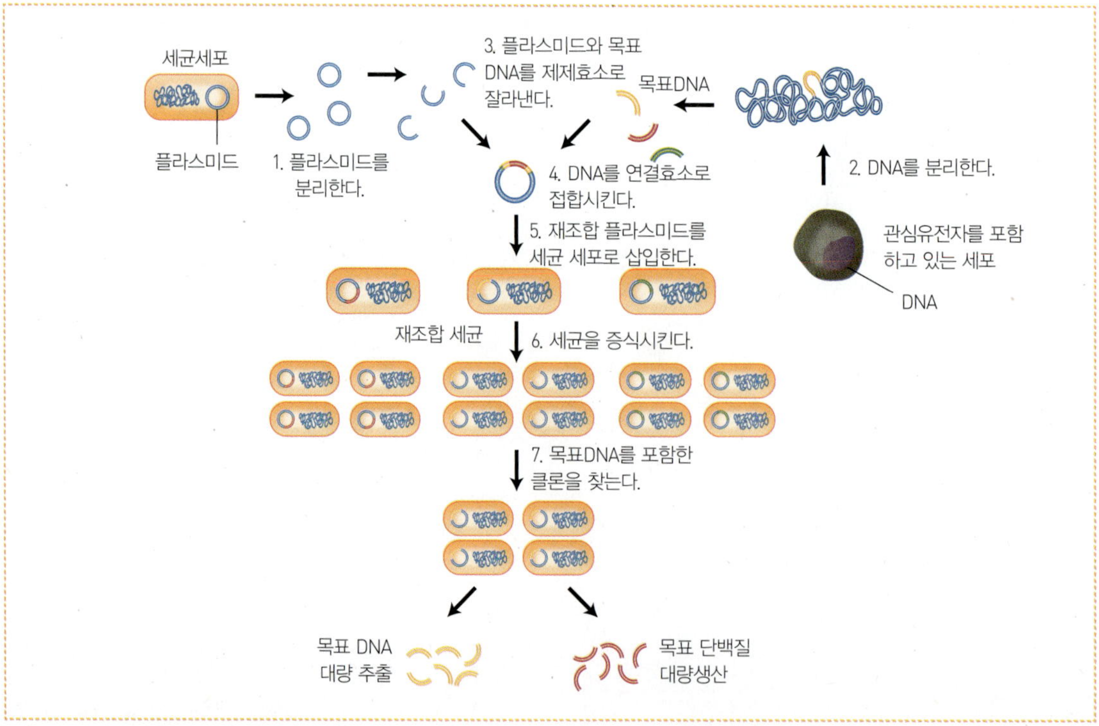

그림 2–13 유전자 재조합 기술의 단계

스미드 DNA를 잘라낸 경우에 두 DNA 절편의 말단이 서로 상보적인 관계가 되어 연결이 가능하다. DNA 결합효소는 두 DNA 절편을 당과 인산 사이의 포스포디에스터 결합으로 접합시킨다. 운반체로 플라스미드가 아닌 람다(λ) 바이러스와 같은 박테리오파지 유전체에 외부 DNA를 끼워서 세균 세포에 삽입시키는 방법도 있다.

3) 3단계: 클로닝(cloning)

재조합 DNA 운반체가 숙주세포 안으로 들어가서 증식되게 한다. 온도를 적당히 조절하고, 화학물질 등으로 처리하여 숙주세포에 재조합 DNA가 들어가기 쉽게 한다.

4) 4단계: 스크리닝(screening)

숙주 세포 중에서 운반체 내의 목표 DNA를 포함한 세포를 구별한다. 이때 세포의 구별을 쉽게 하기 위하여 선별용 표식을 특정 DNA상에 미리 포함시킨다. 선별용 표식으로 항생제 저항 유전자를 많이 사용하며, 영양요구균주(auxotroph)를 이용하기도 한다. 항생제 내성을 갖춘 플라스미드가 존재하는 경우 항생제를 배지에 넣으면 플라스미드를 갖고 있는 세포와 그렇지 않은 세포를 선별하는 데 유용하다.

5) 5단계: 발현확인

선별에 의해 목표 DNA 산물이 숙주세포에서 발현되는지 확인한다. 형질 전환된 세균으로부터 인슐린, 인터페론, 백신 등의 유용한 단백질을 대량생산하여 분리하거나, DNA 클로닝을 통해 목적 유전자를 대량 생산하여 추출한 후 형질전환 생물을 생산하거나 유전자 연구에 활용한다.

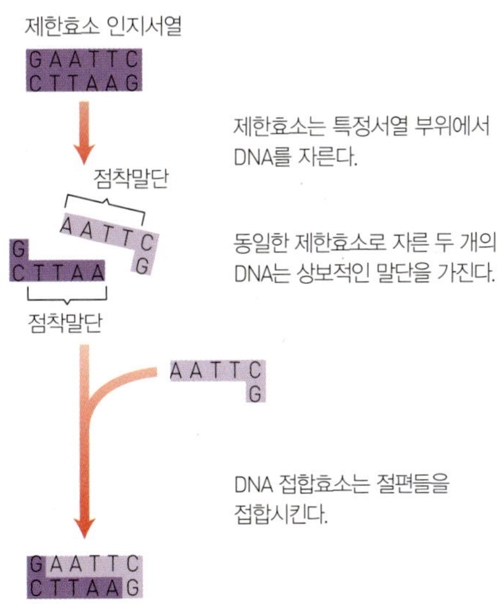

그림 2-14 **제한효소의 이용**

D 태아의 장애

1 성장

■ **태아성장지연과 태아큰몸증(fetal macrosomia)**

태아성장지연은 대체로 재태연령 대비 5 백분위수(percentile)이하의 체중일 때를 가리키며, 주산기 및 성인기의 유의한 이환률과 사망률과 관련이 있다. 태아성장지연은 많은 경우에서 원인을 특정할 수 없지만 태아, 모체 및 태반의 이상과 관련이 있을 것으로 추정된다. 태아큰몸증에 대한 표준 기준은 없으며, 재태연령에서 90 백분위수 이상의 추정체중일 때의 태아를 일컫는다.

2 기형

1. 유전적 이상

2. 환경적 요인에 의한 이상

1) 주산기감염(perinatal infection)

태반경유감염은 임신기간 동안에 감염체가 융모막융모를 통해 태반을 가로질러 태아의 혈행으로 전달되어 일어나는데, 가장 중요한 감염체를 묶어 TORCH라고 한다. TORCH는 톡소포자충(Toxoplasma, T), 풍진(Rubella virus, R), 거대세포바이러스(Cytomegalovirus, C), 헤르페스바이러스(Herpesvirus, H), 그 외 매독(*Treponema pallidum*)과 같은 다수의 다른 감염체(other microbes, O)의 약자이다. TORCH 감염은 초기 임신에서 성장 제한, 정신 지체, 백내장, 선천성 심장 기형 등의 만성 후유증을 남기고, 후기 임신에서는 뇌염, 맥락망막염(chorioretinitis), 간비종대, 폐렴, 심근염 등의 염증을 동반한 조직 손상을 초래한다. 특히 풍진은 선천성 심장 기형, 난청, 백내장, 정신지체 등의 선천 풍진 증후군을 유발한다. 최근에는 지카바이러스(Zika virus)가 소두증(microcephagly)이나 뇌손상과 같은 치명적인 태아 손상을 초래하는 감염체로 화제가 되었다.

2) 대사성

약제나 화학물질은 기형의 원인 중 1% 미만인데, 대표적인 물질로는 항경련제, 와파린, 13-시스-레티노산(13-cis-retinoic acid)알코올이 있다. 알코올은 임신 중에 과음을 하지 않더라도 기형 유발 물질이 될 수 있는데, 출생 전후 성장지연, 얼굴의 기형, 정신운동장애등의 태아알코올증후군을 유발할 수 있다. 엄마의 당뇨병은 태아의 고인슐린혈증을 초래하는데 태아큰몸증 외에도 심장이상, 신경관결손, 중추신경계기형을 발생시킨다.

3. 다인자유전(multifactorial inheritance)

■ 신경관결손(Neural tube defect)

척추이분증(spina bifida)은 수정 후 25~35일 사이 초기발생단계에서 신경판(neural plate)이 완전하게 맞물리지 못해 척추뼈와 척수가 완전히 닫히지 않아서 발생한다. 신경관결손은 다인적 질환으로, 엄마 혈청의 알파태아단백(alpha-fetoprotein) 검사와 초음파로 진단한다.

수막탈출(meningocele)은 척추이분증에서 척추뼈가 닫히지 못한 곳에 수막이 탈출한 것이다.

무뇌증은 대뇌 반구가 생기지 않거나 잘 생기지 않고 머리뼈천장이 없는 것을 말한다.

E 선천이상 유전질환의 진단

1 출생 전 진단

초음파와 모체혈청 화학검사가 주된 선별검사 수단이다. 초음파로는 주로 재태 연령, 성장 및 태아 기형, 양수의 양을 확인하며, 다운증후군이 염려되는 경우 태아 뒷목투명대(nuchal translucency, NT)를 측정할 수 있다. 표지물질 검사는 다운증후군, 에드워드증후군 및 신경관결손증을 선별하는 검사인 사중표지물질검사(quadruple test, Quad)가 대표적이다. 융모막융모생검 및 양수천자는 태아의 염색체를 확인하기 위한 검사로, 분만 시 산모 나이가 36세 이상일 때, 과거 염색체 이상의 태아를 임신하였을 때, 부모 중 한 사람 이상이 염색체 이상이 있거나 가까운 친척 중에 염색체 이상 또는 다운 증후군이 있을 때, 멘델성 또는 다인유전질환 병력의 가족력이 있을 때, 반복적 유산의 병력이 있을 때, 표지물질 선별검사에서 염색체 이상이 의심될 때, 초음파 소견이 비정상일 때 시행한다. 아래는 우리나라에서 시행하는 산모 주수 별 산전진단검사이다(표 2-7).

2 신생아선별검사

신생아선별검사는 신생아에서 시행하여 질환을 조기에 발견하고 치료하는 것을 목적으로 한

표 2-7 우리 나라의 산전진단검사

시기(주수)	실시항목
최초 방문 시	초음파, 빈혈검사, 혈액형검사, 풍진항체검사, B형간염검사, 에이즈검사, 소변검사, 자궁경부세포진검사
9-13	초음파(목덜미투명대), 융모막융모생검, 이중표지물질검사
15-20	사중표지물질검사, 양수검사
20-24	임신중기초음파, 태아심장초음파
24-28	임신성당뇨선별검사, 빈혈검사
28	Rh음성인 경우 면역글로불린 주사
32-36	초음파검사(태아체중, 태반위치, 양수량)

출처: 대한산부인과학회 홈페이지

다. 신생아의 선천성대사이상질환 선별검사는 생후 3~7일에 신생아의 발뒤꿈치에서 정맥혈을 채혈하여 특수여과지에 흡수시켜 검사하며, 페닐케톤뇨증, 단풍시럽뇨병, 호모시스틴뇨증, 갈락토오스혈증, 갑상샘기능저하증, 부신기능항진증이 포함된다. 광범위 신생아선별검사로는 유기산대사이상, 아미노산대사이상 및 지방산대사이상 검사가 가능하다. 식사 요법 및 호르몬 치료를 조기에 시행 가능하게 하여, 치료 시기를 놓쳐 돌이킬 수 없는 손상을 받거나 건강문제를 초래하지 않도록 한다.

3 기타 분자진단

유전질환의 분자진단을 하는 방법은 중합효소연쇄반응(polymerase chain reaction, PCR), 서던블로팅(Southern blotting), DNA 시퀀싱, 실시간중합효소연쇄반응(real time PCR), 핵산마이크로어레이(nucleic acid microarrays) 등 다양하며, 최근에는 차세대염기서열분석(next-generation sequencing, NGS)의 도입으로 분자진단의 비약적인 발전이 예상된다. Duchenne 근퇴행위축증(Duchenne muscular dystrophy), 유전혈전성향증(hereditary thrombophilia), 프래더-윌리 및 앙겔만 증후군(Prader-Willi and Angelman syndrome) 등이 소아에서 나타날 수 있는 유전질환이며, 의심되는 질병과 관련 있는 유전자에 대한 정보와 유전자가 가지는 이질성(heterogeneity)의 정도에 따라 진단기법을 결정한다.

4 유전상담(genetic counseling)

유전상담은 질병에 대한 정보를 제공하고 심리사회적으로 지원하는 의료행위이다. 유전질환의 가족력이 있거나, 이전 아이가 선천적 기형, 정신지체 혹은 신경관결손이나 입술갈림증 혹은 입천장갈림증(cleft lip and palate)과 같은 단독 선천적 결함이 있는 경우, 산모의 나이가 많거나 기형유발물질에 노출되었을 때, 유산이 반복되었을 경우, 유전질환을 새로 진단받은 경우가 적응증이다. 재발 위험을 추정하고 관리하며, 환자와 가족들의 의사결정을 돕기 위해 질병에 대한 적절한 정보를 제공하며, 심리사회적인 문제를 정리하고 처리할 수 있게 돕는다.

F 신생아와 소아기 질환

1 미숙(prematurity)과 성장지연

미숙은 재태연령 37주 미만으로 정의되며, 기형 다음으로 두 번째로 흔한 신생아 사망 원인이다. 조기양막파열, 자궁내감염, 자궁, 자궁경부 및 태반의 구조적 이상, 여러 태아 임신의 경우 미숙아가 될 위험이 높다. 신생아호흡곤란증후군(respiratory distress syndrome of the newborn, NRDS), 괴사작은창자큰창자염(necrotizing enterocolitis), 패혈증 및 뇌실내 및 배아기질출혈은 미숙아에서 더 많이 발생하는 것으로 알려져 있다.

2 신생아호흡곤란증후군

신생아 호흡곤란의 가장 흔한 원인이 호흡곤란증후군인데, 이 질병으로 사망한 환아의 말초공기공간에서 "막"이 관찰되었기 때문에 이전에는 유리질막병(hyaline membrane disease)이라고 불렸다. 신생아호흡곤란증후군은 주로 미숙아에서 발생하며, 드물게 산모를 과도하게 진정제로 치료하거나, 분만 중 태아 머리가 손상되거나 태아가 양수나 혈액을 흡입하거나 탯줄이 목에 감겨 눌려서 자궁 안에서 산소가 부족하게 되는 경우 생길 수 있다. 허파표면활성제(pulmonary surfactant)는 2형허파세포(type II pneumocyte)가 만드는데, 정상아가 태어나서 첫 숨을 쉴 때 허파표면활성제가 허파꽈리(alveoli)의 표면에 빠르게 퍼져 표면장력을 줄이고 허파꽈리가 열릴 수 있게 압력을 낮춰준다. 신생아호흡곤란증후군의 경우 허파표면활성제가 부족하여 태어난 후 폐가 충분하게 펴지지 못해, 허파꽈리가 팽창하는 데 상대적으로 더 큰 힘이 들게 되어 숨쉬는 것이 힘들고 저산소상태에 빠지게 된다. 산소가 부족하면 내피세포(endothelial cell)와 상피세포(epithelial cell)가 손상되어 허파꽈리 안에 유리질막(hyaline membrane)이 생긴다.

3 괴사성작은창자큰창자염

괴사성작은창자큰창자염은 주로 미숙아에서 발생하는 질병으로, 재태연령과 발생률이 역의 상관관계를 보인다. 병태생리는 명확하지 않지만 다인성(multifactorial)으로 추측된다. 미숙 외에도 태어난 후 유입되는 세균과 같은 것에 의해 순차적인 과정을 거쳐 조직이 파괴되는 것으로 추정된다. 작은창자나 큰창자의 어느 곳에나 병변이 생길 수 있으나, 전형적으로 말단돌창자(terminal ileum), 막창자(cecum) 및 오른쪽 큰창자를 침범한다. 병변이 있는 장은 늘어나고, 부서지기 쉬우며 충혈되어 있고 괴사되어 있을 수 있다. 20~60%에서 괴사된 장의 절제가 필요하다.

4 영아급사증후군(sudden infant death syndrome, SIDS)

부검을 포함한 검사를 하고, 사망현장을 감식하고, 임상력(clinical history)을 검토하였으나 사인을 밝히지 못한 1세 이하 유아의 갑작스러운 죽음을 뜻한다. 영아급사증후군의 90%는 6개월 이하이고, 대부분은 2개월에서 4개월 사이에서 발생한다. 유아는 신체적으로 취약하지만 항상성 조절이 발달하는 특정적 시기를 겪는데, 영아급사증후군은 이러한 유아에게 하나 이상의 위해가 될 수 있는 요인이 작용해서 발생하는 다인적인 질병이다. 영아급사증후군이 각성 반사(arousal reflex)와 심폐기관 조절 발달의 지연과 관련 있다는 가설이 가장 설득력 있다. 수많은 환경 위험 인자들이 있으나, 그중 엎드려 자는 자세가 가장 잘 알려져 있다. 미국소아과학회에서는 아이의 등을 바닥에 대고 눕혀 재우는 "back to sleep" 운동을 하여 영아급사증후군을 현저하게 줄였다.

5 대사성 질환

유전대사질환 중 가장 흔한 것은 페닐케톤뇨증으로, 보통염색체열성질환이며 페닐알라닌수산화효소(phenyalanine hydroxylase)가 매우 부족하여 혈중 페닐알라닌 농도가 올라가는 병이다. 태어날 때는 괜찮아 보이지만 몇 주 지나면 혈중 페닐알라닌 농도가 올라가 뇌발달이 저해되고 약 6개월 정도 지나면 심각한 정신지체가 나타난다. 이러한 환아에서 페닐알라닌 섭취를 아주 어려서부터 제한하면 고페닐알라닌혈증과 정신지체를 피할 수 있다.

갈락토오스혈증은 갈락토오스 대사에 문제가 생겨 갈락토오스-1-포스페이트(galactose-1-phosphate)가 조직 안에 쌓이는 질병이다. 갈락토스-1-포스페이트 우리딜 전이효소

(galactose−1−phosphate uridyl tranferase, GALT)의 총량이 부족한 형태가 가장 흔하다. 눈, 간, 뇌가 주로 손상된다.

6 종양

소아에서 생기는 양성종양 중에 가장 흔하게 발생하는 것은 혈관종이다. 주로 얼굴이나 두피와 같은 피부에 생기며 환자가 클수록 병변이 커지거나 없어지기도 한다. 그 외 목이나 겨드랑이 깊은 곳에 림프관종이 생기기도 한다.

소아에서 생기는 악성 종양은 어른의 악성종양과 비교해 보았을 때 발생률과 종양의 종류가 다르며, 가족력이나 유전적 이상을 동반한 경우가 많다. 태아나 신생아의 경우 악성종양이 퇴화하거나 분화하는 경향을 가지고 있다. 소아에서 흔한 악성 종양은 백혈병 신경모세포종(neuroblastoma), 윌름즈종양(Wilms tumor), 간모세포종, 망막모세포종, 횡문근육종이다.

복습과 과제

1. 선천이상의 원인군을 분류하고 각각에 해당하는 예를 드시오.
2. 배아기가 선천기형의 발생에 중요한 이유를 설명하시오.
3. 생식세포 돌연변이와 체세포 돌연변이의 차이를 기술하시오.
4. 상염색체와 성염색체 이상으로 인한 질환의 예를 들고 임상적 특징을 설명하시오.
5. 상염색체우성 및 열성유전병, 반성유전병을 설명하고 예를 드시오.
6. 유전자 재조합 기술의 단계와 개요를 정리하시오.
7. 유전병을 진단하는데 이용하는 방법들을 설명하시오.
8. 신생아와 소아기의 대표적 질환들의 예를 들고 기술하시오.

CHAPTER

03

세포손상과 대사장애

고신대학교 의과대학 병리학교실
정민정, 오선주
동아대학교 의과대학 병리학교실
나서희
부산대학교 의과대학 병리학교실
이현정

A 세포적응과 세포손상

세포는 기능적, 구조적으로 일정한 범위 내에서 유지되어야 정상적인 기능을 유지하여 생존할 수 있다. 이를 항상성(homeostasis)이라고 한다. 그러나 세포 주위의 환경이 변화되거나 세포 내 상태가 변화되면 세포는 스트레스를 받게 되고 항상성을 유지하여 생존을 위한 다양한 방법으로 이를 극복하려고 하는데 이를 적응 단계라고 한다. 하지만 세포가 지속적이거나 심한 유해자극에 노출되어 이를 극복하지 못하면 세포가 손상을 받게 된다. 세포의 손상은 원인이 제거되면 정상으로 돌아갈 수 있는 가역적 손상과 더 이상 정상 상태로 돌아갈 수 없는 비가역적 손상이 있다. 비가역적 손상은 세포의 죽음을 의미한다.

이러한 정상, 적응, 손상, 죽음의 과정은 연속적이며 이들 사이에 뚜렷한 선을 긋기는 힘들다. 또한 세포가 스트레스를 받을 때 항상 순차적으로 적응과 손상을 거쳐 죽음에 이르는 것은 아니며 스트레스의 종류, 지속 시간, 강도와 세포의 종류, 상태, 적응 능력에 따라 손상이나 죽음으로 바로 이어지는 경우도 있다.

1 세포적응

일반적으로 여러 장기에서 공통으로 볼 수 있는 세포 적응 반응은 주로 세포의 크기나 수의 증가와 감소, 분화를 통하여 이루어진다. 비대(hypertrophy), 증식(hyperplasia), 위축(atrophy), 화생(metaplasia)이 있다.

1. 비대

세포의 크기가 커지는 현상을 비대라고 한다. 장기나 조직이 더 많은 일을 해야 하거나 크기가 커져야 할 때 세포는 비대를 통하여 적응할 수 있다. 세포가 커지면 조직이나 장기도 따라서 커지게 된다. 심근세포나 골격근세포와 같이 세포분열이 거의 일어나지 않는 세포는 기능을 높여야 하는 상황에서 비대를 통하여 적응하게 된다.

비대에는 생리적 비대와 병적 비대가 있다. 더 많은 일을 해야 하는 상황에서 일어나는 생리적 비대 현상은 운동 선수의 골격근에서 볼 수 있다. 근육 운동을 할수록 골격근 세포가 커지고 골격근 전체의 크기가 증가한다. 또한 임신 때 자궁이 커지는 것도 생리적 비대의 예로 볼 수 있다. 임신하면 에스트로겐 자극에 의하여 자궁 민무늬근이 커져서 자궁이 커진다(그림 3-1).

병적 상황에서 일어나는 비대는 고혈압과 심장판막 이상이 있는 환자의 심장에서 볼 수 있다. 고혈압이 있으면 심장이 정상보다 높은 혈관의 압력에 저항하여 혈관으로 혈액을 내보내야 하

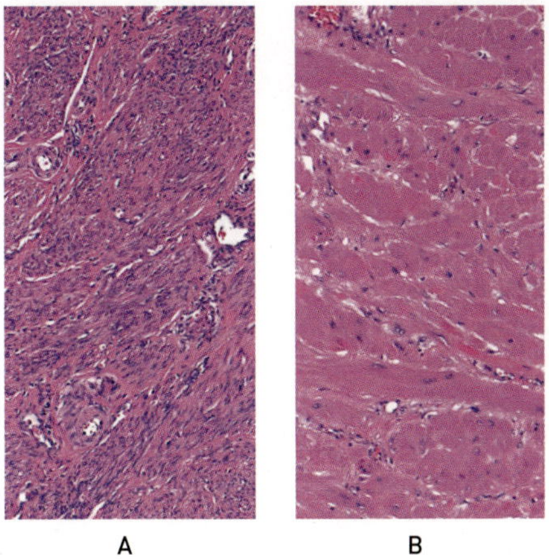

A 비임신 시 자궁민무늬근
B 만삭 임신 시 자궁민무늬근
같은 배율에서 비임신 시에 비하여 민무늬근의 크기가 현저히 커진 것을 볼 수 있다.

그림 3-1 자궁민무늬근 비대

기 때문에 많은 작업량이 요구된다. 따라서 심근세포의 크기가 커지고 심장 벽이 두꺼워진다. 심장판막의 협착이 있으면 고혈압 환자의 경우와 같이 심장이 정상보다 더 강한 압력에 대항하여 혈액을 내보내야 하기 때문에 심장이 더 강하게 수축해야 하고, 심장판막 역류가 있으면 이완기에 혈액이 심장 안으로 역류하여 심장은 정상보다 더 많은 양의 혈액을 내보내기 위하여 더 강하게 수축해야 하므로 심장 근육세포가 커지고 심장 벽이 두꺼워진다. 그러나 비대는 필요하다고 무한정 일어날 수 없으며 어느 한계를 넘으면 근육세포는 더 이상 커지지 못하고 오히려 손상되거나 죽어서 심장 기능은 약화되고 심하면 사망하게 된다.

2. 증식

세포 수가 증가하는 것을 증식 또는 과다형성이라고 한다. 세포분열이 가능한 세포는 장기나 조직이 더 많은 일을 해야 하는 상황이거나 커져야 하는 상황에서 증식을 통하여 적응할 수 있다. 증식은 흔히 비대와 동반된다. 증식은 호르몬이나 성장인자(growth factor)의 매개로 일어난다.

여성의 난소에서 배란이 되면 여성호르몬인 에스트로겐이 분비되어 자궁내막의 증식을 일으켜 향후 수정란의 착상에 알맞은 환경을 조성한다. 또한 출산 이후 수유를 하기 위해 임신 중 호르몬 자극에 의하여 유즙 분비 세포가 증식하고 유방이 커지는 것도 증식의 예이다.

이처럼 생리적 증식이 일어나는 경우도 있지만 때로는 병적 증식으로 질병을 일으켜 치료가 필요한 경우도 있다. 폐경 여성에서 호르몬 불균형으로 자궁내막이 비정상적으로 증식되는 것을 자궁내막증식(endometrial hyperplasia)이라고 하는데, 일부에서는 암으로 발전할 수도 있다(그림 3-2).

성장인자 자극으로 생기는 증식에도 생리적 및 병적 증식이 있다. 간의 일부를 절제하거나 상

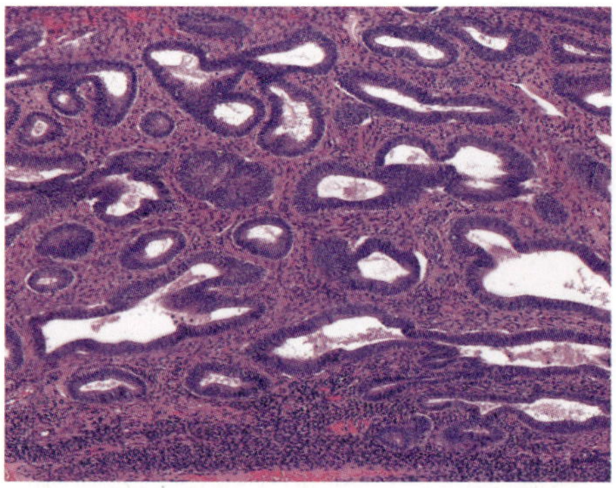

자궁내막 샘의 수가 증가되고 낭성으로 커져 있다. 샘의 증식으로 기질의 양은 정상에 비하여 감소되어 있다.

그림 3-2 자궁내막증식증

처가 치유될 때 주변 세포가 성장인자를 분비하여 세포가 증식함으로써 조직결손 부분을 보충하는데, 이러한 현상을 보상 증식(compensatory hyperplasia)이라고 하며 이것은 생리적 증식이다. 반면 피부의 바이러스 감염으로 발생하는 사마귀는 병적 증식이다.

3. 위축

세포의 크기가 작아지거나 세포 수가 줄어들어 조직이나 장기가 작아지는 현상을 위축이라고 한다. 위축에도 생리적 위축과 병적 위축이 있다. 위축을 일으키는 원인은 일 작업량 감소, 신경자극 소실, 혈액 공급 감소, 영양 부족, 내분비 자극 소실, 압력 등이다.

뼈 골절 때문에 다리에 석고붕대를 오래 하고 있다가 석고붕대를 풀면 그 쪽 다리가 가늘어진 것을 볼 수 있는데 이것은 일 작업량 감소로 근육세포가 위축되었기 때문이다. 골격근에 분포하는 신경에 이상이 생기거나 절단되면 근육은 움직이지 못하고 위축된다(그림 3-3). 뇌동맥에

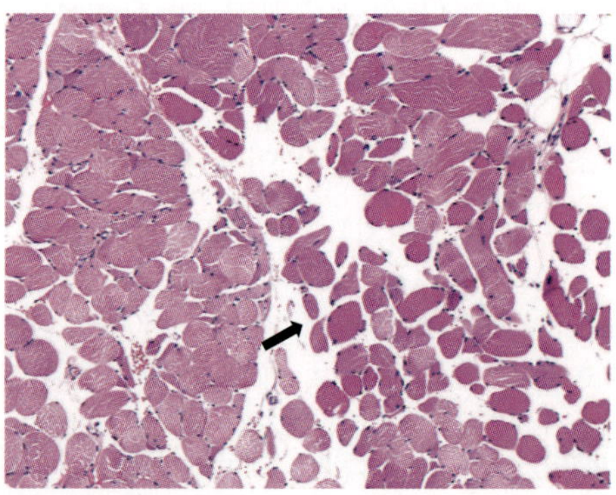

신경분포가 소실된 골격근 세포가 위축되어 주위의 정상 세포에 비하여 크기가 작아져 있다(화살표).

그림 3-3 골격근 세포의 위축

죽상경화증(atherosclerosis)이 생겨 내강이 좁아지면 혈액 공급이 줄어 뇌세포가 위축되고 결과적으로 뇌가 위축된다. 영양결핍이 있으면 근육세포 등이 위축된다. 폐경이 되면 내분비 자극 소실로 자궁내막이 더 이상 증식하지 못하고 두께도 얇아진다. 침샘관에 결석이 생기면 배출되지 못한 침이 침샘 내에 고이고 침샘세포는 높은 압력을 받아 위축된다. 종양이 자라면 주위의 조직은 압력을 받아 위축된다.

위축이 점점 심해지면 적응단계를 넘어 세포손상과 세포죽음으로 진행하여 세포 수도 감소할 수 있다.

4. 화생

특정 조직에서 기존의 세포 종류가 다른 종류의 세포로 바뀌는 현상을 화생이라 한다. 화생은 상피세포에서 일어나는 경우가 많으며, 특히 기둥세포가 편평세포로 바뀌는 편평상피 화생(squamous metaplasia)이 가장 흔하지만, 반대로 편평세포가 기둥세포로 바뀌는 경우도 있고 기둥세포가 다른 종류의 기둥세포로 바뀌는 경우도 있다. 일부 화생이 일어난 조직에서는 과다형성 때와 마찬가지로 암 발생 가능성이 증가할 수 있다.

담배를 많이 피우거나 오염된 공기를 오래 마시면 기관지 점막 섬모기둥세포가 편평세포로 바뀐다. 편평세포로 바뀌면 물리화학적 자극은 잘 견디지만 대신 원래의 섬모기둥세포의 점액분비 기능과 섬모운동이 없어져서 호흡 시 외부에서 유입되는 유해물질이나 미생물의 배출이 잘 되지 않아 폐가 미생물에 감염되기 쉬워진다. 자궁목에 염증이 오래 계속되면 점액분비 기둥세포가 편평세포로 바뀐다(그림 3-4). 위식도역류(gastroesophageal reflux)가 자주 발생하면 식도 아랫부분의 편평세포가 위산에 손상을 받게 되고 위산에 잘 견디는 위 점막 기둥세포로 화생이 일어난다.

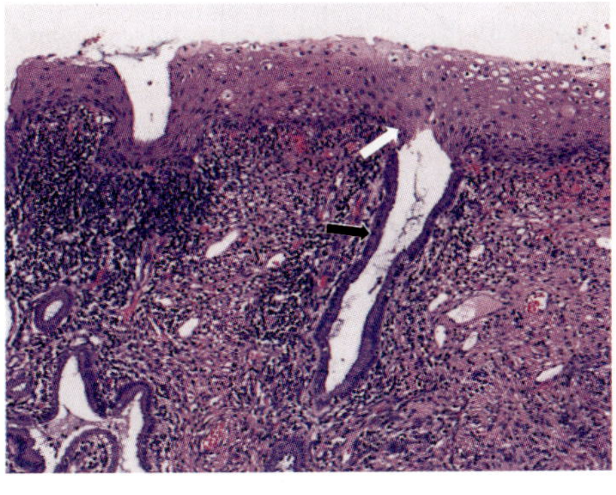

원래 기둥세포(검정화살표)인 내자궁목의 표면이 편평상피로 화생이 일어남(흰화살표).

그림 3-4 **자궁목의 화생**

2 세포손상

세포가 내인성 또는 외인성 유해 자극을 견디지 못하거나 적응하지 못하면 손상이 발생한다. 세포 손상의 원인은 질병의 원인과 같으며 저산소증(hypoxia), 심한 온도나 기압 변화, 방사선과 같은 물리적 인자, 치료 약제를 포함하는 다양한 화학물질, 세균, 리케차(Rickettsia), 바이러스, 기생충 등의 미생물감염, 영양 불균형, 유전적 결함이 있고, 심지어는 숙주 보호를 위하여 발달된 면역반응도 때로는 세포 손상을 일으킬 수 있다.

인체의 세포손상 중에서 저산소증에 의한 세포손상이 가장 흔하다. 조직에 산소 공급이 부족한 현상을 저산소증이라고 하는데 저산소증을 일으키는 원인으로는 혈액공급 소실이 가장 흔하다. 암 다음으로 높은 사망 원인을 차지하는 뇌혈관, 심장혈관 질환은 저산소증을 동반한다. 죽상경화증이라고 불리는 동맥경화증에 의하여 혈관의 내강이 좁아지고 여기에 갑작스런 혈전 형성 등으로 혈관이 막히면 그 혈관이 공급하는 장기에 혈류 공급이 중단되고 저산소증이 초래된다. 죽상경화증은 뇌혈관이나 심장 혈관에 흔하고 각각 뇌경색(cerebral infarction)과 심근경색증(myocardial infarction)의 원인이 된다.

저산소증 때 가장 먼저 영향을 받는 세포 내 소기관은 사립체(미토콘드리아)이다. 사립체의 주 기능은 산소를 이용하여 세포의 기능 수행에 필수적인 에너지 공급원인 ATP를 생성하는 것이다. 저산소증이 있으면 사립체에서 ATP 생성이 급격히 감소하여 거의 모든 세포에서 기능 장애가 초래된다. 예를 들면 나트륨을 세포 외로 배출하고 칼륨을 세포 내로 이동시키는 나트륨펌프(Na^+, K^+–ATPase)가 기능을 하지 못하게 되어 세포 내 나트륨 농도가 증가하고, 이에 따라 물이 세포 내로 이동하여 세포 부종이 일어난다(그림 3–5B).

또한 세포막의 손상도 초래된다. 세포 소기관막, 특히 리소좀(lysosome)막이 파괴되면 소화

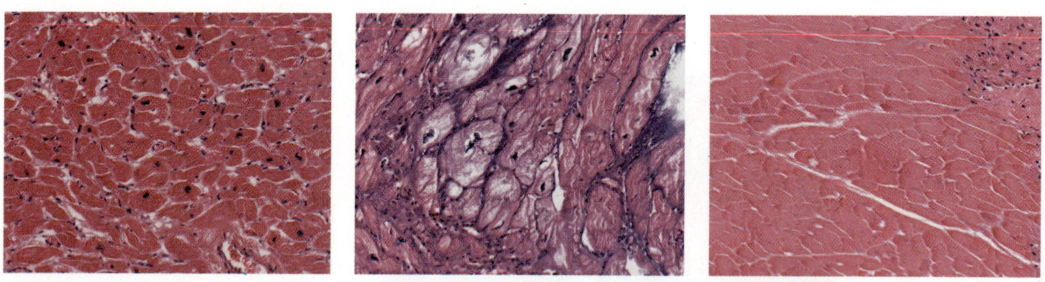

A 정상 심근

B 가역적 손상
심근세포의 부종이 관찰됨. 세포는 커지고 세포질은 호산성의 소실로 연하게 보임.

C 비가역적 손상
심근의 응고성 괴사가 관찰됨. 핵은 사라지고 심근세포의 윤곽은 유지되어 있고 붉은 색을 띈다.

그림 3–5 허혈성 손상에 의한 심근의 가역적 및 비가역적 손상

효소가 세포질 내로 유출되어 세포질 단백질의 무차별 소화가 일어나고, 세포막이 파괴되면 세포질 내용물이 세포 외로 유출된다. 리소좀막과 세포막이 파괴된 세포는 회복되지 못하고 비가역적 세포손상 단계로 들어서고 죽음에 이르게 된다.

병을 일으키는 물리 인자 중 방사선과 일부 화학물질은 자유기(free radical)를 매개로 하여 세포손상을 일으킨다. 자유기란 바깥 궤도에 짝이 없는 전자가 한 개 이상 있는 물질로 반응성이 매우 강하다. 자유기는 정상대사 과정에서도 발생하며, 이때 우리 몸은 여러 가지 효소와 비타민 C 같은 항산화물질(antioxidant)로 자유기를 제거할 수 있다. 그러나 자유기가 너무 많이 발생하면 자유기가 우리 몸의 주요 분자와 결합하여 세포손상을 일으킨다.

3 세포죽음

세포손상이 심해져서 비가역적이 되면 세포는 죽음에 이르게 된다. 세포 죽음은 괴사와 세포자멸사로 분류할 수 있다. 괴사와 세포자멸사는 원인, 기전, 형태학적 소견과 숙주에 미치는 영향이 서로 다르다. 괴사는 항상 병적인 상태에서 일어나고 세포자멸사는 생리적인 경우와 병적인 경우 모두에서 일어날 수 있다.

1. 괴사

괴사는 손상 인자에 의하여 세포 기능이 마비되어 세포가 죽는 현상이다. 세포가 죽으면 즉시 세포기능은 정지되지만 형태학적 변화가 일어나기까지는 시간이 필요하며 현미경적 변화는 세포 죽음 후 수시간 경과 후에야 비로소 나타난다.

세포가 죽은 뒤 형태 변화를 일으키는 두 가지 기본 과정은 (1) 단백질 변성과 (2) 효소 소화이다. 효소는 주변 세포나 백혈구가 분비하기도 하고 죽은 세포 자신에서 유래하기도 한다. 자신의 효소에 의한 용해를 자가용해(autolysis)라고 한다. 병의 진단을 위하여 생검한 조직이나 수술로 적출된 장기에서도 자가용해가 일어난다. 따라서 채취된 조직을 포르말린과 같은 고정액에 담가 자가용해를 막아야 조직의 체내 상태와 유사하게 보존시킬 수 있고 정확한 병리학적 진단을 할 수 있다.

서로 다른 원인에 따라 여러 가지 유형의 괴사가 나타나며, 괴사의 유형을 통해 원인을 짐작할 수도 있다.

갑작스러운 저산소증으로 단백질로 이루어진 효소가 변성이 되면 효소에 의한 소화가 일어나지 않아 세포의 윤곽이 보존된다. 이를 응고괴사(coagulation necrosis)라고 한다(그림 3-5C). 핵은 사라지지만 세포 윤곽은 수일간 보존된다. 그러나 시간이 지나면 죽은 세포는 결국 주위

염증세포의 작용으로 없어진다. 이러한 현상은 저산소증 때문에 세포가 죽을 때 뇌를 제외한 모든 조직에서 볼 수 있다.

근육, 피부 등 모든 조직을 포함하는 광범위한 허혈성 괴사가 하지 등에 있으면 이를 괴저(gangrene)라고 한다. 흔히 세균 감염이 동반되어 습성괴저(wet gangrene)의 형태로 나타난다.

괴사 초기에 효소 소화가 주로 작용하면 액화괴사(liquefaction necrosis)가 되며, 액상의 끈적한 괴사물질을 형성한다. 국소 세균 감염이 있을 때 세균의 효소에 의하여 조직이 괴사되거나 뇌의 저산소증 손상 때 볼 수 있다.

치즈 괴사(caseous necrosis)는 결핵 병터에서 볼 수 있고 맨눈으로 보면 흰 치즈 모양이다(그림 3-6).

급성 췌장염 환자에서 췌장의 지방분해효소가 복강 내로 유출되어 장간막 등 지방 조직을 분해하면 지방세포가 죽고 시간이 경과하면 석회화가 잘 동반된다. 이를 지방괴사(fat necrosis)라고 한다.

괴사 형태가 처음에 어떠하였든지 간에 결국 죽은 세포 대부분은 효소 소화작용으로 액화되고 백혈구 포식작용으로 없어진다. 괴사된 조직은 조직의 종류에 따라 원래의 실질세포로 재생되거나 육아조직이 자라서 채운 뒤 섬유조직으로 바뀌어서 반흔 조직으로 될 수 있다.

괴사 부위에는 호중구(neutrophil), 림프구(lymphocyte), 대식세포(macrophage) 같은 염증세포가 모여들어 염증이 생긴다. 염증은 (1) 세포손상과 괴사를 일으킨 원인 요소를 없애거나 (2) 이미 죽은 세포를 제거하는 역할을 하지만 어떤 경우에는 염증 자체가 세포손상을 악화시킬 수 있다. 심근 세포가 괴사되면 다른 세포에 비하여 심근세포에 고농도로 존재하는 크레아틴 키나아제(creatine kinase; CK)나 트로포닌(troponin)과 같은 효소들이 세포 밖으로 유출되어 혈관 내

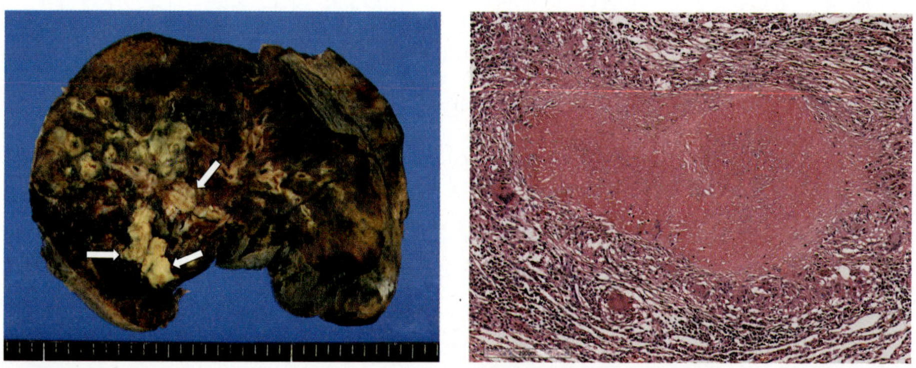

A 육안적 소견
폐결핵 병터로 연노랑색의 크고 작은 치즈괴사 부위가 관찰됨(화살표).

B 현미경적 소견
육아종성 염증의 중앙에 세포핵이 사라지고 분홍색 과립성 물질이 치즈괴사를 보이는 부분

그림 3-6 허파의 치즈괴사

로 들어가 피 속에 이들 효소 농도가 높아진다. 피검사를 통하여 이들 효소치의 상승을 확인하면 심근경색을 진단하는 데 도움을 줄 수 있다.

2. 세포자멸사

세포자멸사는 세포 내의 프로그램에 의해 진행되는 조절된 세포의 죽음을 뜻한다. 괴사와 달리 주위에 염증 반응을 일으키지 않고 죽은 조직은 수 분 내에 탐식 세포에 의하여 재빨리 제거된다. 그러므로 비록 세포는 죽지만 숙주의 손상이 최소화되는 효율적인 세포 제거 과정이다. 세포자멸사는 흔히 세포자살이라고 한다.

현미경으로 보면 세포자멸사로 죽은 세포는 쪼그라들어 작아지고 흔히 붉은색의 둥근 모양으로 보이거나 세포 조각으로 보이고 주변에 염증을 동반하지 않는다(그림 3-7).

생리적 세포자멸사는 배아발생 과정에서 조직이 퇴화할 때, 수명을 다한 세포가 소멸될 때도 관찰할 수 있다. 배아발생 과정 중 손가락 사이에 있던 물갈퀴가 없어짐으로써 손가락이 만들어지는데 이때 물갈퀴 부분의 세포가 죽는 기전이 세포자멸이다. 피부, 위창자 점막 또는 호흡기 점막 등에서 수명을 다한 세포는 세포자멸사에 의하여 제거된다.

병적 세포자멸사는 바이러스에 감염된 세포가 면역반응에 의하여 죽을 때나 방사선조사 또는 항암제 투여에 의하여 DNA가 손상되어 세포사멸이 과도할 때를 포함한다.

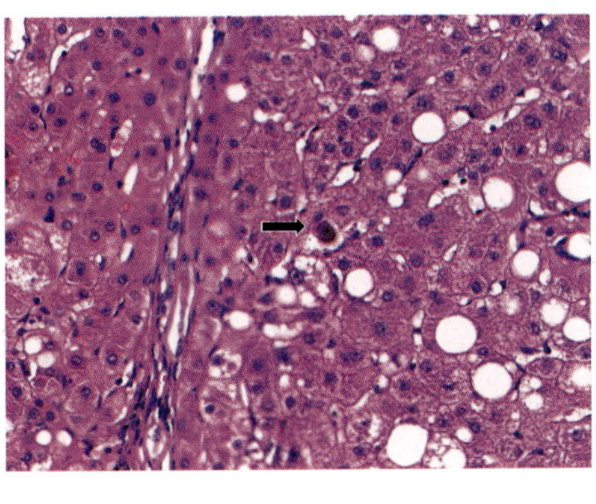

주위의 살아 있는 간세포에 비하여 세포가 쪼그라들어 있고 핵도 작고 진하며 세포막은 잘 보존되어 있다(화살표). 주위의 염증 반응은 관찰되지 않는다.

그림 3-7 알코올성 간경화에서 관찰되는 간세포의 세포자멸사

B 대사장애

1 색소 축적

사람은 원래 투명하다. 조직을 슬라이드 표본으로 만든 뒤 염색을 하지 않고 현미경으로 보면 아무것도 보이지 않는다. 조직의 주성분은 물이고, 다른 성분은 대개 물에 녹아 있으므로 빛이 모두 투과하기 때문이다. 염색을 하지 않아도 색깔이 있는 물질이 색소(pigment)이다. 색소에는 몸 밖에서 들어온 외인(exogenous) 색소와 몸 안에서 만들어지는 내인(endogenous) 색소가 있다.

대표적인 외인 색소로는 피부 문신 때 쓰는 색소와 허파로 들어오는 탄분(carbon particle)이 있다(그림 3-8). 탄분은 담배 연기나 자동차 배기가스에 들어 있다. 탄분이 쌓이는 상태를 석탄 가루증(anthracosis)이라고 하며, 그 정도가 심하여 허파 기능에 장애가 생기면 광부 허파먼지증(coal worker's pneumoconiosis)이라고 한다.

대표적인 내인 색소로는 멜라닌(melanin), 혈철소(hemosiderin), 빌리루빈(bilirubin) 등이 있다. 멜라닌은 멜라닌세포(melanocyte)가 생산하는 흑갈색 색소로 피부, 머리카락, 눈에 정상적으로 존재할 뿐 아니라 멜라닌세포에서 기원하는 종양에서도 생산된다. 멜라닌세포에서 기원하는 양성종양은 점(모반, nevus)이라고 하며, 악성종양은 악성 흑색종(malignant melanoma)이라고 한다(그림 3-9).

혈철소는 적혈구의 파괴 과정에서 만들어지는 색소이다. 오래된 적혈구가 지라(비장, spleen)에서 파괴되면서 그 안에 있던 혈색소(hemoglobin)가 흘러나온다. 혈색소 그 자체도 색소지만 혈색소가 분해될 때 만들어지는 색소들이 있는데, 그중 혈철소는 혈색소에서 유리된 철과 아포페리틴(apoferritin)이 결합하여 만들어지는 황금색 또는 갈색 색소이다(그림 3-10). 멍이 들면 일주일쯤 지나서 색깔이 황갈색으로 변하는데 이러한 색깔의 변화는 피부 밑의 출혈 때문에 파괴된 적혈구에서 만들어지는 혈철소 때문이다.

빌리루빈도 혈색소로부터 만들어지나 철을 포함하지 않는 녹갈색 색소이다. 빌리루빈은 물에 녹지 않아 그대로는 배출이 되지 않기 때문에 간에서 글루쿠론산(glucuronic acid)과 결합하여 쓸개즙(bile)으로 배출된다. 글루쿠론산과 결합한 빌리루빈을 포합형 빌리루빈(conjugated bilirubin)이라 한다. 글루쿠론산과 결합하기 전의 비포합형 빌리루빈(unconjugated bilirubin)은 그 양을 직접 측정하는 것이 어렵기 때문에 일반적으로 빌리루빈 총 수치에서 포합형 빌리루빈 수치를 빼서 측정한다. 이 때문에 비포합형 빌리루빈을 간접 빌리루빈, 포합형 빌리루빈을 직접 빌리루빈이라고 한다.

빌리루빈이 쌓여서 피부와 공막(sclera)이 녹황색으로 변하는 증상을 황달(jaundice)이라고 한

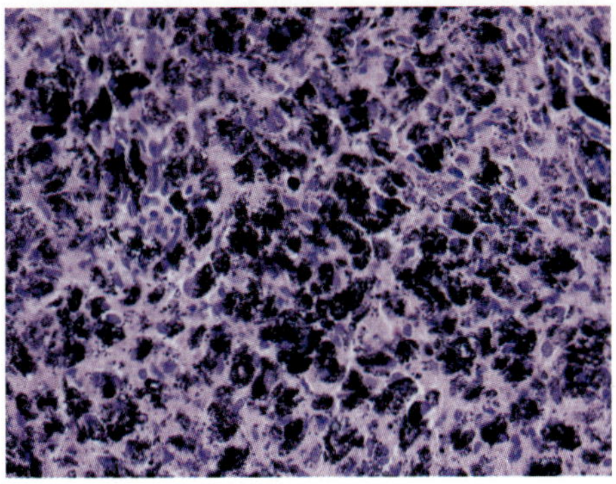

폐 주변의 림프절에서 탄분이 쌓인 석탄가루증이 관찰된다.

그림 3-8 탄분의 현미경 소견

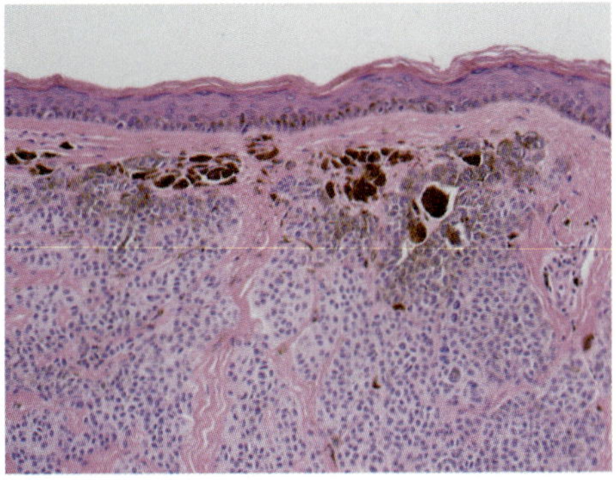

멜라닌세포(melanocyte)의 양성종양인 점(모반, nevus)에서 흑갈색 색소인 멜라닌이 관찰된다.

그림 3-9 멜라닌의 현미경 소견

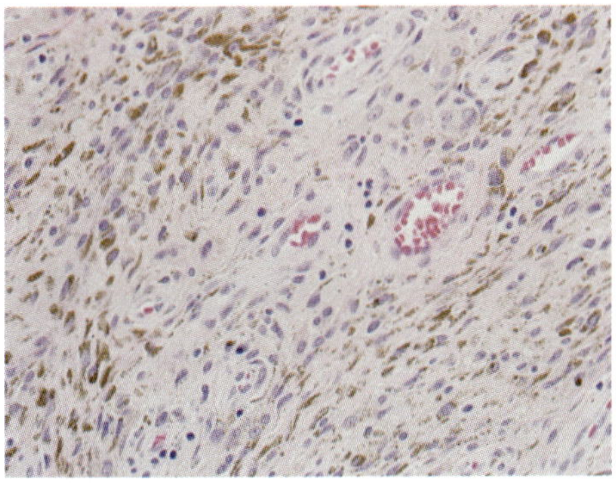

관절 안의 염증 병터에서 혈철소가 관찰되며, 이전에 출혈이 있었던 것으로 추측된다.

그림 3-10 혈철소의 현미경 소견

다. 이때 간세포에도 빌리루빈이 축적되고 피부에 가려움증이 생기기도 한다. 적혈구 파괴가 심해 빌리루빈 생산이 증가하거나, 바이러스 간염 때와 같이 간 기능에 문제가 있거나 또는 쓸개관이 막힌 경우에 황달이 발생한다(그림 3-11). 빌리루빈 생산이 증가한 경우에는 간접 빌리루빈 수치가 올라가고, 쓸개관이 막힌 경우에는 직접 빌리루빈 수치가 올라가며 간 기능에 문제가 있는 경우에는 상태에 따라 다르나 대개는 직접 빌리루빈 수치가 올라간다. 신생아에서 간 기능이 성숙하지 않아 발생하는 황달은 신생아 황달이라고 불리며, 그 정도가 약하고 약 2주간 지속될 수 있는데 정상 소견으로 간주된다. 그러나 간담도 계통에 병이 있어 발생하는 황달은 정도가 심하거나 오래 지속된다.

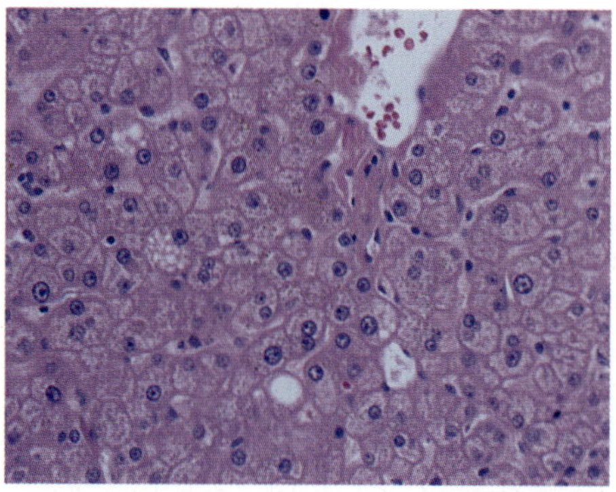

바이러스 간염 환자의 간세포 내에서 빌리루빈이 관찰된다.

그림 3-11 빌리루빈의 현미경 소견

2 지질 대사장애

지질(lipid) 중 중요한 것이 트라이글리세라이드(중성지방, triglyceride)와 콜레스테롤(cholesterol)이다. 지질은 물과 섞이지 않기 때문에 혈액 안에서는 단백질과 결합한 상태의 지질단백질로서 존재한다. 비중에 따라 초저밀도지질단백질(very low density lipoprotein; VLDL), 저밀도지질단백질(low density lipoprotein; LDL), 고밀도지질단백질(high density lipoprotein; HDL) 등으로 분류한다. 지질 대사이상으로 발생하는 병에는 비만(obesity), 동맥경화증(arteriosclerosis), 지방간(fatty liver), 고지질혈증(hyperlipidemia) 등이 있다. 이러한 병은 주로 과식이나 운동부족으로 발생한다.

1. 비만

필요 이상으로 섭취한 에너지 성분 중 일부분은 간과 근육에 당원(glycogen)으로 저장되고,

나머지 대부분은 지방세포에 트라이글리세라이드로 축적된다. 체내 지방 축적량이 일정 기준 이상일 때를 비만이라고 한다. 체중(kg)을 키의 제곱(m^2)으로 나눈 수치인 신체질량지수(body mass index; BMI)가 비만의 판단기준으로 흔히 사용되며, 신체질량지수가 25 이상일 때를 과체중, 30 이상일 때를 비만이라 한다. 비만인 사람, 특히 팔다리보다 몸통과 내장의 지방이 증가하는 중심형 비만(central obesity)인 사람에게는 고지질혈증, 동맥경화증, 지방간, 쓸개돌(담석, gallstone), 퇴행관절병(뼈관절염, osteoarthritis), 당뇨병, 고혈압 등의 병이 생길 위험성이 높다.

최근 비만과 관련된 유전자와 호르몬 등이 알려졌다. 그중 지방세포가 분비하는 레프틴(leptin)이라는 호르몬은 비만을 억제하는 작용을 하며, 반대로 위에서 분비하는 그렐린(ghrelin)은 식욕을 촉진하는 작용이 있다고 한다. 그러나 이러한 물질의 이상이 실제로 비만의 발병기전과 얼마나 관련이 있는지는 아직 자세히 밝혀지지 않았다. 그리고 비만은 부신겉질호르몬(adrenocortical hormone)이 증가하는 쿠싱증후군(Cushing's syndrome)과 같은 내분비 이상이 있을 때도 발생할 수 있다.

03

2. 동맥경화증(atherosclerosis)

동맥벽이 딱딱하고 탄력이 떨어진 상태를 동맥경화증이라고 한다. 동맥경화증 중 가장 중요한 것이 죽상경화증(atherosclerosis)이므로 특별한 경우가 아니면 동맥경화증을 죽상경화증과 동의어로 쓴다.

죽상경화증은 콜레스테롤이 동맥벽에 있는 민무늬근(평활근) 또는 큰포식세포(대식세포)의 세포질에 축적되며 세포바깥바탕질(extracellular matrix)에도 축적된다. 세포질에 콜레스테롤이 축적되면 거품처럼 보이므로 이렇게 보이는 세포를 거품세포(foam cell)라고 한다. 또, 거품세포가 동맥벽에 모여있는 병터를 죽종(atheroma)이라고 한다. 이러한 병터는 결국 섬유화와 석회화를 동반하여 동맥벽이 딱딱해진다.

죽상경화증이 중요한 이유는 그 자체보다는 합병증 때문이다. 동맥벽이 두꺼워져 내강이 좁아지면 여기를 지나는 혈류량이 줄어든다. 또한 이 부위는 혈전(thrombus)이 발생하기 쉬우며 혈전이 발생하면 갑자기 동맥이 막히게 된다. 심장동맥의 죽상경화증은 협심증(angina pectoris)이나 심근경색증(myocardial infarction)을 일으킬 수 있고, 목동맥이나 뇌동맥의 죽상경화증은 뇌경색을 일으킬 수 있으며, 다리로 가는 동맥이 막히면 발과 다리에 괴저(gangrene)가 발생한다. 혈전은 떨어져 나와 혈류를 타고 가다가 멀리 떨어진 작은 동맥을 막는 색전증(embolism)을 일으킬 수도 있다. 또 벽이 약해져 동맥이 확장되는 동맥류(aneurysm)가 발생하기도 한다. 이러한 동맥류는 복부 대동맥에 발생하는 경우가 많은데 동맥류가 파열되면 심한 출혈로 사망할 수도 있다. 고지질혈증, 고혈압, 당뇨병, 흡연이 죽상경화증의 주요 위험인자이다.

3. 지방간(fatty liver)

지방세포가 아닌, 장기를 구성하는 실질 세포 안에 트라이글리세라이드가 쌓이는 것을 지방변화(fatty change)라고 하는데, 간세포에서 가장 흔히 발생하며 이를 지방간이라고 한다(그림 3-12). 트라이글리세라이드 자체는 큰 해가 없으나 지방변화가 발생했다는 것은 세포에 스트레스가 가해지고 있음을 뜻한다. 지방간은 간세포 손상과 염증을 동반하는 경우도 있으며, 이 경우에는 간경화(liver cirrhosis)로 진행할 수도 있다.

지방간의 원인으로는 알코올, 비만, 당뇨병, 약물 등이 있다. 알코올 때문에 발생하는 지방간을 알코올성 지방간, 다른 원인으로 발생하는 지방간을 비알코올성 지방간이라고도 한다.

4. 고지질혈증

일반적으로 혈액 속 트라이글리세라이드와 저밀도지질단백질이 증가하는 상태를 고지질혈증이라고 한다. 저밀도지질단백질과 고밀도지질단백질은 모두 콜레스테롤을 함유하고 있으나, 그중 고밀도지질단백질은 콜레스테롤을 우리 몸에서 배출하는 기능과 관련이 있으므로 오히려 죽상경화증의 위험을 낮춘다.

콜레스테롤과 포화지방이 많이 들어 있는 음식(달걀노른자, 동물 지방, 버터 등)을 많이 먹으면 고지질혈증이 발생한다. 콩팥증후군과 같은 다른 병이 있는 환자와 저밀도지질단백질 수용체를 조절하는 유전자에 이상이 있는 가족성 고콜레스테롤혈증 환자에서도 고지질혈증이 발생한다. 가족성고콜레스테롤혈증 환자는 심근경색증이 발생할 위험이 매우 높으며 피부나 연조직에 거품세포가 모이는 병터인 황색종(xanthoma)이 생기기도 한다(그림 3-13).

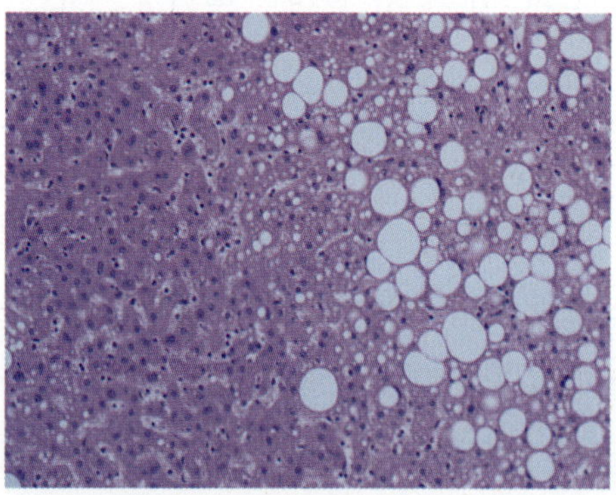

정상적인 간세포(왼쪽)와 달리 지방간(오른쪽)의 간세포에는 다양한 크기의 공포가 관찰되며, 이는 세포질 내에 쌓인 트라이글리세라이드로 인한 것이다.

그림 3-12 지방간의 현미경 소견

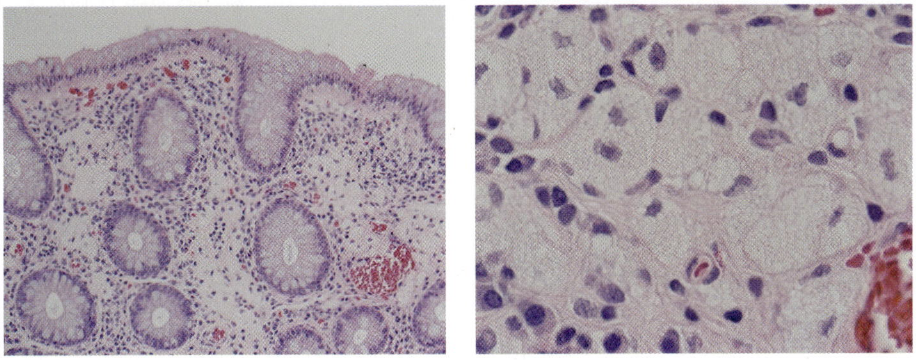

대장에서 생긴 황색종에서 거품세포가 관찰된다.

그림 3-13 황색종

3 단백질 대사장애

1. 콩팥증후군

콩팥증후군이란 (1) 고도의 단백뇨, (2) 저단백혈증, (3) 고지질혈증, (4) 전신성의 부종이 나타나는 증후군이다(표 3-1). 토리(신사구체, glomerulus)의 여과 기능에 이상이 생겨 단백뇨와 저단백혈증이 발생하는 상태를 콩팥증후군(신증후군, nephrotic syndrome)이라 한다. 혈액 속 단백질 농도가 낮으면 혈관 밖으로 수분이 흘러나와 부종이 발생한다. 또한 간에서 부족한 단백질을 보충하려고 단백질 합성이 증가할 때 지질단백질 합성도 증가하기 때문에 고지질혈증이 된다. 콩팥증후군은 여러 가지 토리 자체의 병 때문에 발생하기도 하지만 당뇨병이나 아밀로이드증과 같은 다른 병의 합병증으로 발생하기도 한다.

표 3-1 신증후군 진단기준

1. 단백뇨(필수 조건)	요단백량 3.5g/일 이상
2. 저단백혈증(필수 조건)	혈청 총단백량 6.0g/dL 이하 혈청 알부민량 3.0g/dL 이하
3. 고지혈증	혈청 총 콜레스테롤양 250mg/dL 이상
4. 전신 부종	

1) 병태생리

토리 바닥막에 이상이 발생하여 혈청 단백의 오줌 배출이 증가한다. 고도 단백뇨가 계속되면 혈청 알부민치가 내려가서 저단백혈증이 된다. 그로 인해서 혈장 삼투압이 저하되어 조직에서의 수분 재흡수가 감소하기 때문에 간질액이 증가하여 전신에 고도의 부종이 나타난다(그림 3-14).

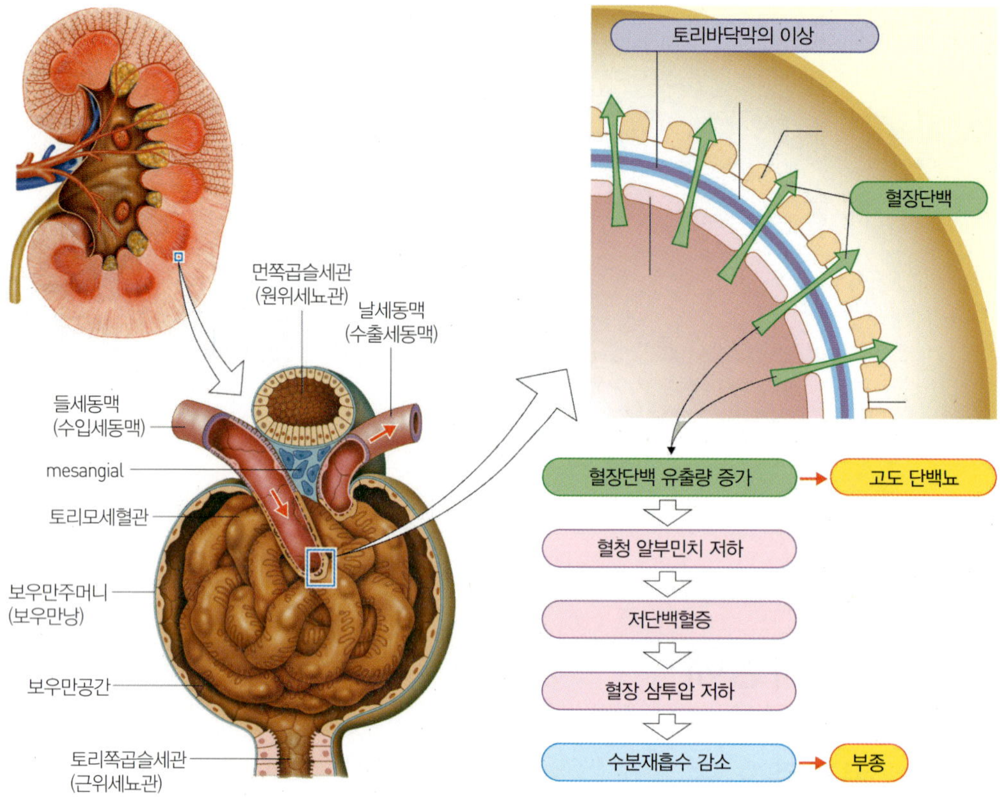

그림 3-14 신증후군의 병태생리

일반적으로 어린이의 콩팥증후군은 신장 병변에서 유래하는 것이 많은 반면, 성인의 경우 종종 전신성 질환을 동반하기도 한다.

2) 치료

부신겉질스테로이드를 투여할 수 있다. 중증일 경우에는 펄스요법(pulse therapy)이라고 불리는 대량 투여가 이루어진다. 스테로이드 요법 시에는 달덩이얼굴 변화나 감염에 대한 방어력의 저하에 의한 중증 감염증 등 여러 가지 부작용이 발생할 수 있기 때문에 주의해야 한다.

2. 콩팥기능 상실

콩팥 기능의 장애가 심한 상태를 콩팥기능 상실(신부전, renal failure)이라 하며 이 경우 대개 오줌 양이 매우 적거나 없다. 하루에 배출하는 오줌 양이 400 mL 미만이면 핍뇨(oliguria), 50 mL 미만이면 무뇨(anuria)라고 한다. 오줌배설이 없으면 여러 가지 노폐물이 혈액 속에 남아 여러 장기에 장애를 일으킨다. 이러한 상태를 요독증(uremia)이라 한다. 오줌으로 배설되는 노폐물 중 단백질 대사산물인 요소 질소의 혈액 농도(blood urea nitrogen; BUN)는 혈청 크레아틴(creatine) 수치와 함께 콩팥 기능 장애를 측정하는 지표로 사용되며 이들의 수치가 높으면 콩팥 기능에 장애가 심하다는 뜻이다.

콩팥기능 상실은 급성과 만성으로 나눈다. 급성인 경우에는 콩팥기능 상실을 일으킨 원인을 제거하면 회복되는 경우가 많다. 그러나 만성 콩팥기능 상실인 경우에는 콩팥 구조가 비가역적으로 손상되었기 때문에 회복될 가능성이 없다. 혈액투석이나 복막투석으로 치료하며 만성 콩팥기능 상실에 대해서는 콩팥이식도 고려할 수 있다.

3. 고암모니아혈증

단백질 대사산물 또는 창자 세균의 작용으로 발생한 암모니아는 독성이 강하기 때문에 간에서 요소로 바뀌어 콩팥을 통해 배설된다. 그러나 간경화증 말기와 같이 간기능 상실(간부전)이 있거나 소화관에서 간으로 향하는 문맥 피가 간을 거치지 않고 직접 체순환으로 들어가면 암모니아가 요소로 바뀌지 않기 때문에 혈액 암모니아 수치가 상승하여 고암모니아혈증(hyperammonemia)이 된다. 고암모니아혈증이되면 독성이 강한 암모니아가 뇌 기능에 장애를 일으켜 간성혼수(hepatic coma)라고 하는 의식장애가 발생한다.

4. 통풍

요산은 핵산의 대사산물이며 혈액 속에 요산치가 높은 상태를 고요산혈증(hyperuricemia)이라 한다. 대개 오줌으로 요산염이 잘 배설되지 않아 고요산혈증이 발생하는데 구체적인 원인은 알 수 없는 경우가 많다. 고요산혈증이 계속되어 관절이나 다른 조직에 요산염이 침착되어 염증이 발생하는 병을 통풍(gout)이라 한다.

처음에는 엄지발가락관절에 급성으로 발생하는 경우가 많으며 이때 심한 통증을 동반한다. 치료하지 않아 급성염증이 반복되면 통풍 결절(tophus)이라 하는 병터를 동반하는 만성 통풍 관절염으로 진행하여 관절 기능에 장애가 생기며 관절뿐만 아니라 다른 연조직 또는 콩팥에도 요산염이 침착한다(그림 3-15). 통풍은 초기에 진단하여 치료하는 것이 중요하다.

5. 아밀로이드증

아밀로이드는 콩고레드(Congo red) 염색 시약으로 염색하여 편광현미경으로 보면 초록색으로 반짝이는 단백질이다. 아밀로이드에 속하는 여러 가지 단백질 중 한 가지가 조직에 침착하는 병을 아밀로이드증(amyloidosis)이라 한다(그림 3-16). 이 중 형질세포가 생산하는 면역글로불린에서 유래한 아밀로이드가 침착하는 경우가 가장 흔하다. 류머티스관절염과 같은 만성병이

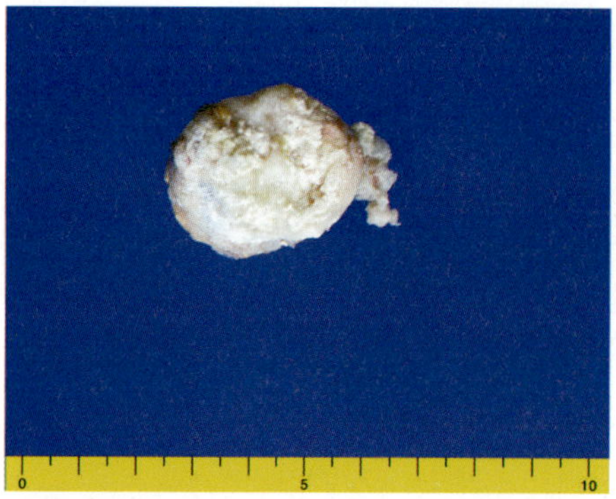

A 통풍의 육안소견
발목 관절 부근 연조직에 흰색 요산염이 분필모양으로 침착하였다.

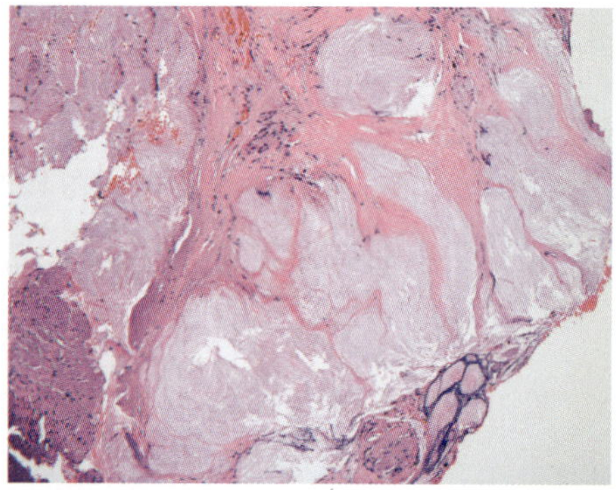

B 통풍의 조직소견
통풍결절이 염증 세포, 거대 세포, 섬유아세포에 의해 둘러싸여 있다.

그림 3-15 **통풍**

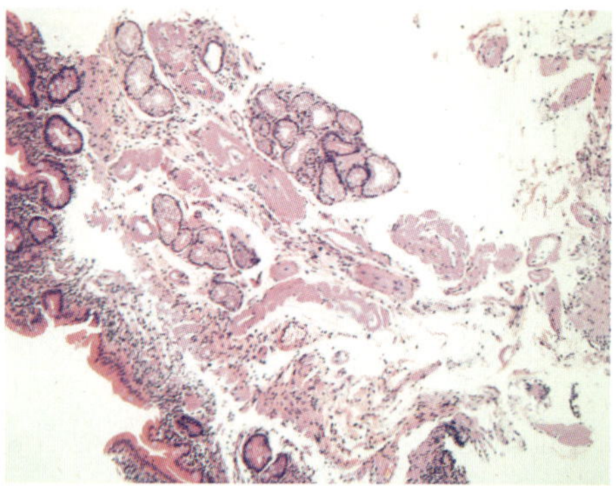

연한 분홍색으로 아밀로이드가 침착한 부분이 보인다. 이 병터를 콩고레드로 염색한 후 편광현미경으로 보면 초록색으로 반짝인다.

그림 3-16 **위에 침착한 아밀로이드**

있는 환자에는 간에서 생산하는 특수한 단백질에서 유래한 아밀로이드가 침착할 수 있다. 아밀로이드가 잘 침착하는 장기는 콩팥, 간, 지라 등이다. 콩팥에 아밀로이드가 침착하면 콩팥 기능에 장애를 일으켜 콩팥기능 상실로 이어질 수 있다. 알츠하이머병(Alzheimer disease) 환자 뇌 조직에는 특수한 종류의 아밀로이드가 침착한다.

4 탄수화물 대사장애

1. 당뇨병

음식을 먹으면 혈액 속 포도당이 증가한다. 근육세포는 이 포도당을 이용하여 에너지를 생산하며 남는 포도당은 당원으로 저장한다. 그런데 근육세포가 포도당을 세포 안으로 끌어들이려면 인슐린이라는 췌장(pancreas)에서 분비되는 호르몬이 필요하다. 인슐린의 분비 또는 작용에 장애가 있어 포도당을 이용하지 못함으로써 고혈당이 발생하며, 이용되지 못한 포도당이 오줌으로 배설되는 질환을 당뇨병이라고 하고, 여러 가지 합병증이 동반될 수 있다. 당뇨병 환자는 혈당뿐만 아니라 포도당과 결합한 헤모글로빈A1C(HbA1C)가 증가하는데 이 수치를 측정함으로써 혈당치의 조절 상태를 알아볼 수 있다.

당뇨병은 크게 제1형 당뇨병과 제2형 당뇨병으로 나눈다. 제1형 당뇨병은 췌장의 랑게르한스섬(islands of Langerhans)에 있는 인슐린을 생산하는 세포가 자가면역 기전 등으로 파괴되어 감소함으로써 충분한 인슐린이 생산되지 않아 발생한다. 제2형 당뇨병은 인슐린이 제때 분비되지 않거나 인슐린이 있더라도 여러 세포가 인슐린에 대해 잘 반응하지 않아 발생한다. 제1형 당뇨병 환자의 치료는 대개 부족한 인슐린을 주사로 보충하는 것이지만, 제2형 당뇨병의 치료는 음식요법과 운동요법이 기본이며 약도 인슐린이 아닌 먹는 약을 쓴다. 그렇기 때문에 제1형을 인슐린 의존형 당뇨병, 제2형을 인슐린 비의존형 당뇨병이라고도 한다. 유전 요인과 비만 등 후천 요인이 제1형과 제2형 당뇨병의 발생에 모두 관여한다.

당뇨병 환자에게는 크고 작은 혈관에 손상이 생겨 전신에 여러 가지 합병증이 발생할 수 있다. 당뇨병은 죽상경화증의 주요 위험인자 중 하나로 심근경색, 뇌경색, 발 또는 다리의 괴저 등의 위험도를 높인다. 또한 고혈당 상태가 계속되면 포도당에서 유래한 물질이 여러 조직, 특히 작은동맥의 단백질과 결합하여 세동맥경화증(arteriolosclerosis)이 발생한다. 이것을 당뇨 미세혈관병증(diabetic microangiopathy)이라고 한다. 눈의 망막, 콩팥의 토리, 말초신경 등이 미세혈관병증 때문에 주로 장애를 입어 당뇨망막병증(diabetic retinopathy), 당뇨콩팥병증(diabetic nephropathy), 당뇨신경병증(diabetic neuropathy)이라고 불리는 합병증이 발생한다.

당뇨망막병증은 미세혈관병증 때문에 망막에 미세동맥류, 출혈, 부종, 혈관 신생, 망막박리 등이 발생하는 합병증이다. 당뇨망막병증은 후천성 실명의 가장 큰 원인이다. 당뇨콩팥병증도 미세혈관병증 때문에 발생하며 콩팥기능 상실로 혈액투석을 하게 되는 가장 큰 원인이다(그림 3-17). 당뇨신경병증이 있으면 저림, 통증, 온도와 통증에 대한 감각이 둔해지는 지각이상 등의 증상이 발생한다.

03

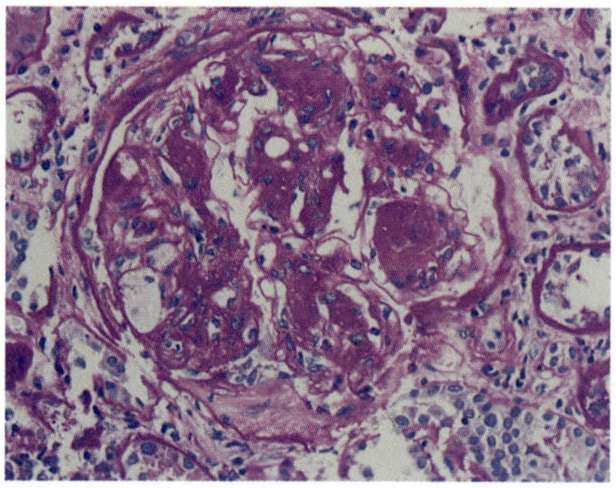

콩팥 토리의 미세혈관이 변화하여 결절경화증이 관찰된다.

그림 3-17 당뇨콩팥병증의 현미경 소견

2. 당원축적병(glycogen storage disease)

당원대사와 관계 있는 효소의 선천적 결핍 때문에 당원이 축적되는 병을 당원축적병이라 한다. 당원이 축적되는 장소는 결핍된 효소의 종류에 따라 다르나 주로 간, 골격근, 심장이다.

5 그 밖의 대사장애

1. 아미노산 선천대사이상

아미노산 대사에 관여하는 효소가 선천적으로 결핍되어 발생하는 유전병들이 있다. 이러한 병이 있는 아기라도 유아 때부터 음식요법 등 적절한 조치를 취하면 장애를 남기지 않고 성장할 수 있다. 따라서 이러한 병 중 페닐케톤뇨증(phenylketonuria)과 같은 중요한 몇 가지에 대해서는 신생아 때 선별검사가 의무화되어 있다.

2. 돌증(결석, stone)

장기의 내강이나 배설관 또는 분비관 안에 무기질 또는 유기질이 농축하여 생긴 돌처럼 딱딱한 고형물을 돌이라 한다. 쓸개돌(담석), 요로돌(요로결석), 침돌(타석)이 비교적 흔하다.

쓸개돌과 연관된 질환은 돌이 발견된 위치에 따라 간내돌증(intrahepatic stone), 쓸개돌증(담석증, cholelithiasis), 온쓸개관돌증(choledocholithiasis)으로 분류한다(그림 3-18). 쓸개돌증은 매우 흔한 병이다. 쓸개돌이 있다고 해서 모두 증상이 있는 것은 아니다. 그러나 돌이 쓸개목부분에 있거나 쓸개관을 갑자기 막으면 심한 복통이 발생한다. 쓸개돌은 돌의 성분에 따라 크게 콜레스테롤돌과 빌리루빈돌 두 가지로 나눈다. 서양인은 콜레스테롤돌이 많지만 우리나라

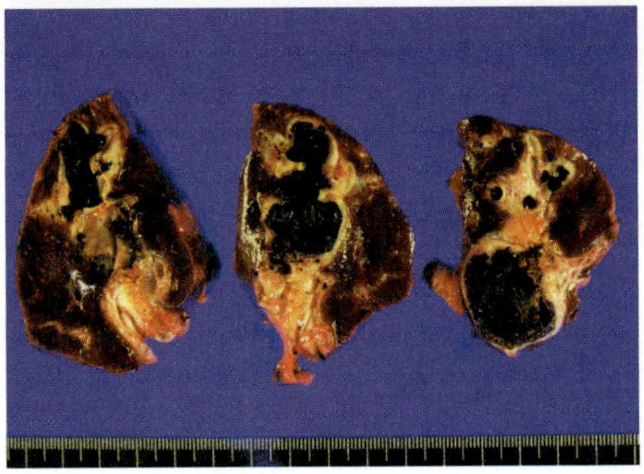

간에서 빌리루빈 돌이 다수 관찰되며, 돌이 들어있는 간 안의 쓸개관이 늘어나 있다.

그림 3-18 간내돌증

사람은 빌리루빈돌이 많다. 콜레스테롤돌은 노란색이고 고지질혈증과 관계가 있으며, 빌리루빈돌은 짙은 초록색 또는 검은색이고 간흡충이나 세균 감염과 관계가 있다.

요로돌과 연관된 질환도 돌이 발견된 위치에 따라 콩팥돌증(nephrolithiasis), 요관돌증(ureterolithiasis), 방광돌증(cystolithiasis)으로 분류한다. 쓸개돌(담석)과 마찬가지로 콩팥돌이 있어도 모두 증상이 있는 것은 아니다. 돌이 요로를 천천히 막는 경우에는 같은 쪽 콩팥이 물주머니처럼 늘어나 물콩팥증(수신증, hydronephrosis)이 되는데, 기능을 하지 못하게 될 때까지도 증상이 없는 경우가 있다. 하지만 돌이 요로를 갑자기 막으면 매우 심한 통증이 발생한다. 요로돌은 칼슘이 주성분인 경우가 가장 흔한데, 오줌에 칼슘 농도가 높거나 오줌 양이 적을 때 돌이 잘 생긴다. 콩팥 깔때기와 콩팥잔을 꽉 채우는 커다란 사슴뿔 모양 돌에는 마그네슘과 암모니아 성분이 들어 있으며 세균 감염과 관계가 있다. 또한 통풍이 있는 사람에게는 요산돌(uric acid stone)이 생길 수 있다.

침돌증(sialolithiasis)은 침샘관 안에 돌이 생기는 병이다. 턱밑샘에 가장 흔히 생기며 음식을 먹을 때 돌로 막힌 부분이 붓고 아프다.

복습과 과제

1. 세포적응을 분류하고 각각에 대해 예를 드시오.
2. 저산소증 때 세포가 죽는 과정을 설명하시오.
3. 괴사를 분류하고 각각에 대해 예를 드시오.
4. 내인 색소를 열거하고 각각에 대해 그것이 축적되는 경우를 설명하시오.
5. 죽상경화증의 위험인자를 열거하시오.
6. 죽상경화증의 합병증을 열거하고 그것들이 발생하는 기전을 설명하시오.
7. 제1형 당뇨병과 제2형 당뇨병의 차이점을 설명하시오.
8. 당뇨병의 합병증을 열거하고 그것들이 발생하는 기전을 설명하시오.
9. 돌이 잘 생기는 장기를 열거하시오.

CHAPTER

04

순환장애

동아대학교 의과대학 병리학교실

김수진, 박민경

현대인의 3대 사인은 암, 심장질환, 뇌혈관질환이다. 심장질환과 뇌혈관질환은 이 장에서 다루는 순환장애로 발생한다. 이러한 점에서 순환장애에 대한 이해가 매우 중요하다. 이번 장에서는 국소성 순환장애로서 충혈, 울혈, 허혈, 혈전증, 색전증, 출혈, 경색 그리고 전신성 순환장애로서 쇼크와 DIC를, 또 림프 순환장애로서 부종을 배운다.

A 순환계통의 개요

순환계통은 전신 세포에 중요한 산소와 영양을 공급하고 노폐물을 운반한다. 순환계통은 크게 나누면 혈액순환계와 림프순환계로 분류할 수 있다. 혈액순환계는 나아가 대순환계(몸순환계)와 소순환계(허파순환계), 문맥순환계로 분류한다(그림 4-1).

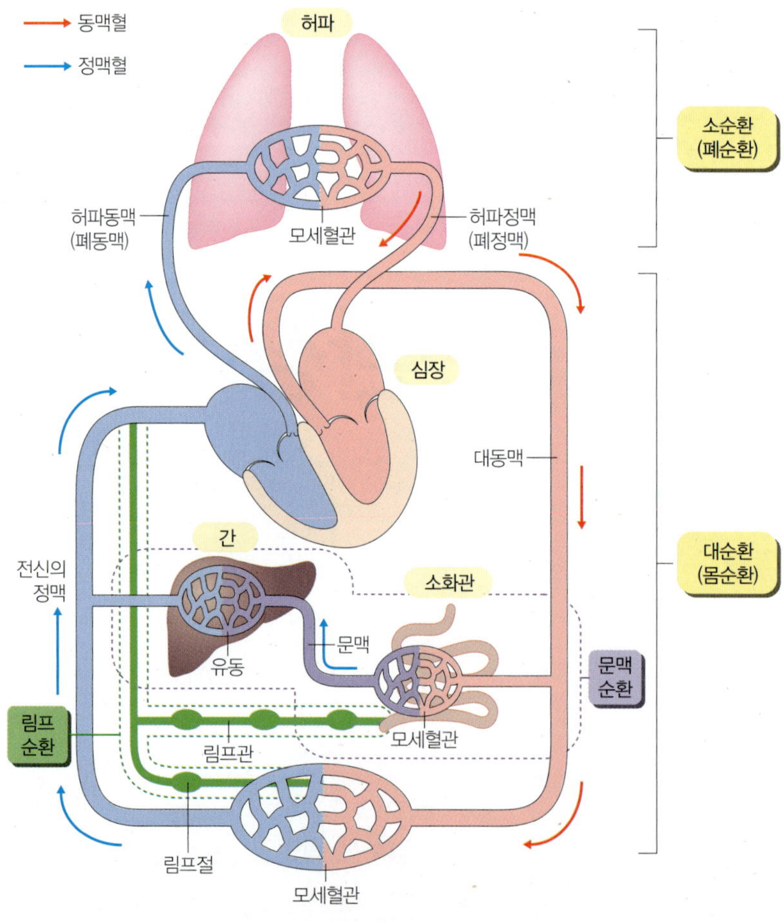

그림 4-1 순환계통 모식도

1) 대순환계

몸순환(체순환)이라고도 한다. 심장 왼심실로부터 나와서 대동맥→중간동맥→전신의 세동맥→모세혈관→전신의 세정맥→위 · 아래대정맥(상 · 하대정맥)→심장 오른심방까지 이르는 경로를 말한다. 심장 왼심실로부터 말초모세혈관까지는 산소가 풍부한 동맥혈이 흐른다. 모세혈관에서 각 조직에 산소와 영양을 공급하고 그 대신 이산화탄소와 노폐물을 흡수하여 정맥혈이 되어 대정맥을 거쳐서 오른심방으로 돌아온다.

2) 소순환계

허파순환(폐순환)이라고도 한다. 오른심실에서 나와서 허파동맥→허파모세혈관→허파정맥→왼심방으로 이르는 경로를 말한다. 오른심실로부터 나온 혈액은 허파의 모세혈관에서 이산화탄소를 방출하고 산소를 받아 왼심방으로 돌아온다. 즉 허파동맥 내에는 산소가 부족한 정맥혈이 흐르며, 반대로 허파정맥 내에는 산소가 풍부한 동맥혈이 흐르게 됨으로써 대순환과는 반대의 관계에 있다.

3) 문맥순환계

위, 장 등의 소화관, 이자, 지라의 모세혈관으로부터 모인 혈액은 문정맥이라고 불리는 굵은 혈관에 모여 간 내로 들어간다. 문맥혈은 간 내에 있는 굴모양혈관(sinusoid)에서 간동맥의 동맥혈과 섞여서 간세포와의 사이에서 영양물질과 노폐물을 주고 받아서 간정맥을 거쳐 아래대정맥으로 흘러 들어간다. 이 순환의 특징은 두 개의 모세혈관그물을 거친다는 점으로(소화관의 모세혈관그물과 간의 굴모양혈관) 소화관에서 흡수한 영양물질을 간으로 운반하는 작용을 한다.

동맥 또는 정맥의 흐름이 일부 장애가 생길 경우 그 흐름이 장애가 생긴 부위를 우회할 수 있는데, 전후의 혈관을 연결하는 연결가지(문합지)가 있다면 혈액의 흐름을 보완할 수 있다. 이것을 측부순환이라 한다. 일반적으로 동맥에는 연결가지가 적고 정맥에 많기 때문에 정맥에는 측부순환이 잘 생성되며 일부가 막혀도 큰 장애를 일으키지 않는다.

4) 림프순환계

혈액 중에 혈장의 일부가 모세혈관에서 흘러나와 간질액이 된다. 그 일부가 림프관에 들어간 후 가슴림프관을 거쳐서 빗장밑정맥(쇄골밑정맥)과 목정맥이 합류하는 정맥각(venous angle)에서 대정맥까지 이르는 과정을 림프순환이라 한다(그림 4-1). 림프관의 경로에는 림프절이 존재하며 림프관 내에는 적혈구와 혈장성분은 흐르지 않는다.

B 국소성 순환장애

1 충혈

충혈(hyperemia)이란 국소적으로 확장된 동맥 내에 혈액량이 증가한 상태이다. 국소적으로는 붉은 색조를 나타내며 온도 상승과 박동이 나타나고 부어 오른다. 충혈은 염증으로 인한 것을 제외하고 일시적인 것이 많다. 원인으로 근육운동 등 조직의 생리적 기능의 항진, 신경성 인자 등으로 인한 동맥의 확장이 있다. 예를 들어, 피부에 염증이 발생했을 때 그 부분이 붉어지고 뜨거워지는 것은 충혈로 인한 것이다. 화가 나거나 부끄러울 때 얼굴이 빨개지는 것도 충혈의 결과이다.

2 울혈

심장 방향으로 흐르는 정맥혈의 흐름에 장애가 생겨 정맥 모세혈관이 확장하여 정맥혈이 증가한 상태를 울혈(congestion)이라 한다. 국소성 또는 전신성으로 나타나며 충혈과는 다르게 장시간 계속된다.

1. 울혈의 종류

1) 국소성 울혈

정맥혈전이나 종양세포의 침윤에 의한 혈관내강의 폐쇄, 임신 등으로 인한 정맥의 외부에서의 압박 등으로 발생한다. 또한 붕대로 정맥을 강하게 압박하면 그 압박부에서 말초의 정맥에 울혈이 발생한다.

2) 전신성 울혈

혈류에 펌프의 작용을 하고 있는 심장기능에 장애가 발생하면(심장기능 상실) 전신에 울혈이 발생한다. 전신에 울혈증이 발생하면 전신의 각 기관에 다양한 장애가 발생하여 호흡곤란, 기좌호흡, 간종대, 부종, 빈뇨 등 다양한 증상을 나타내게 된다. 허파에서 나타나는 울혈은 특히 그 증상이 현저하다.

2. 울혈로 인한 변화

1) 청색증

울혈 초기는 국소에 모세혈관의 확장과 정맥혈의 저류로 인해 피부가 적자색을 나타낸다. 이 상태를 청색증이라 한다. 피부와 입술, 손톱 등에 잘 나타나며, 적자색은 혈액 중 탈산소 헤모글로빈이 증가하기 때문이다.

2) 울혈의 경과

울혈이 계속되면 정맥 모세혈관에서 혈액의 액체성분이 조직의 간질 내로 흘러나오기 쉽다. 이 상태를 부종(edema)이라 한다. 변화가 극심한 경우에는 적혈구도 혈관에서 흘러나오게 되어 조직에 혈철소(hemosiderin)가 침착하여 갈색조를 띤다. 울혈이 지속되면 주변의 조직세포는 산소와 영양의 결핍으로 변성되거나 죽게 된다. 확장된 혈관 주위에 결국 결합조직이 증식하고 장기는 위축되어 딱딱해지는데 이를 갈색경화라 한다.

3) 폐울혈

만성 심장기능 상실로 인해서 허파에 울혈이 장기간 지속되게 되면 허파꽈리공간(폐포강)에 수분과 적혈구가 흘러나온다. 흘러나온 적혈구는 파괴되어 헤모시데린 색소가 되어 대식세포가 이를 탐식하게 된다. 폐울혈 환자에게서 나타나는 헤모시데린 세포를 탐식한 대식세포를 심장기능 상실세포(심부전세포)라 한다(그림 4-2). 폐울혈은 모세혈관에서 허파꽈리공간으로 수분이 함께 흘러나오기 때문에 폐부종을 발생시킨다. 폐부종이 되면 전신에 산소 공급이 저하되고, 호흡곤란이나 기좌호흡, 전신 권태감이나 피로감 등의 증상이 나타난다.

4) 간울혈

장기간에 걸쳐 전신 울혈이 지속된 경우, 간소엽 중심부에 울혈로 인한 암적색과 주변 간세포의 지방화로 인한 황색이 서로 섞인 특징적인 패턴이 나타나는데 이를 맨눈으로 관찰하면 육두구(nutmeg: 열대지역 견과류 열매)의 단면과 비슷하여 육두구간이라고 한다. 간소엽 중심 부는 소엽에서 혈액의 출구에 해당하며 심장의 펌프능력이 저하하면 이 부분에서 울혈이 발생하기 쉽다(그림 4-3). 간울혈은 저산소증으로 인한 간세포에 괴사가 발생하기 때문에 장기간에 발생하면 간세포에 섬유화가 진행되어 간경변성 변화가 나타난다.

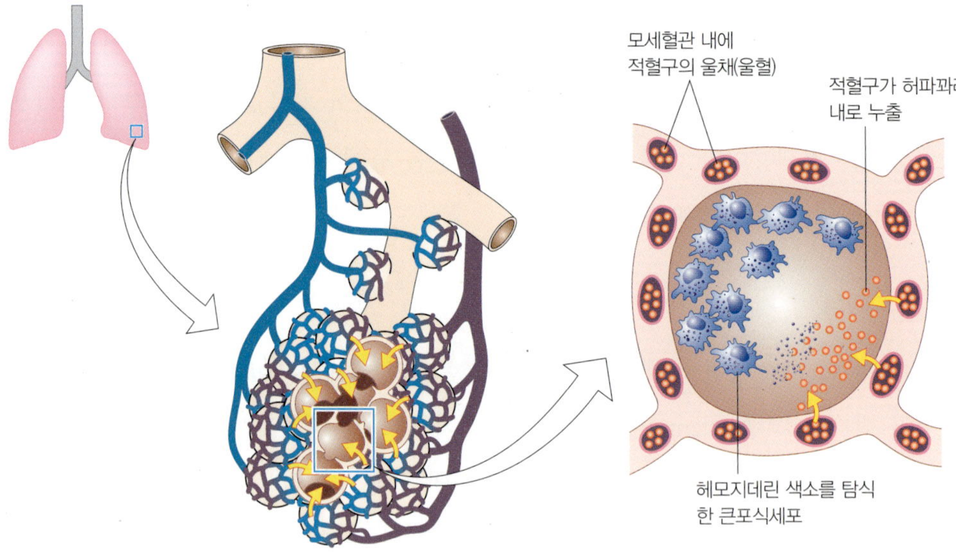

허파에 울혈이 장기간 지속되게 되면 허파꽈리공간(폐포강)에 수분과 적혈구가 흘러나오게 된다. 흘러나온 적혈구는 파괴되어 헤모지데린 색소가 되어 큰포식세포가 탐식한다.

그림 4-2 **만성 폐울혈(허파꽈리의 모식도)**

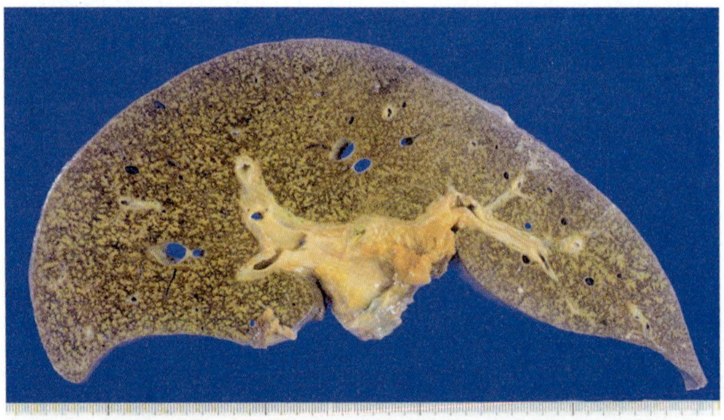

진행위암 환자에서 나타나는 간울혈 만성 심장기능상실(심부전)을 동반하고 있다. 검은 점 상태로 보이는 부분이 울혈부분이다. 노랗게 보이는 부분은 지방화를 동반한 간소엽을 나타낸다.

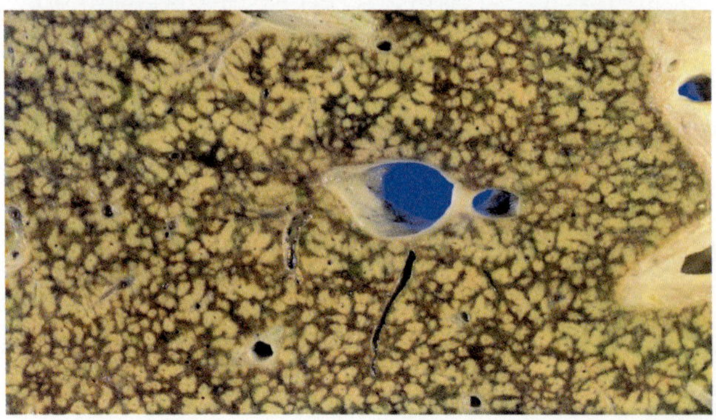

그림의 확대 모양이다. 검게 보이는 부분이 울혈된 부분이다. 조직 표본에서 보면 울혈부분은 간정맥의 주변부임을 알 수 있다.

그림 4-3 **간울혈**

3 허혈

장기 또는 조직으로 유입하는 동맥성 혈액의 양이 감소한 상태를 허혈(ischemia)이라 한다. 허혈은 동맥경화, 혈전, 색전 등으로 인해서 동맥의 속공간이 좁아진 경우와 종양 등으로 인해 혈관벽이 외부의 압력으로 좁아진 경우, 혈관연축(자극으로 인해서 혈관벽 평활근이 비정상적으로 수축하는 것)으로 인하여 혈관에 속공간이 좁아진 경우에 발생한다.

1. 허혈로 인한 변화

동맥성 혈액의 양이 감소하기 때문에 산소 공급량이 부족하게 되거나 노폐물의 축적으로 인해 기능장애가 발생한다. 그 정도는 허혈이 진행된 속도, 혈류 부족의 정도, 저산소에 대한 조직의 감수성, 측부순환로의 유무 등에 따라서 차이가 있다. 허혈이 완만히 발생하여 혈류 부족의 정도가 경미한 경우는 장기의 변성 · 위축이 발생한다. 혈류 부족의 정도가 심하고 오랜시간 계속된 경우 장기는 괴사된다. 뇌조직은 산소 결핍에 대한 감수성이 높아 몇 분간이라도 혈류가 저하하게 되면 신경세포의 괴사가 발생한다.

4 측부순환으로 인한 장애

간경변으로 인해서 문맥에서 간을 거쳐 아래대정맥(하대정맥)으로 가는 혈액의 흐름에 장애가 생기면 문맥의 혈압이 높아진다. 이 상태를 문맥압항진증이라 한다. 문맥압이 높아지면 문맥혈은 그림 4-4에 나타나는 측부순환로를 따라 흐르게 된다.

04

1. 식도정맥류

간문맥(장과 간 사이의 혈관으로 간에 영양을 공급하는 정맥계의 대혈관)에 간경화 등의 이유로 혈액이 고여 문맥압이 높아질 경우, 측부 순환로의 일부인 식도정맥 쪽으로 흐르는 혈류가 많아지면서 식도정맥이 확장된다. 이를 식도정맥류라 한다. 식도정맥류의 파열은 심한 출혈을 초래하며 간경화 환자의 주요 사인이 될 수 있다.

2. 메두사의 머리

출생 전에 기능하고 있었던 배꼽동맥은 출생 이후 불필요하게 되어 혈관의 공간은 폐쇄된다. 그러나 문맥압이 높아지면 혈액은 배꼽 주위 피부 밑의 정맥, 복벽 정맥을 거쳐 위대 정맥 또는 아래대정맥으로 흐른다. 이러한 측부 순환이 발달하게 될 때, 배꼽 주위에 늘어난 정맥의 모습

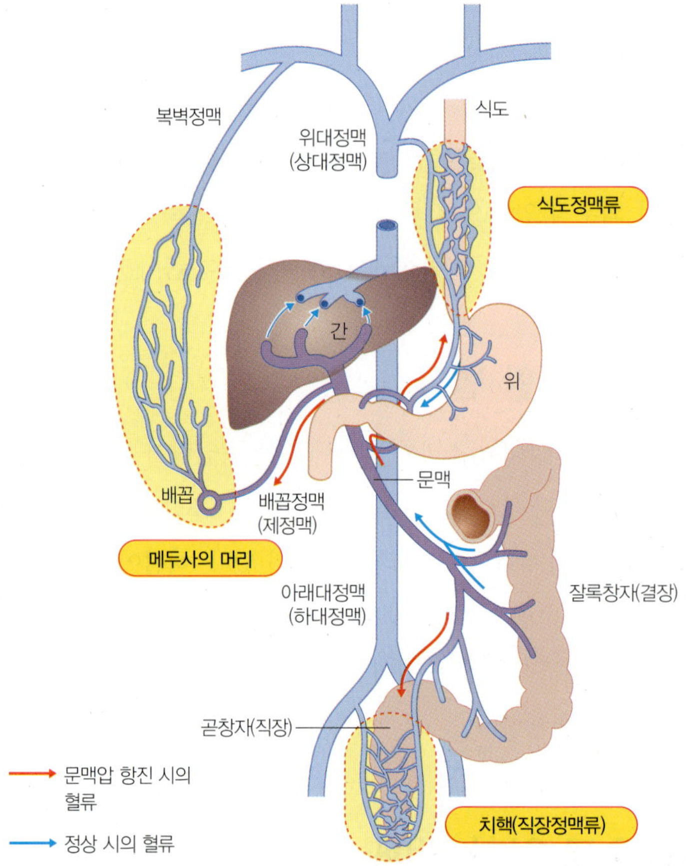

그림 4-4 측부순환의 모식도

이 그리스 신화에 나오는 메두사의 머리에 달린 뱀과 같다고 하여 메두사의 머리라고 한다.

3. 치핵

곧창자, 항문 주변의 정맥을 지나 아래대정맥으로 흐르는 측부순환이 발달하면 곧창자정맥얼기가 혹 상태로 확장되어 늘어나게 된다. 이렇듯이 곧창자 · 항문 주변에 발달한 정맥류를 치핵(치질, hemorrhoid)이라고 한다. 증상으로서는 출혈, 동통, 치핵의 항문 밖으로의 탈출 등이 있다. 난치성 출혈이 있는 치핵은 수술이 필요하다.

5 혈전증

정상적인 혈류는 심장 또는 혈관 내에서는 응고하지 않는다. 그러나 병적 상태에서 혈관내 혈액이 응고한 상태를 혈전증(thrombosis)이라 하며, 응고된 덩어리를 혈전(thrombus)이라 한다(그림

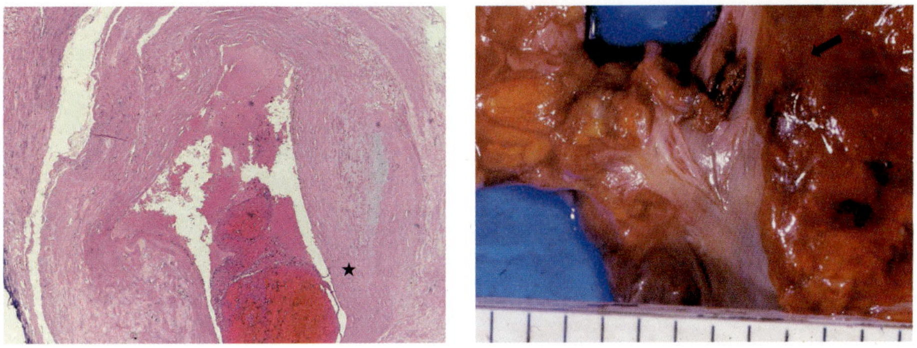

A 동맥혈전증
다리 동맥에 발생한 동맥혈전증. 동맥경화증 때문에 내막은 현저하게 두꺼워져 있고, 속공간에 적색혈전(★)이 형성되어 있다. 내강은 그 때문에 막혀 있다.

B 정맥혈전증
위대정맥에 발생한 혈전증. 혈전(화살표)이 혈관 내강을 따라 길쭉하게 발생했다. 혈전이 자극을 받아서 떨어져 나가면, 혈류를 타고 떠다니면서 폐색전증 등 혈전증을 일으킨다.

그림 4-5 **혈전증**

4-5A, B).

1. 혈전의 조성

혈전은 성분에 따라 백색혈전 · 적색혈전 · 혼합혈전 · 섬유소(피브린, fibrin) 혈전으로 분류한다. 백색혈전은 주로 혈소판과 섬유소로 구성되어 있으며 적혈구는 적다. 적색혈전은 대부분이 적혈구로 구성되어 있다. 또한 혼합혈전은 백색혈전과 적색혈전이 혼합된 것이다. 섬유소 혈전은 파종혈관내응고(disseminated intravascular coagulation) 시에 나타난다.

2. 혈전증의 원인적 조건

혈전증의 원인적 조건으로 다음 세 가지가 중요하다.

(1) **혈관벽의 변화**: 동맥경화, 외상 등으로 인해서 혈관의 내면을 덮는 혈관내피세포에 상해가 생겨 혈소판이 상해 부위에 부착되어 응집한다. 응집한 혈소판에서 혈액응고인자가 방출되어 혈액응고가 발생하고 나아가 적혈구나 섬유소 등이 부착되어 혈전이 시작된다.

(2) **혈류의 변화**: 정맥류 · 동맥류 등으로 인해서 혈류가 완만하게 정체되거나 소용돌이가 생긴 경우에 혈전은 잘 형성된다.

(3) **혈액성상의 변화**: 혈소판의 증가, 혈액 점도성의 증가 또는 혈액응고촉진인자의 혈류 방출의 증가 등은 혈전이 잘 생기는 조건이 된다. 수술, 출산, 암이나 쇼크 등이 여기에 속한다.

04

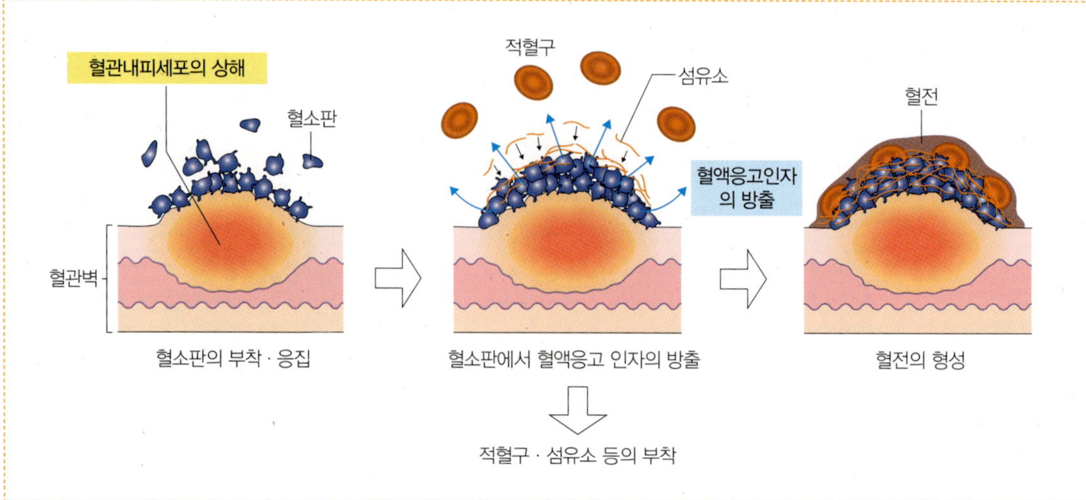

그림 4-6 **혈전의 형성과정(모식도)**

3. 호발 부위

혈전이 형성하기 쉬운 부위로서 심장동맥 · 심장판막 · 뇌동맥 · 다리정맥(하지정맥) 등이 있다.

4. 혈전의 운명

선명한 혈전은 섬유소 융해효소, 단백 분해효소 등으로 인해서 녹기 쉽다. 혈전이 오래 되면 혈관벽에서 혈관 안쪽으로 섬유모세포, 평활근 세포가 침입하여 모세혈관이나 섬유조직이 형성되게 된다. 이를 혈전의 기질화라 한다. 혈전으로 인해서 완전히 폐색된 혈관이라도 새롭게 생긴 모세혈관을 거쳐서 소량의 혈액이 흐르게 되는 경우가 있다. 이를 혈전의 재소통이라 한다.

혈전의 일부가 어떠한 인자에 의해서 발생된 곳으로부터 탈락되어 말초의 혈관을 폐색시키는 경우가 있다(혈전색전증 참조).

6 색전증

심장, 혈관 내에서 형성된 혈전 혹은 혈관 외부에서 혈관 내로 들어온 자유 부유물이 혈류에 의해 말초의 소혈관으로 운반되어 혈관강을 폐색한 상태를 색전증(embolism)이라 한다. 이때 혈관강을 폐색한 물질을 색전(embolus)이라 한다.

1. 혈전색전증

심장, 혈관 내에 형성된 혈전이 때로는 어떤 원인으로 인해서 벗겨져 혈류에 의해 운반되고 하류의 장기로 가는 혈관을 막아 해당 장기의 허혈, 기능장애를 일으키는 경우가 있다. 이를 혈전색전증이라 한다. 심장이나 큰 동맥에 발생한 혈전이 말초의 가는 혈관을 막히게 하는 것을 동맥성 색전증이라 한다. 뇌, 신장, 소화관, 지라(비장) 등에 발생한다. 정맥성 색전증은 흔히 다리정맥에 발생한 혈전으로 발생한다. 혈전은 오른심실을 통해서 허파로 운반되어 허파에서 색전증을 일으킬 수 있다.

2. 공기색전증

수술 또는 외부에 상처를 입은 경우에 공기가 정맥 내로 흡인되어 색전증을 일으킨다. 또한 긴급수혈 시 등의 가압정맥주사는 주입액이 없어진 것을 모르고 계속 공기를 주입하여 색전증을 일으키는 경우가 있으므로 주의가 필요하다.

잠수부 등에게 나타나는 잠함병은 깊은 해저에서 급속히 수면으로 올라올 때 발생한다. 이는 잠수부가 깊은 해저의 고압 상태에서 급속히 일반적인 기압의 수면으로 부상하게 되면 혈액이 녹아 있던 공기(주로 질소)가 기포화하여 색전증을 일으키기 때문에 발생한다.

3. 폐색전증

04

폐동맥에는 전신의 정맥혈이 흐르기 때문에 대순환계 정맥 내의 색전이 혈류를 따라서 폐에 도달하여 폐색전증(pulmonary embolism, 그림 4-7)이 발생하기 쉽다. 다른 부위의 정맥에서 발생한 혈전이 폐동맥 색전을 일으키는 혈전색전이 많으며, 그 밖에도 지방색전, 골수색전, 종양색전, 공기색전, 양수색전 등이 나타난다.

혈전색전은 장기간 움직이지 못하는 상태의 환자의 깊은다리정맥이나 골반정맥에서 유래하는 경우가 많다. 따라서 누워 있는 상태의 환자에게서는 다리 마사지 등으로 깊은정맥에서의 혈전형성을 막는 것이 중요하다. 심방세동에서 발생하는 오른방실의 혈전에서 유래하는 경우도 있다. 혈액응고 이상이나 최근에 수술을 받았거나 피임약, 종양에 의하여 이차적으로 발생하기도 한다.

지방색전이나 골수색전은 외상에서 유래하며, 공기색전은 큰 정맥의 외상이나 수액 · 수혈 시의 사고로 발생하게 된다.

양수색전은 출산 시에 모체에게서 드물게 발생한다. 태반이나 자궁정맥의 손상 부위로부터 양수가 모체 정맥계로 들어감으로써 발생한다.

색전증은 심한 흉통, 급성 호흡곤란, 쇼크 등을 동반하며 심할 경우 갑자기 사망할 수도 있다.

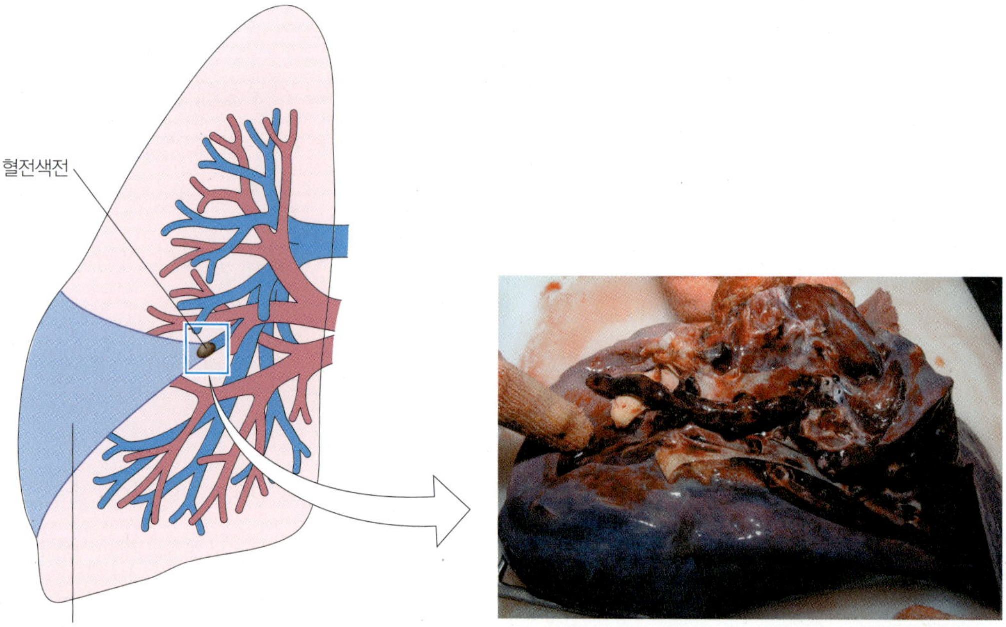

가슴막(흉막) 아래 원추형으로 경색을 일으킨다.

다리정맥에서 혈전이 떨어져 나와 허파동맥에 색전증을 일으켰다.

그림 4-7 폐색전증

■ 폐색전과 이코노미클래스증후군

장거리 비행기 승객의 경우 좁은 좌석에 장시간 고정된 자세로 있음으로써 다리정맥에 혈전이 발생하여 폐색전증이 발생할 수 있는데, 이를 이코노미클래스증후군이라고도 한다.

장시간 다리를 움직이지 않고 앉아 있으면 혈류가 정체되어 깊은다리정맥에 혈전이 생기고, 그중 일부가 떨어져 혈류를 타고 허파로 흘러들어가 허파의 혈관을 폐쇄함으로써 일어난다.

이코노미클래스증후군으로 사망에 이르는 경우가 있으며 항공기 이외의 교통기관이나 극장 등에서도 일정한 자세로 장시간 움직이지 않거나 수분 보충을 하지 않고 좁은 장소에 앉아 있는 경우 이와 같은 위험성이 있다.

7 출혈

1. 출혈의 개요

혈액의 모든 성분이 혈관 내부에서 외부로 유출되는 것을 출혈(hemorrhage)이라 한다. 출혈은 발생과정에서 파탄성 출혈과 누출성 출혈로 나눈다.

1) 파탄성 출혈

혈관벽이 손상되어 생기는 출혈을 말한다. 외상 등으로 인한 혈관벽의 손상 또는 동 · 정맥의 병변으로 인해서 혈관벽이 약하게 되어 손상을 입어 출혈을 일으킨다. 동맥류의 파열, 고혈압으로 인한 뇌출혈 등이 좋은 예이다(그림 4-8). 손상된 혈관의 종류에 따라서 출혈의 성상이 다르다. 동맥성인 경우 박동성으로 다량의 출혈이 일어나며, 출혈의 색깔은 선명한 붉은색이다. 정맥성일 경우 서서히 출혈하며 어두운 붉은 색(암적색)을 띤다. 정맥성 출혈인 경우에 있어서도 때로는 다량의 출혈이 있을 수 있다. 모세혈관성인 경우에는 스며 나오듯이 출혈하여 때로는 출혈 부위를 모르는 경우도 있다.

2) 누출성 출혈

혈관벽은 손상되지 않고 혈관내피세포 간의 간격이 벌어지면서 이 틈을 통해 혈액이 새어 나오는 것을 누출성 출혈이라 한다.

혈관벽 및 혈관주위 조직의 이상으로 인한 경우와 혈액응고 이상으로 인한 경우가 있다. 혈관벽 · 혈관주위 조직의 이상으로서는 염증이나 울혈 등이 있다. 예를 들어 심부전으로 만성울혈을 일으킨 허파는 누출성 출혈을 일으키고 폐수종이 생긴다.

혈액응고의 이상에는 혈소판의 감소(약물 · 감염증 · 종양 등으로 인한 골수기능의 장애), 응고인자의 생성장애(주 혈액인자를 생산하는 간의 기능장애와 몇 개의 혈액응고 인자 생산에 필수적인 비타민 K의 결핍), 응고인자의 유전적인 결손(혈우병) 등이 있다.

04

3) 출혈성 소인

작은 외상으로 인해서도 출혈하며, 출혈이 간단히 멈추지 않는 상태를 출혈성 소인이 있다고 한다. 누출성 출혈의 형태를 가지고 있으며 원인으로는 혈우병, 자반증, 백혈병 등이 있다.

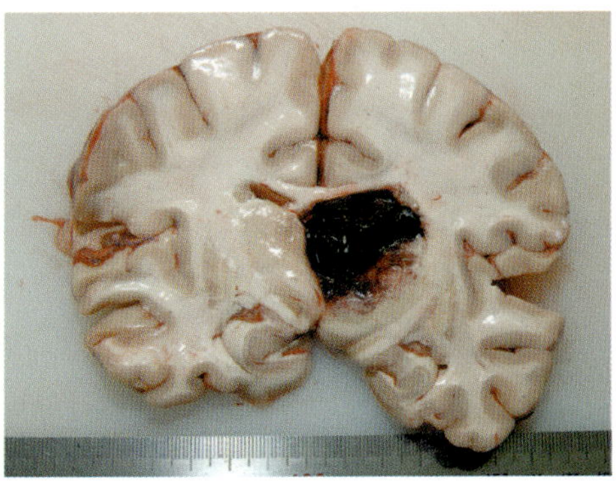

대뇌의 절단 사진. 왼쪽 시상에 대출혈이 발생하였다. 출혈은 가쪽 내실 내로 파열되었다. 뇌출혈은 고혈압에 따른 혈관벽의 변성과 밀접하게 관련되어 있다.

그림 4-8 뇌출혈

4) 출혈의 종류

신체 외부에서 출혈을 일으킨 것을 외출혈이라고 하며, 신체 내부에서의 출혈을 내출혈이라 한다. 조직 내에서 출혈이 덩어리 상태로 굳은 것을 혈종이라 한다. 피부나 점막에 발생한 출혈을 자반이라고 한다. 자반은 크기에 따라서 명칭이 다르며 점 형태인 경우를 점상출혈, 반 형태인 경우를 반상출혈이라 한다.

출혈 부위로 분류해 보면, 위 등 상부 소화관에서 출혈한 혈액을 입으로 토하는 경우를 토혈, 혈액이 변에 섞여서 나오는 경우를 혈변, 허파나 기관지의 출혈로 인한 출혈을 기침과 함께 입으로 뱉는 경우를 객혈이라 한다. 그리고 오줌에 혈액이 섞여 나오는 경우를 혈뇨라 한다.

5) 출혈의 영향

대량의 출혈을 하면 죽음에 이른다. 일반적으로 전체 혈액량의 약 3분의 1이 소실되면 사망한다. 출혈이 급속하게 양이 많은 경우에 혈압의 저하가 발생하여 쇼크 상태에 빠져 사망하는 경우가 있다. 머리뼈(두개골) 내에서는 뇌에 소량이 출혈한 경우에도 뇌조직을 압박하기 때문에 위중한 상태가 되는 경우가 있다(그림 4-8).

6) 지혈의 기전

지혈과정은 혈관벽과 혈액의 양쪽에서 발생한다. 혈관이 손상을 입으면 그 부분의 혈관이 일차적으로 수축하여 손상 부위를 줄이려고 한다.

한편, 손상 부위에는 혈액 속의 혈소판이 일차적으로 부착하고 그 후가 혈액응고 기전에는 내인성과 외인성 기전이 있다. 혈액응고 인자들이 연쇄적으로 활성화되는 반응을 거쳐서 트롬빈(thrombin)이 형성되고 혈장 속의 피브리노겐(fibrinogen)을 가용성 섬유소(fibrin)로 전환시킨다(그림 4-9). 이 섬유소가 손상부위에 부착 · 응집한 혈소판을 덮어 혈전을 형성하여 지혈에 완성된다.

2. 뇌출혈

1) 뇌내출혈(cerebral hemorrhage)

뇌내출혈은 출혈이 뇌실질 내에 일어난 것으로 출혈 부위 주변부로 혈액이 응고되어 혈종이 형성된다(그림 4-10).

⊙ 원인

소동맥 분기부에 발생하는 미세동맥류의 파열이 원인인 경우가 많고, 고혈압증에 합병된다(고혈압성 뇌내출혈). 그 외에 동 · 정맥기형, 혈관종, 혈관염, 아밀로이드혈관증, 혈액질환 등이 원인인 경우도 있다. 직접적인 출혈원인으로 과로, 추위에 노출된 경우 또는 배변시에 힘을 주는 경우 등이 있다.

⦿ 증상

활동을 하던 중 갑자기 발병하여 두통, 구토, 경련, 의식혼탁 등이 나타나며 몇 십 분 내에 편마비, 실조 등의 증상을 일으키게 된다. 뇌내출혈증은 대뇌 바닥핵 영역에 호발하며, 피각출혈

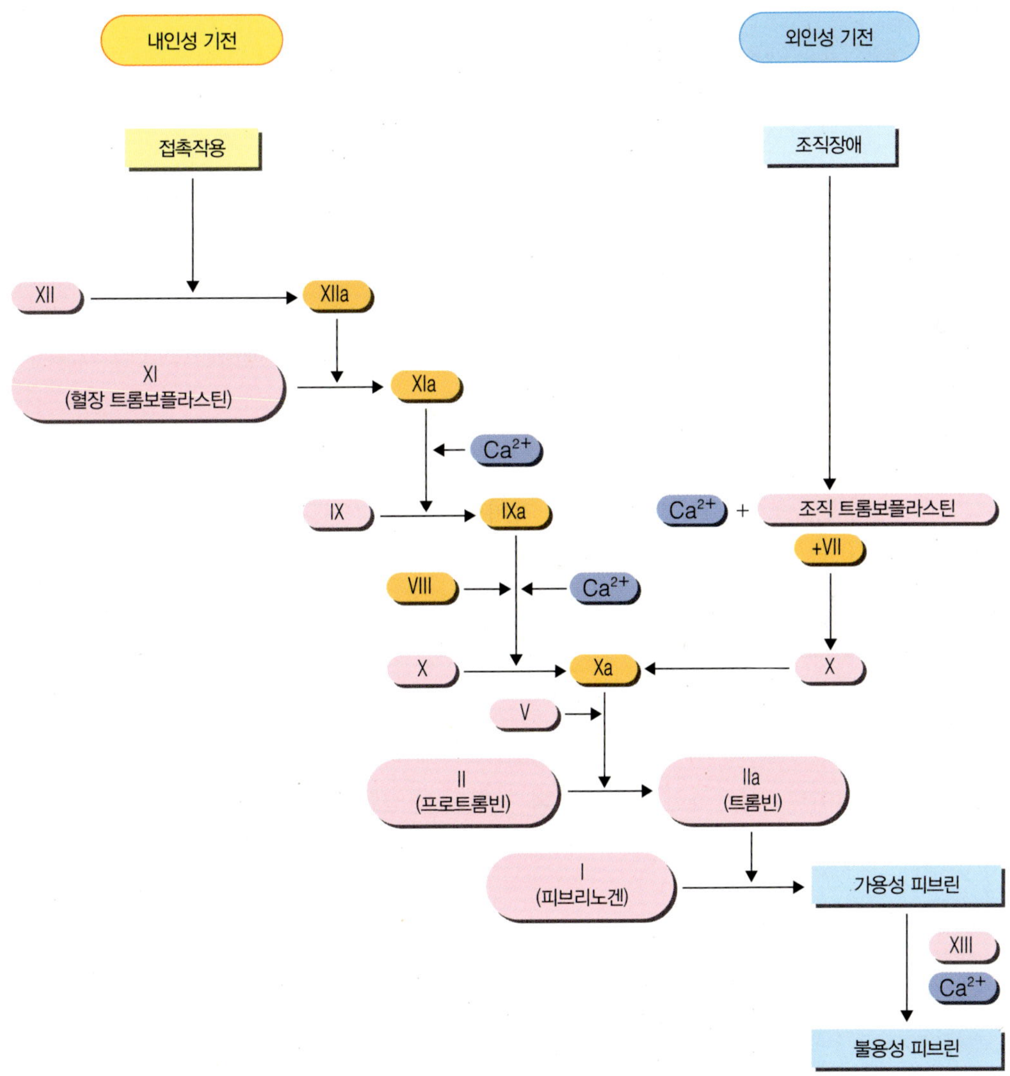

로마숫자는 응고인자, a는 활성형

① 혈액응고의 기전에는 내인성 기전과 외인성 기전이 있다.
② 혈장 트롬보플라스틴과 조직 트롬보플라스틴이 칼슘과 함께 작용하여 프로트롬빈을 트롬빈으로 바꾼다.
③ 트롬빈이 혈장 속의 피브리노겐을 가용성인 피브린으로 바꾼다. XIII 인자, 칼슘의 작용에 따라서 가용성 피브린은 불용성 피브린 덩어리가 된다.
④ 혈우병은 VIII 또는 IX 인자가 결손된다.

그림 4-9 혈액응고 기전

04

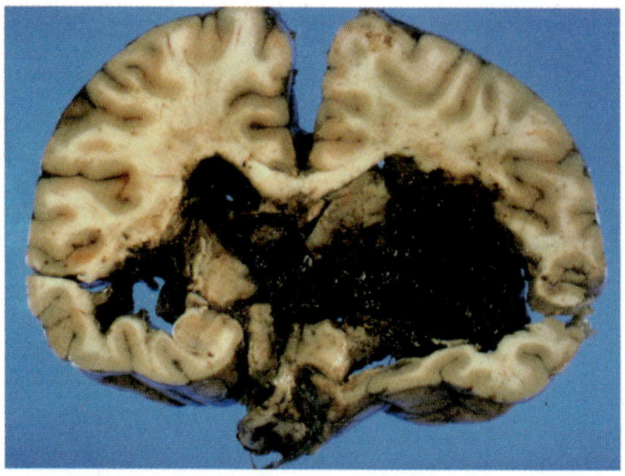

59세 남성의 오른 뇌내출혈이다. 우피각을 중심으로 8.5 ×4.0×7.0cm의 혈종을 형성하고 있다.

그림 4-10 **뇌내출혈**

(40~50%)이나 시상출혈(30%)에 의하여 반대쪽의 편마비와 감각장애를 일으킨다. 뇌실내출혈이나 뇌간출혈 환자는 예후가 나쁜 경우가 많다.

⊙ 치료

머릿속압력 항진에 대한 치료가 중요하다. 재발 방지를 위해서는 고혈압 치료가 중요하다.

2) 거미막밑출혈(subarachnoid hemorrhage, 지주막하출혈)

거미막밑출혈은 출혈한 혈액이 거미막밑공간에 막혀 있는 상태이며(그림 4-11), 윌리스고리 분기부 등에 발생한 동맥류(그림 4-12, 13)의 파열에 의한 거미막밑공간 출혈에 의한 경우가 많다. 40~50대에 호발한다.

⊙ 원인

거미막(지주막, arachnoid) 아래로 흐르는 뇌동맥분기부의 동맥류의 파열(70~80%)이 가장 흔한 원인이며, 선천적인 뇌동·정맥 기형이 원인이 되는 경우도 있다.

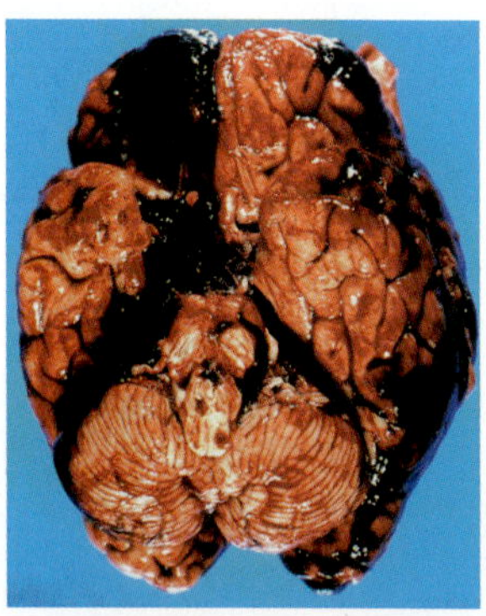

66세 남성의 거미막밑출혈이다. 출혈한 혈액이 거미막밑공간(지주막하강)에 머물러 있다.

그림 4-11 **거미막밑출혈**

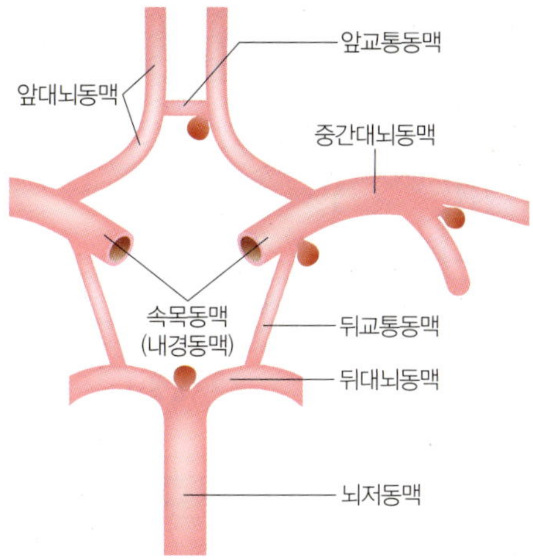

동맥벽의 일부에 약한 부위가 있는 경우, 혈류동태의 영향이 겹쳐지면 혈관이 부푼다고 여겨지고 있다. 동맥류의 원인으로는 선천성, 동맥경화성, 염증성(매독 등), 외상성 등이 있으며, 특히 혈관의 분기부에 뇌동맥류가 호발한다고 알려져 있다.

그림 4-12 **뇌동맥류 호발 부위**

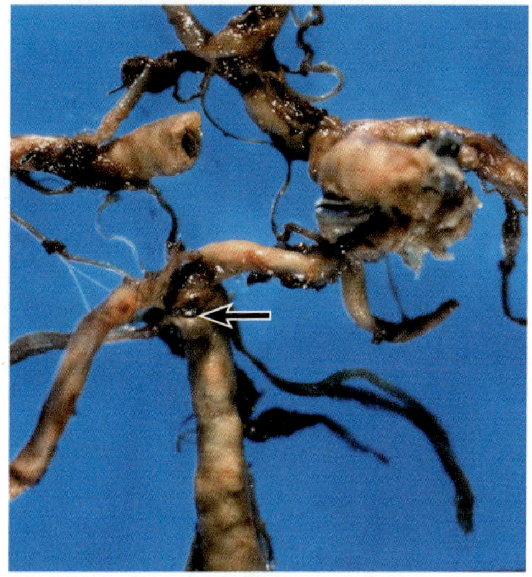

거미막밑출혈의 원인이 된 뇌저동맥류의 파열이다. 직경 0.3cm의 낭상동맥류(화살표)의 파열을 볼 수 있다.

그림 4-13 **거미막밑출혈의 원인이 된 뇌저동맥류 파열**

⊙ 증상

급성 발병에서 머리를 강하게 얻어맞은 것과 같은 심한 두통, 구토, 의식혼탁, 목경직이 나타나며, 출혈량이 많은 경우는 급사의 원인이 되는 경우도 있다. 몇 주 또는 몇 개월 후 재발할 가능성이 있으며 이러한 경우 예후가 불량하다. 또한 출혈 1~2주 후경에는 뇌혈관이 다시 수축되고 출혈되는 경우가 자주 발생하며, 그 경우 뇌출혈과 뇌부종을 유발하는 경우가 많다. 뇌혈관 수축과 재파열은 거미막밑출혈의 예후에 크게 영향을 미친다.

⊙ 치료

재파열을 어떻게 예방하는가가 중요하며, 급성기를 면한 시점에서 머리절개수술을 시행하여 뇌동맥류 재파열의 예방 목적으로 클리핑(clipping) 술이 이루어진다.

3) 경질막바깥혈종 및 경질막밑혈종(그림 4-14)

(1) 경질막바깥혈종(경막외혈종, epidural hematoma)

경질막바깥혈종은 머리뼈 골절에 의하여 경질막의 동맥이 파열되어 경질막과 머리뼈 사이에 혈종이 형성된 상태이다. 뇌실질을 압박하여 머릿속압력 항진 증상에서 뇌탈출을 초래하기 쉽다. 상처를 입은 직후에 의식이 명료한 시기를 지나 몇 분에서 몇 시간 후에 의식장애가 급속도로 진행된다.

04

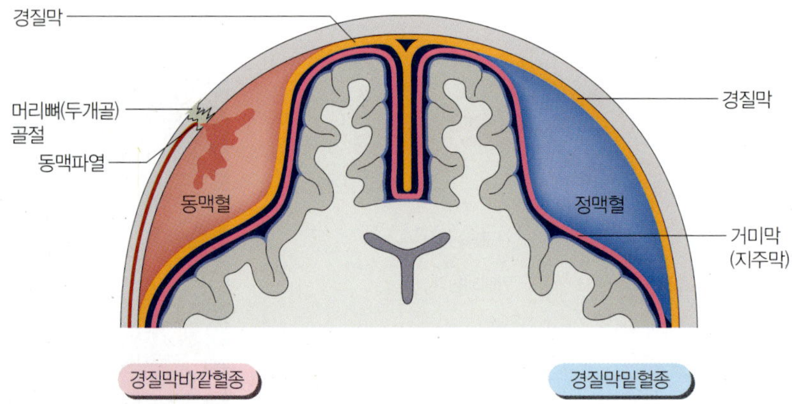

그림 4-14 경질막바깥혈종과 경질막밑혈종

(2) 경질막밑혈종(경막하혈종, subdural hematoma)

경질막밑혈종은 경질막과 거미막 사이에 혈종이 형성되어 뇌를 압박한다.

① 급성 경질막밑혈종(acute subdural hematoma): 외상 후에 비교적 빠른 경과로 머릿속 압력 항진 증상이 나타난다. 뇌좌상을 동반하는 경우가 많다.

② 만성 경질막밑혈종(chronic subdural hematoma): 비교적 경미한 외상 후에 몇 주에서 몇 개월 이상의 꽤 긴 기간을 지나서 증상이 나타난다. 고령자 등에서는 외상이 뚜렷하지 않은 경우도 많다.

⊙ 증상 · 치료

복시, 구토, 편마비, 의식혼탁이 경질막밑혈종의 주요 증상이며 치료방법으로는 수술로 혈종 제거를 하는 경우가 있다.

8 경색

1. 경색의 개요

측부순환이 없는 소동맥이 혈전증이나 색전증 등으로 막히게 되면 그 혈관으로부터 산소나 영양의 보급을 받았던 말초의 조직은 괴사하게 된다. 이를 경색(infarction)이라 한다(그림 4-15, 4-16). 경색은 빈혈성 경색과 출혈성 경색으로 나뉜다.

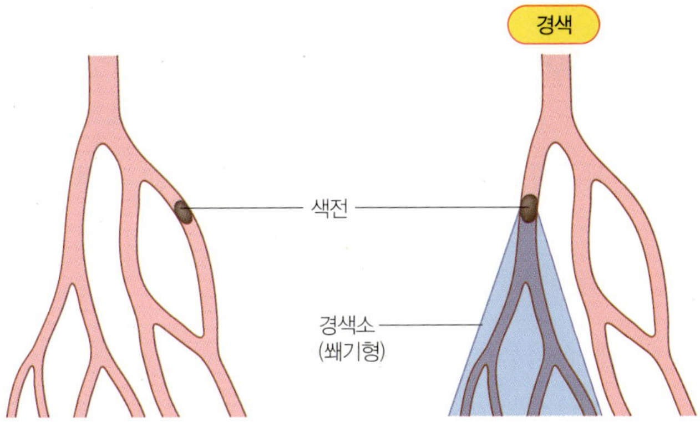

문합가지로 인해 혈류가 유지되기 때문에 말초조직은 경색을 일으키지 않는다.

색전으로 인해서 소동맥이 폐색하고 혈류에 장애가 생기기 때문에 말초조직은 경색을 일으킨다. 빈혈성 경색인 경우 경색소는 혈관 분포 면에서 쐐기 형태를 나타낸다.

그림 4-15 **경색의 발생**

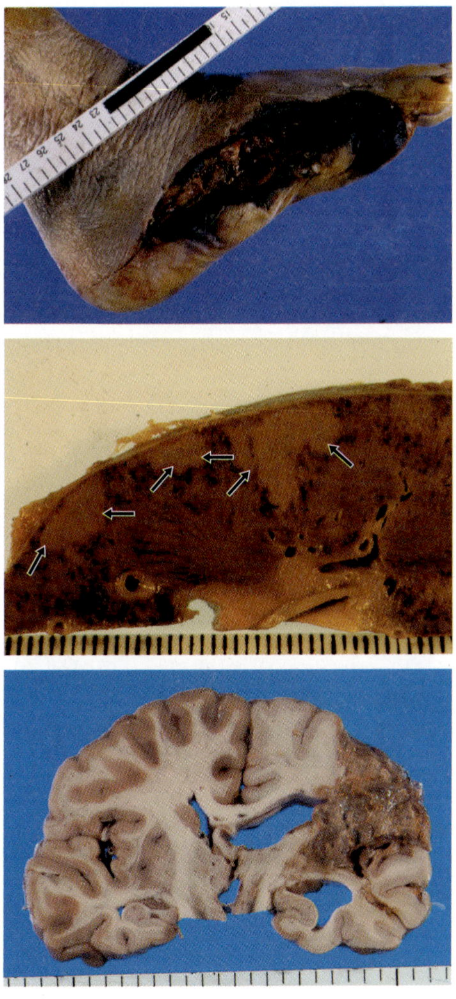

A 당뇨병성 괴저
다리에 영양을 주는 동맥이 동맥경화증, 혈전증으로 폐색되어 발의 끝부분이 괴저되었다. 환자는 다리절단 수술을 받았다.

B 신경색
심장에 형성된 혈전이 전신으로 퍼져 신장에 다발성 경색을 일으켰다. 피막하에 백색 쐐기형태의 경색소를 형성하였다. 쐐기의 끝부분인 혈관 안에는 혈전이 막혀 있다.

C 뇌경색
왼이마엽에서 관자엽에 걸쳐 경색소가 나타났다. 뇌에 영양을 공급하는 동맥에 혈전이 발생하여 그 지배 영역인 뇌조직이 괴사하기에 이르렀다. 뇌 안에서의 경색소는 시간의 경과와 함께 액상으로 부드럽게 변하므로 뇌연화라고도 한다.

그림 4-16 **경색**

04

1) 빈혈성(허혈성, 백색) 경색

맨눈으로 볼 때 흰색으로 보이는 경색소로 콩팥, 지라, 심장 등에 발생한다(그림 4-16B). 경색소는 혈관 분포의 관계에서 쐐기 형태를 나타내며 쐐기의 끝부분이 폐색을 일으키는 혈액의 부위로 향해 있다(그림 4-15). 괴사 부위의 주변에는 충혈이 나타난다.

2) 출혈성(적색) 경색

맨눈으로 볼 때 적색으로 보이는 경색소로 허파, 소화관, 간 등에 나타난다. 흔히 이중 혈류의 공급을 받는 장기에 경색이 발생한 경우는 경색 부위에 출혈이 동반된다. 예를 들어, 허파는 허파동맥과 기관지동맥 양쪽에서 혈액을 받고 있다. 허파동맥에 혈전 등이 발생하여 경색이 발생한 경우 이차적으로 기관지동맥의 혈류가 경색 부위로 흘러 들어감으로써 경색 부위에 출혈을 일으킨다.

3) 경색의 경과과정

경색 부위는 초기에 주변보다 부풀어 올라서 창백한 색으로 보인다. 주변에 육아조직이 생기면서 괴사소는 점차 반흔조직으로 바뀐다. 뇌의 경우에는 경색으로 인한 괴사소가 연화 · 융화되기 때문에 뇌연화라고도 한다(그림 4-16C). 심장과 뇌에서 발생하는 광범위 경색은 종종 치명적이고, 허파에 발생하는 경색은 분명한 괴사가 발생하기 전에 가스교환 등의 기능이 장애가 되어 치명적으로 발전할 수 있다. 한편 콩팥, 지라 등의 경색은 치명적으로 되는 경우가 적다.

2. 뇌경색

뇌경색(cerebral infarction)이란 혈전(thrombus) 혹은 색전(embolus)에 의해서 뇌혈관이 막히고 혈액순환이 차단되어 뇌조직 괴사를 초래하는 질환이다(그림 4-17). 호발 연령은 65세 이상인데, 40~60세 시기에 발생하는 경우도 있다. 뇌경색 초기에서는 부종과 괴사로 인하여 뇌 조직이 창백하고 말랑말랑해지는 뇌연화 소견을 보이며, 혈류 재개 시에 출혈괴사가 된다. 그 후로 차차 황색조를 띠게 되고 최종적으로는 방(cyst)을 형성한다. 원인에 따라서 뇌혈전[증](cerebal thrombosis), 뇌색전[증](cerebral embolism), 소공동경색(lacuna infact)으로 분류된다.

⊙ 원인과 증상

① **뇌혈전:** 뇌혈관에서 혈전 형성은 죽상경화에 의한 것이 많고, 나이, 고혈압증, 당뇨병, 고지질혈증, 적혈구증가증 등이 위험인자가 된다. 발병 후 국소 신경 증상이 서서히 진행된다. 야간 수면 중에 혈전형성이 진행되어 아침이 되면 마비를 느끼게 되는 경우가 많다.

② **뇌색전:** 여러 가지 물질이 혈관 내에 들어가서 혈관 내 내강을 폐쇄하는 경우를 색전증이라고 하며, 폐쇄한 물질을 색전이라고 부르는데 색전이 혈전인 경우를 혈전색전이라고 한

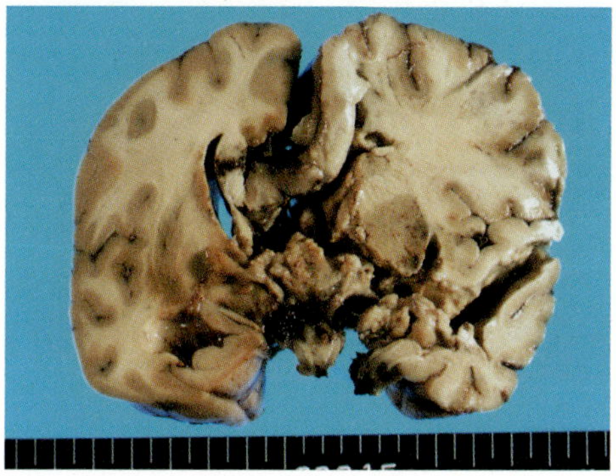

뇌경색으로 뇌탈출을 동반하였다. 우반구에 고도의 연화와 종창이 나타난다. 주로 앞대뇌동맥과 중간대뇌동맥의 동맥경화가 현저하게 나타난 경우이다.

그림 4-17 뇌경색

다. 뇌색전은 심내막염이나 판막증환자의 오른심방 또는 죽상경화가 심한 목동맥벽에서 발생한 혈전이 떨어져 나가 뇌혈관을 폐색하는 경우가 가장 흔한 원인이다. 뇌색전은 급격하게 증상이 나타나며, 돌발적으로 편마비와 의식장애, 그리고 종종 경련을 동반한다.

③ **소공동경색**: 뇌의 깊은 부위에 0.5~15mm의 작은 경색성 병터가 형성되어 공동을 형성하고 있는 상태로, 이 소공동경색은 가는 관통 동맥의 폐색에 의해서 발생한다. 고령자의 경우에는 여러 개의 소공동경색이나 소경색이 있기 때문에 치매나 파킨슨병을 유발하는 경우가 흔하다.

⊙ 경과와 예후

뇌의 주간동맥의 폐색으로 큰 경색이 발생하면 뇌부종 및 두내강 압력이 상승하여 사망을 초래하기도 한다. 생존한 경우라고 하더라도 뇌조직의 영구적 장애를 초래하여 무운동함구증(akinetic mutism)[1] 또는 감금증후군(locked-in syndrome)[2] 혹은 치매[3]를 초래하기도 한다. 뇌 경색에 의하여 발생하는 장애 중 편마비는 1~2주 사이에 회복의 징후가 나타나는 경우는 예후가 좋고, 실어증, 구음장애, 소뇌실조는 1년 이상 걸려서 회복되는 경우가 있다. 감각장애의 개선은 2년까지 일어날 수 있다. 반맹은 3주 내에 좋아지지 않는 경우에는 회복되지 않는다고 알려져 있다.

⊙ 치료

뇌부종에 대해서는 글리세롤과 같은 머릿속압력을 저하시킬 수 있는 약물을 투여한다. 중증인 경우에는 호흡관리, 감염예방, 욕창예방을 위해서 몸을 움직여 줄 필요가 있다. 또한 재발방지를 위

---

1) 눈을 뜨고 있고 얼핏 보면 각성해 있는 것처럼 보이지만 외부로부터의 자극에는 의지가 동반된 움직임이 전혀 없고 말을 하지 않으며, 팔다리도 전혀 움직이지 않고 수의운동이 없는 증상을 나타낸다.

2) 팔다리가 마비되어 있고 말을 할 수 없는 상태이다. 의식장애는 없고 눈의 깜빡거림이나 수직방향의 안구운동에 의한 의사소통은 가능하다.

3) 정상적으로 발달한 지적 기능이 뇌나 신체의 질환등으로 후천적으로 저하하여 기억 · 판단력 등에 장애를 일으킨 상태로, 일반적인 사회생활을 하는 데 있어서 어려움이 발생한다.

해서 생활지도 및 재활치료를 한다.

3. 심근경색(myocardial infarction)

심장동맥의 폐색에 의해서 심장근육의 허혈성 괴사가 일어난 상태를 심근경색이라고 한다. 폐색의 원인으로는 동맥경화, 혈전, 색전, 혈관염 등이 있으며, 그중 동맥경화가 가장 많다(그림 4-18).

⊙ 호발 부위

심장동맥의 속공간 폐색은 대동맥에서 갈라져 나온 후 수 cm 이내의 비교적 두꺼운 부분에서 일어난다. 경색의 호발 부위는 왼심장동맥 앞내림가지(전하행지)의 폐색에 의한 왼심실 앞벽과 사이막 앞 부위의 경색(앞벽경색)이 가장 많으며, 그 다음으로 오른심장동맥의 폐색에 의한 오른심실 아래(뒤)벽과 사이막 뒤 부위의 경색(아래벽경색 또는 뒤벽경색)이 많다(그림 4-19). 왼심실이 경색에 이르는 경우는 드물다.

⊙ 병리학적 변화

증상이 발생한 후 약 5~6시간은 맨눈과 현미경으로도 경색부의 변화가 인지되지 않는다. 6~7시간이 지나면 경색이 된 심장근육세포는 심장 속공간 쪽으로부터 심장 바깥공간 쪽으로 향해서 응고괴사가 일어난다. 괴사한 조직은 그 후 큰포식세포(대식세포)가 분해물을 흡수하여 육아조직이 된 후 섬유(반흔)조직으로 바뀌게 된다. 반흔조직이 완성되기까지는 약 3개월이 걸린다. 심장근육세포는 재생능력이 없고 반흔조직은 수축능력이 없기 때문에, 심근경색이 발생한 심장은 충분한 혈액을 보낼 수 없다. 이로 인해 허파의 울혈이 발생하며 가스교환 저하에 의한 저산소혈증에 의해 심장근육의 수축력이 저하되는 악순환을 일으키게 된다(그림 4-20).

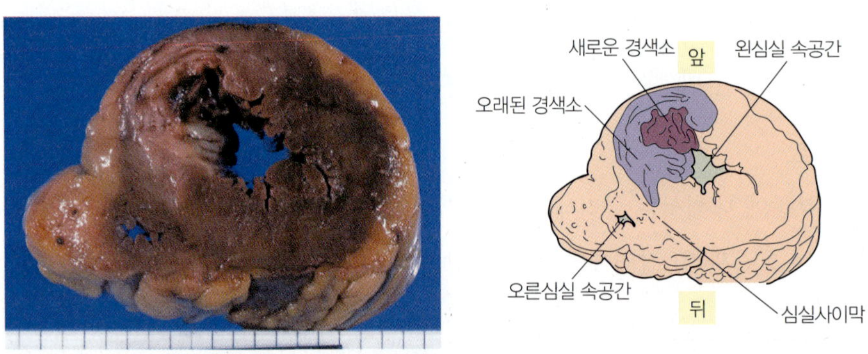

왼심실의 앞벽과 심실사이막의 전반부가 괴사상태에 이른다. 하얗게 보이는 부분은 낡은 경색소이고, 섬유화에 의해서 반흔 상태가 되어 있다. 진한 부분은 새로운 경색소로서 출혈과 심장근육의 괴사, 염증세포의 침윤을 볼 수 있다.

그림 4-18 심근경색

⊙ 증상

갑자기 격렬한 가슴통증을 일으켜 장시간 지속된다. 때로는 심장박출량의 감소에 의한 혈압 하강, 그리고 말초조직으로의 혈액관류가 장애를 일으킴으로써 쇼크(심원성 쇼크)를 일으키게 된다. 심장근육의 괴사 부분이 파괴되어 심장파열을 일으켜서 심장눌림증(cardiac tamponade)에 의해서 사망하는 경우도 있다. 또한 심실성 부정맥을 일으켜서 사망하는 경우도 있다. 만약 급성기를 넘겼다고 하더라도 심장의 펌프능력의 저하로 인해서 울혈심장기능 상실이 되는 경우도 있다(그림 4-20).

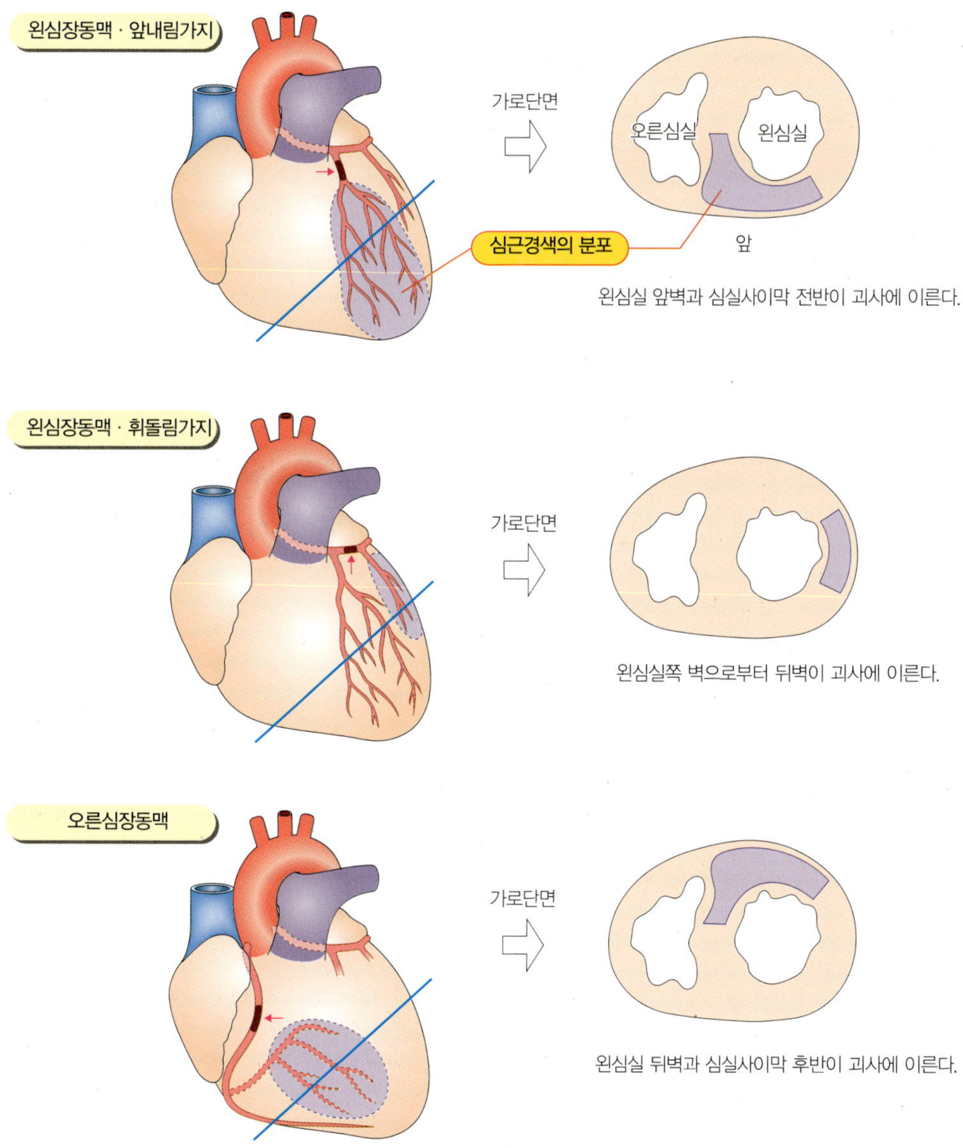

그림 4-19 죽상경화에 의한 심장동맥 폐색의 호발 부위

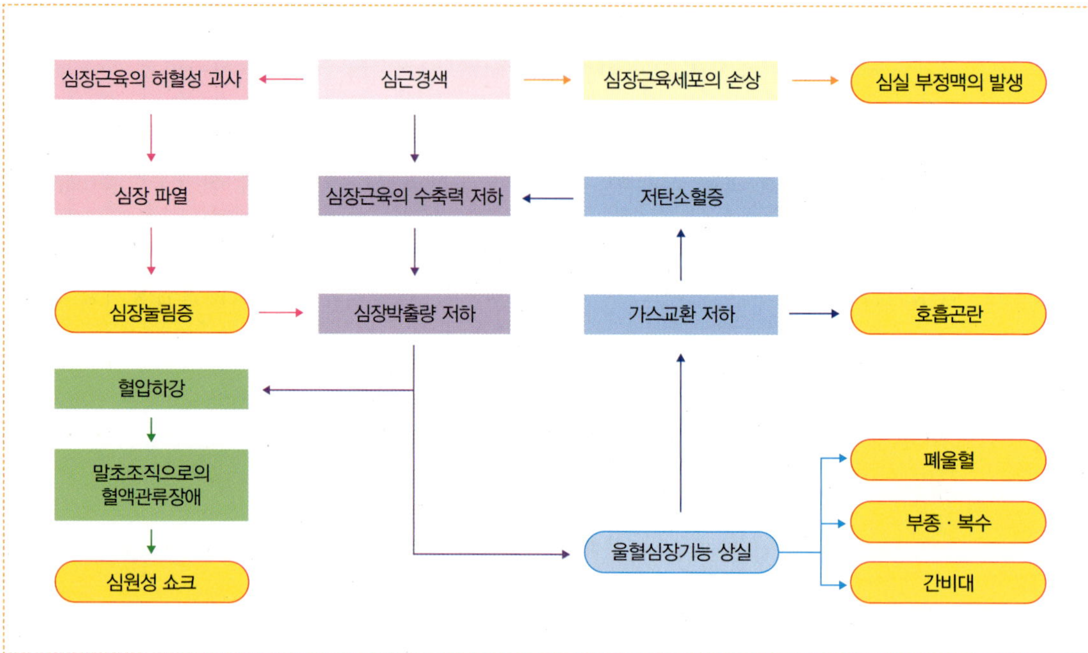

그림 4-20 심근경색의 병태생리

⊙ 검사

심전도와 괴사한 심장근육세포로부터 혈액으로 유출된 혈청 심장근육 효소의 측정이 중요하다. 심전도 변화에서는 ST가 상승하여 이상 Q파 T음전(관성 T)이 관찰된다. 혈청 심장근육 효소에서는 먼저 크레아틴 키나아제(CK), 크레아틴 인산활성효소(CPK)가 상승하며, 아스파르테이트 아미노전이요소(AST), 젖산탈수소효소(LDH)가 상승한다. 핵의학적 검사법도 진단에 사용된다.

⊙ 치료

발병 초기에는 절대안정을 시키고 통증, 부정맥, 쇼크에 대한 치료를 한다. 심장동맥내 혈전용해 요법(PTCR)이나 심장동맥의 협착부를 기계적으로 확장시키는 경피심장동맥확장술(경피경 카테터 심동맥형성술; PTCA) 등도 이루어진다.

C 전신성 순환장애

전신적인 순환장애로서는 쇼크와 파종혈관내응고(DIC)를 소개한다.

1 쇼크(shock)

다량의 실혈이나 심장박출량 감소 혹은 말초혈관 확장 등이 갑자기 일어날 경우 실질적인 순환혈액량이 감소하면서 전신의 순환장애가 발생한다. 조직에 관류되는 혈액량이 감소함에 따라 전신의 조직 및 세포는 저산소 상태가 되고, 충분한 에너지가 생산되지 않으며, 이로 인해 각 장기들은 기능과 대사에 장애가 생긴다. 이러한 상태를 쇼크라 한다.

쇼크는 원인에 따라 다음과 같이 분류한다.

(1) **저혈량 쇼크**: 동맥류 파열 등에 의한 대량 출혈 혹은 설사, 구토, 탈수 등에 의한 심한 수분의 손실이 있는 경우에 발생한다. 저혈량으로 인해 심장박출량 및 유효순환혈액량이 감소한다.

(2) **심장성 쇼크**: 심근경색 등으로 인해 심장의 펌프작용이 손상되어 혈액 박출량이 급속히 감소한 경우에 발생한다.

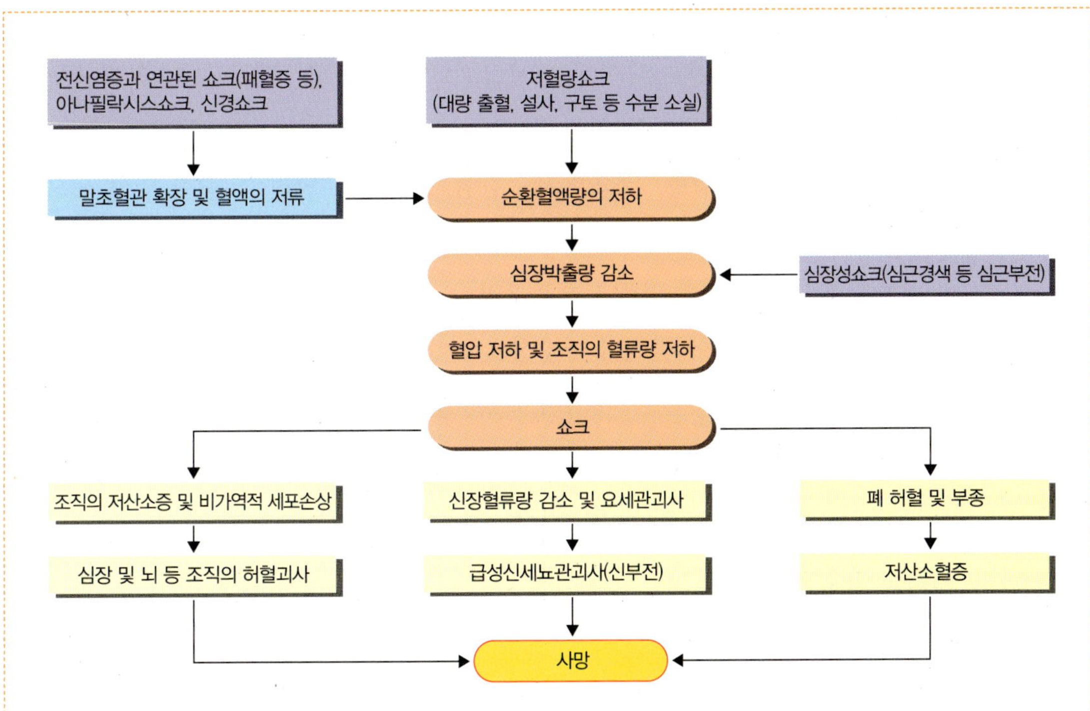

그림 4-21 **쇼크의 발생기전**

(3) **전신염증과 연관된 쇼크**: 미생물 감염 등으로 인한 전신에 염증이 생긴 경우 활성화된 면역 세포가 다량의 염증매개물을 분비하고, 이로 인해 동맥 및 모세혈관 확장되고, 혈관 누수 및 정맥에 혈액저류가 일어나 유효순환혈액량이 감소하게 된다.

위의 세 가지 외에, 마취사고 혹은 척수손상에 의한 신경쇼크와 IgE 매개과민반응에 의한 아나필락시스(알레르기성)쇼크 등도 있다.

⊙ 쇼크의 증상 · 병태

순환혈액량이 감소하여 혈압이 급속히 떨어지기 때문에 약하고 빠른 맥, 빠른 호흡, 차갑고 창백하며 축축한 피부, 소변량 감소, 의식혼탁 등의 증상이 나타난다. 그러나 염증과 연관된 쇼크의 경우 초반에는 말초혈관의 확장에 의해 피부가 따뜻하고 홍조를 띠기도 한다. 쇼크의 원인이 교정되지 않으면, 혈압은 급속도로 떨어지고, 조직은 결국 광범위한 저산소증에 의한 비가역적 세포손상에 빠진다. 또한 말초에 혈액이 저류됨으로써 혈관내피세포가 손상을 받고, 신장에서는 급성신세뇨관괴사에 의한 급성신부전이 발생하기도 한다. 이 상태가 지속될 경우 환자는 사망하게 되는데, 사망률은 쇼크의 원인을 교정할 수 있는가에 따라 다르다. 심장성의 경우, 보통 심근부전을 회복할 수 없기 때문에 사망률이 80~90%에 달하지만, 염증과 연관된 경우 원인이 되는 감염원을 치료하면 50% 정도에서 회복 가능하다.

2 파종혈관내응고(disseminated intravascular coagulation; DIC)

혈액응고 기전의 촉진으로 인해 전신의 미세혈관 내에 다발적으로 작은 혈전들이 형성되는 상태이며, 후반부에는 다량의 혈액 내 응고인자가 소모되어 점상출혈 등 출혈 경향도 보인다. 암, 급성 전골수성 백혈병, 위중한 세균감염, 조기태반 박리, 위중한 외상 등으로 인해서 주로 발생하며, 쇼크를 동반하여 죽음에 이르는 경우도 많다. 기전은 다양한 원인으로 인한 혈관내피의 손상과, 조직손상에 의한 트롬보플라틴의 방출 및 응고계 활성화이다. 이 두 가지 기전에 의해 전신의 미세혈관에 혈전이 다발성으로 생성되고, 이때 혈액안에 있는 피브리노겐과 혈소판 등 응고인자가 다량으로 소비되며, 또한 형성된 혈전을 녹이려고 피브린 용해(섬유소 용해)도 촉진되기 때문에 지혈기능이 장애를 입어 결국에는 출혈이 발생한다(그림 4-22). 소혈전이 많이 나타나는 부위는 콩팥, 피부, 허파 등이다.

⊙ 증상 및 치료

심각한 증세를 유발하는 경우가 많아서 조기에 발견하고, 치료해야 한다. 혈전에 의해 미세혈관이 폐쇄되므로 전신적인 조직관류가 감소하고 조직의 허혈 및 미세 경색이 발생한다. 또한 섬유소 용해의 활성에 의해 최종 임상증상은 출혈로 나타난다. 따라서, 초기에는 헤파린 투여로

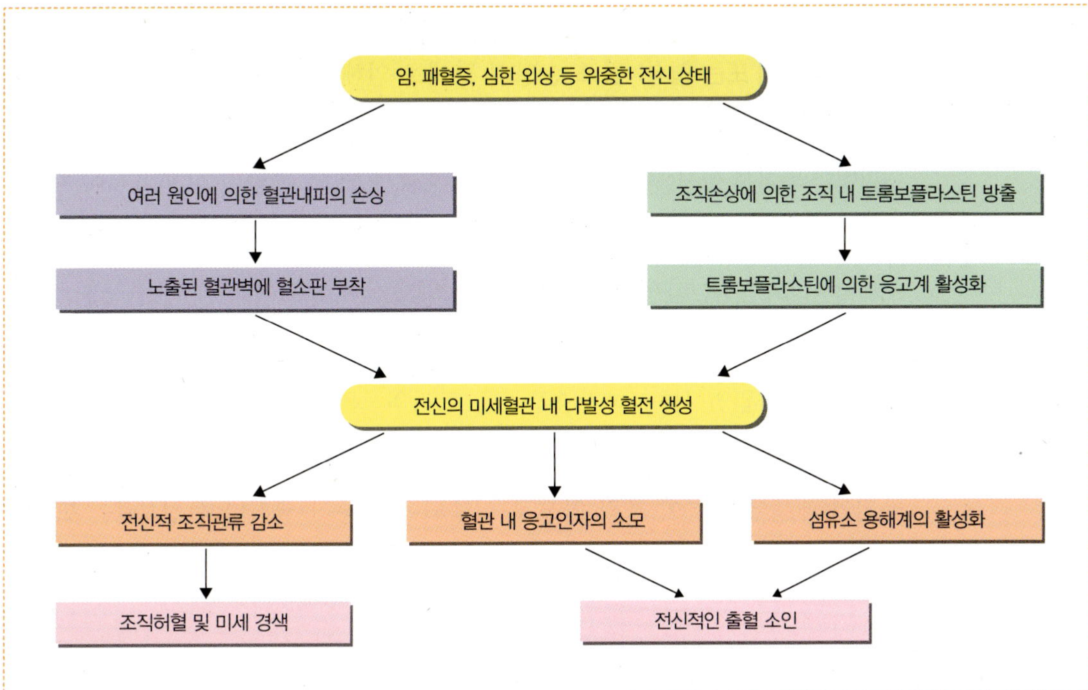

그림 4-22 **파종혈관내응고의 발생기전**

혈액응고를 막고, 이후에는 수혈을 통해 소모된 혈소판과 혈액응고인자를 보충해주어야 한다.

D 림프의 순환장애

간질액(사이질액)은 모세혈관에서 걸러져 나와 사이질 내로 들어온 액체로서, 조직에 영양을 공급하고 대사산물을 받아 일부는 정맥으로, 일부는 림프관으로 흡수된다. 이때 림프관으로 흡수된 액체를 림프(액)라 하며, 림프액의 순환에 장애가 생긴 경우, 아래와 같은 현상이 발생한다.

1 부종(수종, edema)

혈관에서 걸러져 나온 수분이 세포 내, 세포틈새(세포간격) 또는 체강 내(심장막안, 가슴안, 배안)에 과잉 저류한 상태를 부종(edema) 또는 수종이라 한다.

몸공간(체강)에 저류하는 체액을 각각 심낭수, 흉수, 복수라 한다. 또한 전신에 부종이 발생한 경우를 전신부종이라 한다.

⊙ 원인

① **림프관의 폐색 또는 협착**: 림프 순환의 장애로 인해서 림프액이 정체되어 부종이 생긴다. 암 수술 시에 광범위한 림프절 절제를 실시한 경우에 발생한다.

② **혈관벽의 투과성 항진**: 염증 또는 뱀의 독으로 인해서 혈관벽의 투과성이 항진하여 혈관 내로부터 수분이 걸러져 나오기 쉽게 되어 부종이 생긴다.

③ **모세혈관압의 상승**: 심장기능 상실이나 정맥혈전 등으로 인해서 전신성 또는 국소성으로 울체, 울혈이 발생하면서 혈관 내 정수압이 상승하는 경우에 일어난다.

④ **혈장교질 침투압의 저하**: 콩팥증후군은 토리의 장애로 인해서 혈장단백질(특히 알부민) 이 요로 다량으로 손실된다(단백뇨). 그 때문에 저단백혈증이 되어 혈액의 교질 침투압이 저하되기 때문에 수분이 조직 안으로 이행되어 부종이 생긴다(신성부종). 또 암 말기 등에는 식사를 충분히 할 수 없어 혈액 속에 단백질이 저하되기 때문에 부종이 생긴다.

2 삼출액(exudate)과 누출액(transudate)

체강에 액체가 저류한 경우 저류 원인에 따라서 액체의 성분이 달라진다. 삼출액(exudate)은 염증으로 인해서 혈관벽의 투과성이 상승하여 혈관에서 흘러나오는 액체로, 비중은 1.015 이상이며, 단백질 함유량이 4% 이상이다. 한편, 누출액(transudate)이란 염증외 원인으로 인해서 혈관에서 흘러나오는 액체로, 비중은 1.015 이하이며, 단백질 함유량이 4% 이하이다.

E 심장질환

1 선천심장병

선천심장병은 출생 시부터 심장의 형태 또는 기능에 이상이 있는 경우를 말하고, 전체 신생아의 약 0.6~0.8%에서 발생한다. 대부분의 경우 그 원인이 정확히 밝혀져 있지 않지만, 일부에서 유전적 요인이 알려졌고, 그 외에는 발생초기 혹은 태아기의 혈류이상이 원인으로 추정된다.

선천성 심장 기형은 동맥혈이 허파동맥으로 빠져나가는 좌우 션트기형과 정맥혈이 대순환계로 유입되는 우좌 션트기형으로 구분된다. 좌우 션트기형의 대표적인 질환은 심실중격결손 및 심방중격결손이고, 우좌 션트기형의 대표적인 질환은 팔로 네증후이다. 하지만, 아이가 성장함에 따라 병리 소견 및 증상이 달라지기도 한다.

⊙ 증상

동맥혈이 허파동맥으로 빠져나가는 좌우 션트의 경우 증상이 심하지 않고, 허약 및 발육 부전, 감기 등 비특이적인 증상이 주로 나타난다. 정맥혈이 대순환계로 유입되는 우좌 션트의 경우, 충분한 산소를 포함한 혈액이 공급되지 않기 때문에 청색증, 부채손가락, 다혈증, 적혈구증가증 등이 발생한다.

1. 좌우 션트 심장 기형

1) 심실중격결손(ventricular septal defect; VSD)

가장 흔한 선천 기형으로 전체 선천심장병의 30%를 차지한다. 심실중격에 구멍이 나서 양 심실이 교통하고 있는 상태로, 결손부를 통해 좌심실에서 우심실로 혈류 션트가 발생한다.

⊙ 병태

혈액은 심실 내의 압력 차이에 의하여 결손구멍(결손공)을 통하여 왼심실로부터 오른심실로 유입되어(왼→오른 형태), 오른심실로부터 허파동맥으로 흘러들게 된다. 결손의 크기가 큰 경우, 허파동맥으로의 유입량이 많아서 허파동맥의 혈압이 높아진다(폐고혈압증). 아이가 성장함에 따라서 폐고혈압증이 점차 진행되고, 오른심실 압력이 높아져서 이번에는 오른심실로부터 왼심실로 혈액이 흘러들게 된다(오른→왼 형태). 이러한 상태는 아이젠멘거 증후군(Eisenmenger's syndrome)이라고 불리며 양 심실이 비대해진다.

⊙ 증상

결손이 작고, 좌우 션트가 있는 초기에는 잦은 감기와 발육부전 등이 주된 증상이다. 결손이 크고, 아이의 성장에 따라 아이젠멘거 증후군이 발생하면 정맥혈이 가스교환을 하지 않은 채 몸순환(체순환)하기 때문에 청색증이 발생한다. 그 밖에 적혈구 증가와 함께 부채손가락도 발생한다.

⊙ 치료

결손의 크기가 작은 경우에는 문제가 되지 않으나 결손이 크고, 이를 통과하는 혈류량이 많은 경우에는 폐고혈압이 발생하기 전에 결손을 막는 수술이 필요하다.

2) 심방중격결손증(atrial septal defect; ASD)

좌심방과 우심방의 사이에 있는 중격에 구멍이 뚫린 상태이다. 좌우 심방의 압력 차이는 심실에 비해서 작지만, 결손의 크기가 큰 경우가 많다. 폐동맥의 혈류는 증가하지만, 폐동맥고혈압은 심실중격결손에서 보다 늦게 나타나 성인까지 생존하는 경우가 많다.

⊙병태

결손구멍을 통해서 심방혈이 왼심방으로부터 오른심방으로 흐른다. 허파로부터 왼심방으로 돌아온 동맥혈은 오른심방으로 돌아가서 다시 허파로 흐르게 된다.

⊙증상

청년기까지는 증상이 없는 경우가 많고, 결손구멍이 큰 경우에는 힘든 일을 할 경우 호흡곤란 등의 심장기능 상실(심부전) 증상이 나타난다.

2. 우좌 션트 심장 기형

1) 팔로 네증후(tetralogy of Fallot)

(1) 심실중격결손, (2) 오른심실비대, (3) 대동맥기승(대동맥판막 입구가 심실사이막에 걸쳐져 있는 상태), (4) 폐동맥협착의 4가지 기형이 혼합된 상태를 말한다. 출생 시 청색증을 동반하는 선천심장병 중 가장 흔하다.

⊙병태

대동맥기승과 함께 오른심실 유출로 허파동맥이 좁아져서 허파혈액량이 적어진다. 오른심실 내의 정맥혈은 심실사이막결손을 통하여 왼심실, 몸순환으로 흐르게 된다. 그 결과 청색증 이 발생하는 외에 적혈구 증가와 부채손가락도 발생한다.

⊙치료

수술치료가 필요하다.

2 판막심장병(valvular heart disease)

심장판막의 변형에 의하여 판막의 움직임이 장애를 일으키는 상태이다. 판막의 장애에 의하여 심장이 혈액을 송출하는 힘에 부담이 발생하여 심방이나 심실의 비대 · 확장을 일으킨다. 판막의 변형을 일으키는 원인으로 과거에는 류머티스성 심장속막염에 의한 것이 가장 많았으나 요즘은 노화나 심근이상에 의한 판막심장병이 증가하고 있다. 인공판막 등의 기술 발달로 치료 성적이 많이 좋아지고 있다.

⊙분류

판막증은 크게 협착과 폐쇄부전으로 구별된다. 협착은 판막엽들이 유착되어 판막이 완전히 열리지 않아 혈류의 흐름에 장애가 생기고, 폐쇄부전은 판막이 완전히 닫히지 않아 혈류의 역류가 발생한다. 그 결과 심장에 비정상적인 부하가 걸리게 되고, 심장은 비대하고, 확장된다.

가끔 판막의 형태적 이상은 없는데, 심실 또는 대동맥의 확장으로 인해 판막이 제 기능을 못하는 경우가 있는데, 이를 기능적 폐쇄부전이라 한다. 판막협착은 대개 섬유화와 석회화가 동반되며 서서히 진행된다. 반면 폐쇄부전은 판막 자체나 관련된 구조물의 이상으로 인하며, 서서히 진행하기도 하고, 급성으로 발생하기도 한다.

⊙ 류머티스열, 류머티스심장병 및 승모판협착증

류머티스열은 A군 용혈사슬알균에 의한 감염 후 사슬알균에 대한 항체가 조직의 정상 단백질에 교차반응을 일으키는 등의 비정상적인 면역반응에 의해 발생하는 전신의 염증질환으로 관절 또는 심장을 직범한다. 급성 류머티스열이 심장을 침범한 경우 심장염이 발생하는데, 심내막층, 심근층, 심장막층 모두에서 염증이 생길 수 있다. 시간이 지남에 따라 심장막이나 심근에 발생한 염증은 치유되고 섬유화로 대치되고 대개 심각한 임상적 문제를 초래하지는 않는다. 하지만 판막에 발생한 염증은 판막구조들의 변형을 초래하고 만성 류머티스심장병을 유발한다. 판막변형은 주로 승모판에 생기고, 승모판협착증의 원인이 된다. 승포판 협착이 심해지면 좌심방의 압력이 올라가고 심장 비대 및 확장이 일어난다.

⊙ 대동맥판협착증

노화 등 후천적인 원인은 물론이고, 류머티스심장병이나 선천대동맥판의 석회화 등 선천적인 원인으로도 발생할 수 있다. 보통 여러 원인으로 서서히 판막이 손상되고 석회화가 발생해 좌심실 유출로의 폐쇄가 발생하고, 이에 따라 좌심실의 압력이 올라가고 좌심실이 비대해지며, 더 심한 경우 심부전이 발생한다.

⊙ 승모판탈출증 및 승모판역류

결합조직이상이 있는 경우, 판막조직의 점액변성 혹은 유두근의 이상이 발생하고 이에 의해 승모판막 소엽이 늘어나 수축기에 좌심방쪽으로 부풀어 탈출하여 승모판 역류를 일으키는 병이다. 승모판 역류의 가장 흔한 원인이지만 무증상인 경우가 흔하다. 일반 인구의 5% 정도에서 발생하고, 젊은 여성에 흔하다.

⊙ 검사

심전도, 심장 초음파검사, 심음도, 가슴 방사선 검사 등에 의하여 심실·심방의 비대·확장의 유무, 판의 움직임을 검사하고, 심장 카테터 검사에 의하여 심장내압의 측정, 심장혈관 조영검사에 의하여 조영제의 혈류소견 등을 조사할 수 있다.

⊙ 치료

외과적 치료로는 변형된 판막은 제거하고 인공 판막을 이용한 판막 치환이나 판막 성형이 이루어진다.

04

3 심근병증(cardiomyopathy)

어떠한 원인에 의하여 심장근육에 손상이 생겨 진행성의 심장기능 상실이 발생하고, 돌연사를 일으키는 질환이다. 허혈성 심장질환, 심장근육염, 고혈압증 등 다른 질환을 제외하는 것이 중요하다. 대부분 원인이 불분명하기 때문에 특발성 심장근육병증이라고도 불린다. 최근 일부에 대해서 원인이 되는 유전자의 이상이 밝혀지고 있다. 심장의 형태학적 변화에 따라 확장심근병증, 비대심근병증 및 제한심근병증으로 분류한다.

⊙ 확장심근병증

고혈압이나 판막질환 등에 의한 비정상적인 부하가 없음에도 불구하고 심장이 확장되어 있고, 심장근육의 수축력이 저하된다. 수축기 기능 이상에 따른 심부전이 가장 흔한 소견이고, 부정맥이나 급사로 나타나는 경우도 있다. 심근병증 중 가장 흔한 형태이며, 20~40% 정도는 유전 원인에 의한다.

⊙ 비대심근병증

심장 비후를 일으킬 만한 기질적인 요인이 없음에도 불구하고 심실(주로 좌심실)의 비후가 현저하여 속공간은 좁아진다. 수축기 기능은 보통 정상이지만, 확장기에 심장, 특히 좌심실의 확장이 제대로 이루어지지 않는다. 심장근육은 비대칭적으로 비대하고 승모판의 형태이상도 동반된다. 거의 대부분 유전적 원인에 의해 발생하고, 임상소견은 확장기 이완 불능에 의한 심박출량의 감소에 의한다. 부정맥, 혈전증, 심부전, 급사 등의 형태로 나타난다.

⊙ 제한심근병증

심실의 비대가 없음에도 불구하고, 확장기에 심실의 이완이 잘 되지 않아 충만이 안되는 상황이며, 수축기 기능은 정상이다. 심방은 커져 있지만 방실판막은 정상이고, 심실내강과 심실벽의 두께는 정상이다. 아밀로이드증 등 전신질환에 동반되는 경우가 흔하며, 심근병증 중 가장 빈도가 낮다.

⊙ 치료

심장기능 상실에 대해서는 베타 차단약 등의 약물치료가 이루어지는데 현재까지 심장이식 이외에 근본적인 유효한 치료법은 없다.

복습과 과제

1. 혈전증과 색전증의 차이를 설명하시오.

2. 뇌출혈과 뇌경색의 원인과 증상에 대해 설명하시오.

3. 심근경색의 원인과 증상, 중요한 검사소견에 대해 설명하시오.

4. 쇼크가 어떠한 상태인지, 그리고 그 원인은 무엇인지 설명하시오.

5. 파종혈관내응고(DIC)가 어떠한 상태인지 설명하시오.

6. 선천성 심장기형을 분류하고, 각각의 대표적인 질환을 설명하시오.

7. 심장판막증의 원인과 증상을 설명하시오.

8. 심근병증의 정의와 분류를 설명하시오.

CHAPTER

05

염증과 수복

경상대학교 의과대학 병리학교실
송대현
인제대학교 의과대학 병리학교실
강미선

본 장에서는 인체의 방어반응으로서 염증, 수복과 면역에 대해서 학습한다.

A 염증

생체조직에 손상이 생기면 혈관이 있는 생체조직은 손상조직, 괴사물, 미생물 등을 제거하여 항상성을 유지하려고 한다. 이러한 생체조직의 방어 반응을 염증(inflammation)이라 한다. 염증 부위에는 4가지 중요한 소견, 즉 발적, 종창(부종), 발열(국소의 발열감), 동통이 관찰되며, 이를 Celsus[1)]의 염증의 4징후라고 하고, 기능 상실을 추가하여 염증의 5징후라 한다.

염증은 경과시간 및 조직학적 특징에 따라 급성염증과 만성염증으로 구분할 수 있는데, 급성염증은 비교적 짧은 기간 동안에 염증이 있으며, 조직 부종과 백혈구, 특히 호중구의 침윤이 특징이다. 반면에 만성염증은 조직손상이 장기간에 걸쳐서 생기거나 염증의 원인이 처리되지 않는 경우에 다소 연장된 기간 동안에 염증이 있으며, 혈관 증식, 섬유화, 조직파괴 및 림프구와 큰포식세포의 침윤이 특징이다.

1 급성염증

1. 급성염증의 원인

염증의 원인은 크게 외부 요인과 내부 요인으로 나눌 수 있다. 외부 요인으로는 (1) 병원체, 즉 바이러스, 박테리아, 진균, 기생충 등의 감염 및 미생물 유래 독소가 가장 흔하고 중요한 자극인자이며 (2) 물리적 인자, 즉 기계적인 외부의 힘, 전기, 자외선, 방사선 또는 고온으로 인한 열상이나 저온으로 인한 동상 등이 있고 (3) 화학적 인자, 즉 중금속 중독, 유기용제 중독 또는 산, 알칼리로 인한 부식 등이 염증을 일으킨다. 내부 요인으로 허혈에 의한 조직파괴, 자가면역반응 등에 의하여 염증이 발생하기도 한다.

2. 급성염증의 기전

급성염증은 다양한 원인에 의하여 발생하지만 염증이 발생하여 없어지기까지 어느 정도의 정해진 과정을 거친다. 이 경과는 아래의 3개의 과정으로 나누어 생각하면 이해하기 쉽다.

1) 기원전 35년부터 기원후 45년경에 로마의 백가전서가 그리스의 과학지식을 백가전서로서 집대성하였다. 이 중 의학문헌만이 후세에 남겨졌다.

1) 조직의 손상

다양한 손상자극으로 인해서 조직이 손상을 입으면 파괴된 조직세포나 혈소판 등에서 히스타민이나 류코트리엔(leukotriene)[2] 등의 다양한 화학적 매개물질이 방출된다. 이 물질들이 염증 매개물질로 작용함에 따라서 염증이 발생한다. 비록 급성염증을 야기하는 원인이 다양하지만 원인에 따라서 염증의 양상이 비슷한 것은 이러한 염증 매개물질에 의하여 염증이 발생하기 때문이다.

2) 혈역동학적 변화: 혈관 확장과 혈류량 증가(그림 5-1)

방출된 염증 매개물질 중 히스타민, 산화질소 등의 종류는 혈관에 작용하여 혈관을 확장시키고 혈액이 천천히 흐르도록 한다. 혈관이 확장하여 혈류가 증가하면 염증 부위에 발적과 발열(국소의 발열감) 등이 나타난다. 또한 히스타민 등의 염증 매개물질은 모세혈관의 내피세포를 수축시키고 세포틈새를 넓히기 때문에 혈관투과성이 증가한다. 혈관투과성이 커지면 혈액 속에서 단백이 풍부한 혈장이 삼출하여 사이질액이 증가한다. 이 때문에 조직에 부종이 생긴다. 화상 등에 의하여 내피세포가 죽어서 떨어져 나가면 혈장뿐만 아니라 혈액 내의 세포도 사이질로 빠져나간다. 사이질액 증가로 인한 조직압의 상승이나 혈장에 포함된 국소 호르몬인 브라디키닌으로 인해서 통각수용체가 자극을 받아 동통이 일어난다.

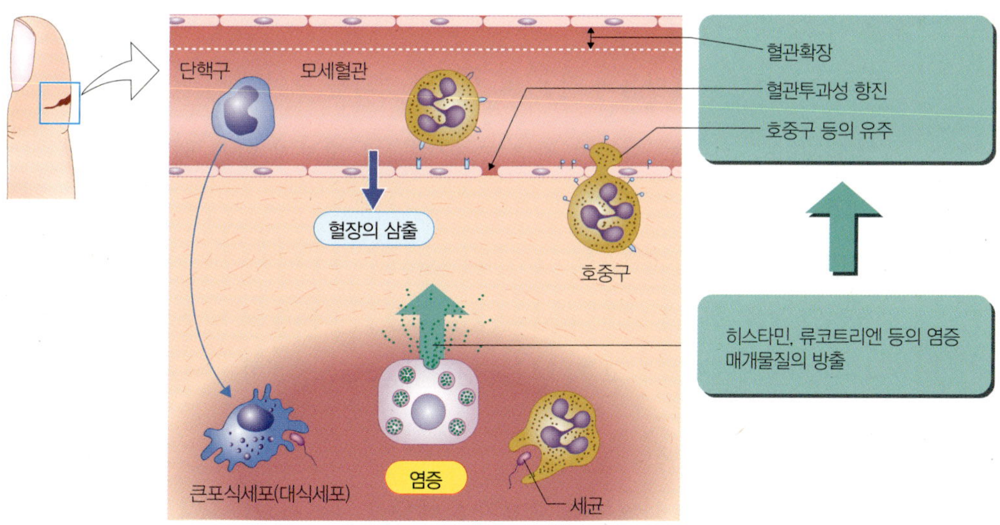

그림 5-1 혈장의 삼출과 염증세포의 침윤(모식도)

2) 백혈구에서 발견된 토리엔 구조를 지닌 불포화지방산. 염증에 관여하는 화학전달물질(세포 간의 정보전달물질)의 한 종류이다.

3) 염증세포 침윤

혈관의 내피세포와 백혈구에는 부착인자가 있는데 히스타민, 종양괴사인자 등의 염증 매개물질에 의하여 부착인자가 활성화되면 혈관 내 순환백혈구가 내피세포에 부착한 후에 내피세포 사이로 빠져 나온다. 세균에서 떨어져 나온 펩티드와 지방물질과 염증 매개물질 중 류코트리엔 등은 염증을 생기게 한 세균 등의 이물질이나 조직파괴 산물이 있는 곳으로 호중구를 이동하도록 유혹하는데 이를 '화학주성(chemotaxis)'이라고 하며, 염증세포가 국소에 모이면서 세균 등을 잡아 먹고 소화하게 된다. 염증 부위에 매우 많이 모인 급성염증세포(호중구 등)에서 리소좀 효소나 활성산소 등이 방출되어 이로 인해서 염증 부위의 조직손상이 더 심해지기도 하며, 때로는 이러한 백혈구 의존 조직손상으로 폐농양, 천식, 폐섬유증 등 질병을 야기하기도 한다.

3. 급성염증의 경과

염증의 원인이나 조직의 손상이 더 이상 없으면 급성기의 염증반응은 수일 내에 마무리되며, 남은 유해물질이나 괴사조직을 제거하고 결손조직을 원래의 상태로 돌리는 과정이 일어난다. 이 과정을 수복(repair)이라 한다. 수복과정은 회복(regeneration)과 섬유화(fibrosis)가 있으며, 큰포식세포와 섬유모 세포[3]가 주요 역할을 담당한다. 손상인자가 빨리 제거되고 조직손상이 적거나 실질세포로 재생되는 경우를 회복이라 하는데, 호중구가 처리하지 못한 병원체나 괴사세포 찌꺼기를 큰 포식세포가 제거하며 림프관으로 부종액이 흡수되어 회복이 된다. 조직손상이 심하거나 재생이 안 되는 조직에서 섬유모세포가 교원섬유를 만들어 섬유조직으로 치유되는 경우를 섬유화라고 한다.

따라서 급성염증은 다음과 같은 몇 가지의 경과를 보인다.

(1) **완전회복**: 자극의 크기가 작고 조직 파괴가 심하지 않을 때 염증 반응이 종식되고 정상으로 돌아옴
(2) **반흔**: 조직의 파괴가 심한 경우에는 파괴된 부분에 반흔(섬유화)이 생김
(3) **농양 형성**: 화농성 세균 감염의 경우 호중구 침윤과 조직 괴사로 인해 농양이 형성됨
(4) 원인이 제거되지 않고 지속되어 만성염증으로 진행함

⊙ 육아조직과 반흔조직

이러한 일련의 복구과정에서 제거된 노폐물을 운반하거나 조직의 복구에 필요한 재료를 운반하기 위해서 풍부한 모세혈관이 만들어진다. 이처럼 조직의 복구과정에서 새롭게 만들어진 모세혈관이 풍부한 섬유조직을 육아조직(granulation tissue)이라 한다. 상처가 치유될 때 생기는

3) 결합조직의 중심이 되는 구성 세포, 산재성으로 나타난다.

새살은 분홍색의 부드러운 조직으로 나타난다. 조직의 복구가 진행됨에 따라서 모세혈관은 점차 감소하고 아교질이 증가한다. 그리하여 최종적으로 딱딱한 백색을 띠는 아교질로만 구성되는 조직으로 바뀐다. 이를 반흔조직(scar)이라 한다.

2 만성염증

급성염증에서 염증의 원인이 지속되는 경우 또는 조직손상이 장기간에 걸쳐서 생긴 경우에 다소 연장된 기간 동안 염증, 조직손상, 수복이 함께 나타나는 현상을 만성염증이라고 한다. 만성염증은 (1) 결핵균 등의 마이코박테리아, 진균, 기생충과 같이 세포 내에서 소화되지 않고 살아 있는 미생물에 감염되는 경우, (2) 실리카 등 이물질에 의한 경우, (3) 류머티스와 같은 자가면역반응 또는 과민반응에 의한 경우에 나타난다.

만성염증에서는 큰포식세포가 중요한 역할을 하며, 염증 매개물질을 생성하여 미생물의 살생과 염증, 조직손상을 야기하며 섬유모세포의 증식 및 교원섬유 생성을 촉진하여 섬유화로 수복작용을 하는 데 관여한다. 만성염증에 관여하는 다른 염증세포는 큰포식세포를 활성화하는 림프구(T 세포), 항체를 생산하는 형질세포, IgE-중계 면역반응이나 기생충감염에서 주요한 세포인 호산구, 그리고 비만세포 등이다.

⊙ 만성 육아종성 염증(chronic granulomatous inflammation)

결핵균 등의 감염증과 이물반응 등에서 나타나는 만성염증의 특이한 형태이다. 육아종(granuloma)은 상피세포 모양으로 변한 큰포식세포가 덩어리를 이루고 그 주변에 림프구와 형질세포 등의 단핵백혈구가 침윤한 현미경적 병변이다. 상피모양세포는 때로는 서로 합쳐져서 다핵거대세포를 만들기도 한다. 때로는 육아종이 서로 합쳐져서 큰 종괴를 형성하기도 한다. 큰포식세포가 병원체나 이물질 등을 탐식하였으나 이를 리소좀 효소로 소화하지 못하는 경우 상피모양세포로 형태를 전환하여 병원체나 이물질을 둘러싸서 생체 내에서 주위 조직으로부터 격리시키는 작용을 한다. 육아종성 염증을 야기하는 질환으로는 결핵이 대표적이며, 나병, 매독(3기의 고무종), 일부의 진균증, 고양이 할퀌병, 서혜부 림프육아종, 브르셀라증, 사르코이드증, 크론병 및 이물반응 등이 있다. 결핵균 등에 의한 면역성 육아종은 항원을 제시받은 T 림프구가 강하게 활성화되어 종양괴사인자와 감마-인터페론을 분비하여 큰포식세포를 자극원이 있는 곳에 모으고 덩어리를 형성하게 한다.

3 염증의 화학적 매개체

혈장 또는 세포에서 유래하여 염증반응에 관여하는 물질을 염증의 화학적 매개체(chemical mediator)라고 한다. 크게 혈관활성 아민류, 아라키돈산 대사물질, 혈장 단백분해효소, 용해소체 효소, 산소유래 유리기, 혈소판 활성인자, 사이토카인 등으로 나눌 수 있다.

1. 혈관활성 아민류(vasoactive amines)

혈관활성 아민류에 속하는 대표적인 물질은 히스타민(histamine)과 세로토닌(serotonin)으로 이들은 급성염증의 초기에 혈관 확장 및 혈관 투과성의 증가에 관여한다. 히스타민은 비만세포(mast cell)의 과립 내에 저장되어 있다가 자극이 가해지면 유리된다. 다량으로 유리되는 경우 갑작스러운 혈압 감소로 쇼크를 일으킬 수도 있다.

2. 아라키돈산 대사물(arachidonic acid metabolites)

아라키돈산은 20개의 탄소를 갖는 불포화지방산으로 세포막에 인지질의 형태로 존재하거나 음식으로 섭취할 수 있으며 리폭시게나아제(lipoxygenase)에 의해서 류코트리엔계 물질이 생성되고 시클로옥시게나아제(cyclooxygenase)에 의해서 프로스타글란딘계 물질이 생성된다. 이들은 혈관 확장, 혈관 수축, 혈관 투과성 증가, 화학주성, 혈전형성 등 다양한 작용에 관여한다. 시클로옥시게나아제(cyclooxygenase) 억제제인 아스피린과 그 밖의 비스테로이드성 항염증약(nonsteroidal anti-inflammatory drug, NSAID) 제제, 리폭시게나아제(lipoxygenase) 억제제가 염증의 치료에 사용된다.

3. 보체계(complement system)

보체계는 미생물에 의해 활성화되어 숙주의 방어기전에 관여하는 C1~C9까지의 20여 종의 단백질로 구성되어 있으며 혈장 내에 존재하며 혈관의 투과성을 증가시키고 화학주성 등에 관여한다. C3a, C4a, C5a는 비만세포로부터 히스타민의 유리를 촉진하여 혈관 확장과 혈관을 확장시키고 혈관 투과성을 증가시키며 C5a는 강력한 화학주성인자이다.

4. 사이토카인과 케모카인(cytokines and chemokines)

사이토카인은 활성화된 림프구, 대식세포, 혈관내피세포등에서 분비되어 염증반응과 면역반응에 관여하며 케모카인은 주로 화학주성인자로 작용한다. 사이토카인 중 대표적인 TNF(tumor necrosis factor)와 인터루킨-1(interleukin-1)은 자극에 의해 활성화된 대식세포, T 림프구 등에서 유리되어 백혈구의 유주에 관여하며 염증반응에 동반되는 전신증상(발열, 식욕부진, 백혈구 합성 증가 등)을 유발한다.

4 염증의 여러 형태

염증은 조직상의 특징에 따라서 몇 개의 유형으로 분류한다(표 5-1).

1. 장액성 염증(serous inflammation)

혈장에서 섬유소(fibrin)[4]를 제외한 성분은 혈청과 거의 같은 성분의 액체이며 이를 장액이라 한다. 장액이 조직 내로 빠져나오는 염증을 장액성 염증이라 하며, 화상이나 바이러스 감염 때에 나타나는 물집이나 벌레에게 쏘일 때에 부풀어 오르는 것이 대표적인 예이다. 장액은 단백질이 적고 점성이 낮은 액체이다.

2. 섬유소성 염증(fibrinous inflammation)

다량의 섬유소가 조직 내로 빠져나오는 것을 특징으로 하는 염증을 섬유소성 염증이라 한다. 대표적인 질환으로는 섬유소성 심막염이나 디프테리아가 있다. 디프테리아는 점막의 섬유소성 염증이며, 괴사물과 삼출한 섬유소가 점막 표면을 막처럼 덮기 때문에 거짓막성 염증(위막성 염증)이라고도 한다. 섬유소 삼출물은 섬유소가 용해되고 큰포식세포가 제거하여 없어진다. 그러나 섬유소가 제거되지 않으면 시간이 흐르면서 섬유조직으로 대치되어 섬유소성 심막염의 경우에는 심장막과 심장외막이 섬유조직으로 두꺼워져 심낭이 막힌다.

표 5-1 염증의 분류

염증의 형태	특징	주요 질환
1. 삼출성 염증	혈액성분의 삼출	
장액성 염증	혈청성분의 삼출	수포, 과민반응성 비염
섬유소성 염증	피브린의 삼출	섬유소성 심막염, 디프테리아
화농성 염증	호중구의 침윤	화농성 충수염, 축농증
출혈성 염증	출혈	인플루엔자폐렴
괴저성 염증	괴저	가스괴저, 괴저성 충수염
2. 증식성 염증	세포증식	간경변증, 폐섬유증
3. 특이성 염증	육아종의 형성	결핵, 제3기 매독, 나병

4) 혈액 안에 섬유소원(fibrinogen)이라는 전구물질의 형태로 존재하며 응고인자의 하나인 트롬빈의 작용으로 변화한 것이다. 불용성의 단백질로서 혈액응고(지혈)에 중요한 역할을 맡는다.

3. 화농성 염증(purulent inflammation)

다량의 호중구, 괴사 조직으로 이루어진 화농성 삼출물이 주가 되는 염증을 화농성 염증이라 하고, 화농성 염증을 야기하는 세균을 화농성 세균(pyogenic bacteria)이라고 한다. 포도상구균, 연쇄상구균, 수막구균 등이 대표적이며 급성 화농성 충수돌기염(acute suppurative appendicitis)이 흔한 예이다. 화농성 염증에는 봉소염이나 농양 등이 포함된다.

1) 봉소염

봉소염(봉와직염, phlegmon)은 광범위한 호중구 침윤과 부종을 특징으로 하며, 피부밑조직의 진행성 화농성 염증이 대표적인 예이다.

2) 농양

농양(abscess)은 조직의 국소부위에 호중구와 괴사물질 덩어리인 고름이 차 있는 병변이다. 시간이 경과하면 농양 주위에 섬유화가 일어나 농양벽을 형성하며 이 때문에 항생제가 농양 내부로 침투하지 못하므로 치료를 위해서는 배농 또는 외과적 절제가 필요하다.

4. 출혈성 염증(hemorrhagic inflammation)

적혈구가 혈관 밖으로 누출되는 것, 즉 출혈이 현저한 염증을 출혈성 염증이라 한다. 인플루엔자 폐렴이 출혈성 염증을 일으키는 대표적인 질환이다.

5. 괴저성 염증(gangrenous infammation)

무산소균(혐기성균)의 감염 등을 동반한 특수한 괴사의 상태를 괴저(gangrene)라 부르며, 괴저가 현저한 염증을 괴저성 염증이라 한다. 급성 충수염과 급성 쓸개염이 방치되어 진행되면 종종 괴저성 염증의 상태가 된다.

6. 궤양(ulcer)

장기나 조직의 표면에서 염증성 괴사조직이 떨어져 나가 조직결손이 생긴 경우를 궤양이라고 한다. 궤양은 소화기 및 비뇨생식기의 점막, 노인의 다리 피부 등에서 잘 일어난다.

5 염증성 질환

대표적인 염증성 질환으로는 염증성 장질환, 류머티스성관절염 등이 있다.

1. 염증성 장질환

대장과 직장에 연속성 궤양성 병터가 나타나는 질환으로 궤양성 병터가 연속성을 띤다는 점, 병리학적으로 육아종이 관찰되지 않는다는 점에서 크론병과 구분된다. 원인은 아직 명확히 알려져 있지 않으며, 점액성 물질을 포함한 혈성 설사, 아랫배 복통 등이 주요 증상이다. 재발을 잘 하며, 병터 부위 절단 수술이 효과적인 치료가 될 수도 있다.

2. 류머티스성관절염

만성 전신성 염증질환으로 관절뿐만 아니라 피부, 혈관, 심장, 폐, 근육 등에 영향을 미치는 것으로 알려져 있다. 아직 명확한 기전은 알려져 있지 않으나, 유전적 감수성(genetic susceptibility), 환경적 요인, 자가면역성이 복합적으로 작용하여 발병하는 것으로 알려져 있다. 발병 초기에는 양쪽 작은 관절에 관절염이 생기며, 부종과 통증이 주요 증상이다.

B 수복

손상을 입은 조직은 염증, 세포증식, 조직 재구축 등 치유 과정을 거쳐서 회복하게 된다. 치유 과정은 재생과 수복으로 구분되며, 조직의 손상 정도나 장애를 입은 조직의 종류에 따라서 그 복구과정이나 치유형태가 다소 차이가 난다.

1 조직의 재생

손상을 입은 조직이 남은 실질세포나 조직의 증식으로 인해서 정상으로 복구되는 것을 재생(regeneration)이라 한다.

1. 상피세포의 재생

피부 표면을 덮는 표피나 점막상피 등의 상피조직은 그 깊은 부위에 있는 세포 증식대에서 항상 세포분열이 반복하며, 가장 표층의 세포는 탈락하고 새로운 세포가 그 자리를 대치한다. 상피조직이 손상을 입어 결손을 일으킨 경우에는 결손부의 주위나 깊은 부위에 남은 증식대의 상피세포가 증식하여 새로운 상피가 되어 피복된다. 이를 상피세포의 재생이라 한다.

2. 실질세포의 재생

간세포 등의 실질세포는 일반적인 상태로는 분열하여 증식하는 일은 없으나, 손상을 입어서 조직의 결손이 생기면 남은 실질세포가 분열하여 조직이 재생된다. 그래서 결손 부분에 형태와 기능을 회복할 수 있다.

이에 비해서 골격근이나 심장근육, 뇌의 신경세포 등은 일반적으로 분열 증식하는 능력을 가지고 있지 않기 때문에 조직의 결손이 발생하여도 재생하지 못한다. 이 때문에 심근경색이나 뇌경색 등의 경우 한번 괴사가 발생하여 결손된 부분은 섬유성 반흔으로 남고, 기능을 완전히 회복할 수는 없다.

간은 실질세포와 결체조직으로 구성되어 있다. 간에서 결체조직의 손상없이 실질세포만 손상된 경우 간 실질세포가 재생하여 결손 부분의 형태와 기능을 회복할 수 있으나, 결체조직이 손상된 경우에는 섬유성 반흔이 남는다. 이렇게 간에 섬유성 반흔이 남게 되는 경우, 간경화라 한다. 간경화의 주요 원인으로 술 남용, 바이러스성 간염, 비알코올성 지방간 등이 있다.

2 수복에 의한 상처 치유

수복(repair)은 조직 손상 후, 섬유조직으로 결손 부분이 대체되어 복구되는 것을 말하며, 분열 증식하는 능력을 가지고 있지 않은 조직에서 조직 손상 후 복구과정에서 일어난다. 대표적인 수복이 피부 상처 치유 과정이다. 피부 상처 치유는 방법에 따라서 일차유합과 이차유합, 크게 둘로 나눌 수 있다(그림 5-2).

1. 일차유합

수술 절개창과 같이 조직의 결손이 적고, 감염 등이 발생하지 않은 경우에는 조직의 복구가 신속히 경과하여 큰 반흔을 남기지 않고 치유된다. 외과봉합 시에 보이는 이러한 치유 과정을 일차유합이라 한다.

2. 이차유합

일차유합에 비해서 조직의 결손이 큰 경우나 감염 등으로 인해 대량의 괴사조직이 발생하는

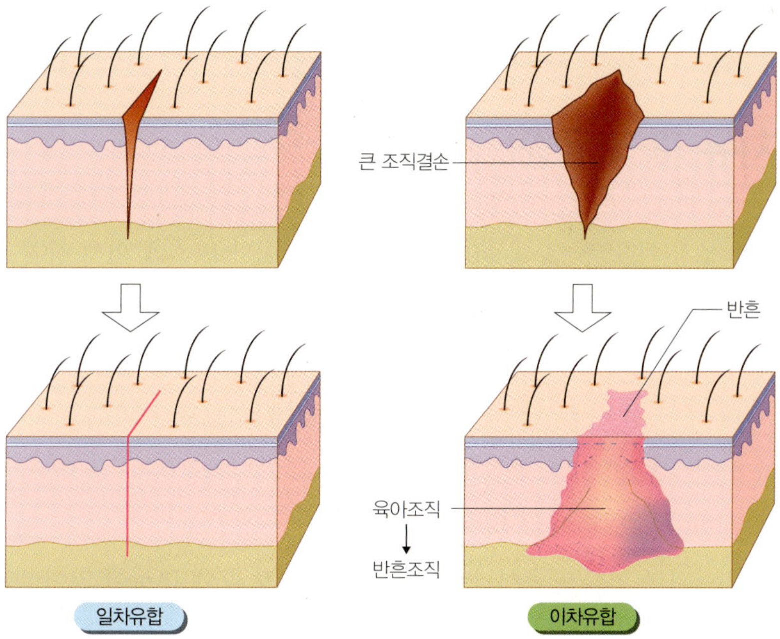

그림 5-2 창상 치유

경우에는 상처를 금방 봉합할 수 없으며, 상처를 그대로 열어둔 채 창상을 수복하게 된다. 이때, 괴사조직이나 결손부에 혈액응고괴가 형성되면 이를 처리하기 위해서 대량의 염증세포가 모여 염증이 생긴다. 나아가서는 풍부한 모세혈관이 만들어져 육아조직이 형성되며 표면에서 상피가 재생되기 시작한다. 육아조직은 시간의 경과와 함께 섬유조직으로 변화하여 결손부를 메운 반흔조직이 수축함에 따라서 창상 면적이 점차 작아진다. 결손부는 반흔을 남기는 형태로 치유된다. 이러한 복구과정을 거친 치유 과정을 이차유합이라 한다. 이차유합에서는 일차유합보다 상처 수축이 더 많이 일어난다.

3 상처 치유에 영향을 주는 인자

창상 치유의 과정은 연령이나 전신적 또는 국소적 요인 등 다양한 요인으로 인해서 영향을 받는다. 예를 들어서 개체의 영양상태가 나쁜 경우, 당뇨병 등의 대사질환이 있는 경우, 동맥경화나 동맥협착 등이 있어 국소부위에 대한 혈액의 공급이 좋지 않은 경우나 국소에 감염을 동반한 경우에도 창상 치유는 지연된다. 또 나아가 상처 부위에 이물질이 있는 경우에는 그 이물질이 감염 원인이 될 가능성뿐만 아니라 주위의 조직을 자극하여 염증을 지속시켜 창상 치유를 지연시키는 원인이 되기도 한다. 상처를 일찍부터 움직이면 상처가 분리되면서 치유가 느려진다. 혈관 분포도가 높은 두피 등은 창상 치유가 비교적 빠른 편이며, 혈관 분포도가 낮은 인대 등은 창상 치유 기간이 오래 걸린다.

4 상처 치유 후 후유증

피부 상처 치유 후, 부적절한 육아조직 형성이나 반흔에 의해 상처 분리와 궤양이 생긴다. 말초혈관 죽상동맥경화증에서와 같이 혈류공급이 충분하지 않으면 상처 부위에 궤양이 생길 수 있다. 수복과정에서 아교질이 과도하게 형성되어 비후성 반흔과 켈로이드가 생긴다. 반흔조직이 원래 생긴 상처 부위보다 더 크게 자라 주위 피부보다 위로 튀어나와 있는 경우를 켈로이드라고 한다. 켈로이드 형성 원인은 알 수 없고 개인차가 있는 것으로 알려져 있다. 정상 치유 과정에서 상처 수축은 중요한 요소이다. 그러나 상처 수축이 과도하게 일어나면 상처 부위에 기형이 일어나며 이를 구축이라고 한다. 심한 화상 후에 구축이 일어나면 손, 발 등의 관절운동이 제한된다. 간에서 상처 치유 후, 간경화가 나타난 경우, 간 기능에 장애를 주게 되며, 근육이나 신경 손상 후에도 섬유조직으로 대체되어 수복된 경우 기능에 장애를 일으킬 수 있다.

복습과 과제

1. 일차유합과 이차유합의 차이를 정리하시오.
2. 삼출성 염증과 증식성 염증의 차이에 대해 정리하시오.
3. 육아종성 염증의 특징에 대해서 정리하고 대표적인 질환을 열거하시오.

CHAPTER

06

면역질환

고신대학교 의과대학 병리학교실
장희경
부산대학교 의과대학 병리학교실
박도윤

A 과민반응과 자가면역질환

생체의 조직과 세포에 손상을 주는 유해한 면역반응을 일반적으로 과민반응(hypersensitivity reaction)이라 한다. 잘 알려진 과민반응 중 대부분은 외인성항원에 대해 과잉 면역반응을 일으키기 때문에 생체 자신이 스스로 상처를 일으키는 성질을 가지고 있다.

이외에 유해한 면역반응으로 인체조직 그 자체가 면역의 표적이 되는 경우가 있다. 이것은 자가면역이라고 불리는 현상으로, 이에 따라 발생하는 병태를 자가면역질환이라고 부른다.

1 과민반응(hypersensitivity reaction)

면역체계는 병원체에 대해서만 작용하는 것이 아니라 외부에서 들어오는 모든 물질에 대해 반응을 한다. 이 때문에 생체에게 유익한 반응을 하는 한편 때로는 반대로 생체에게 불리한 반응을 초래하기도 한다. 이것을 과민반응이라고 한다.

1. 쿰즈의 분류

과민반응을 분류할 때 쿰즈(Coombs)의 분류가 종종 사용된다(표 6-1). 이 분류는 과민반응을 발생기전에 따라 I~IV의 4형으로 분류한다. 나아가 최근에는 II형 과민반응 중 세포독성이 아닌 세포의 기능항진 또는 저하를 초래하는 것을 V형으로 독립시켜서 분류하기도 한다.

2. I형 과민반응(즉시형 과민반응)

I형 과민반응은 과민반응의 대표적인 유형이다. 일단 감작된 항원에 두 번째 이후에 접촉한 경우 즉각적으로 발생하는 면역반응으로 즉시형 과민반응 또는 아나필락시스라고 한다. 이 반응에는 면역글로불린E(IgE 항체)가 관여하고 있다.

표 6-1 과민반응의 분류(쿰즈의 분류)

과민반응의 형	관여하는 인자	주요 질환
I형 과민반응(즉시형)	IgE 항체, 비만세포, 호염기구	과민반응성 비염, 아토피성 피부염, 기관지 천식, 페니실린 쇼크
II형 과민반응(세포손상형)	항체, 보체	혈액형 부적합 수혈, 중증근무력증, 특발성 혈소판감소성 자반증
III형 과민반응(면역복합체형)	면역복합체	급성사구체신염, 아교질병
IV형 과민반응(지연형)	T 림프구	접촉피부염, 투베르쿨린 반응

1) I형 과민반응의 발생기전

I형 과민반응은 조직 안에 있는 비만세포(mast cell)와 혈액 속에 포함된 과립구의 일종인 호염기구 등 두 종류의 세포가 중요한 작용을 담당하고 있다. 이들 세포의 세포질에는 다수의 과립이 있고, 이 과립 안에 과민반응의 원인이 되는 화학전달물질(예: 히스타민)이 포함되어 있어 탈과립될 때 임상 증상이 나타난다.

비만세포나 호염기구는 세포 표면에 IgE 항체와 결합하는 IgE 수용체를 가지고 있다. 이 세포는 외부 특정 항원에 감작되면 이에 대한 IgE 항체를 세포 표면에 가지게 된다. 이후 재차 같은 항원이 체내에 들어오게 되면, IgE 항체에 항원이 결합하게 되어 비만세포나 호염기구는 세포 내의 과립을 방출한다. 이 과립 안에 포함되어 있는 히스타민 등의 화학매개물질이 탈과립하여 국소염증반응을 일으킨다(그림 6-1). 따라서 이러한 형태의 과민반응은 항원에 특이적인 IgE 항체를 이미 가지고 있는 사람에게만 발생한다.

I형 과민반응으로 발생하는 염증은 다수의 호산구가 관찰되는 것이 특징이다. 호산구는 비만세포가 방출하는 화학매개물질로 인해서 염증 부위에 모이게 되며, 일종의 조직손상에 관여하고 있다.

- **국소 아나필락시스(anaphylaxis)**: 국소 아나필락시스의 대표적인 예는 아토피성 질환 또는 알레르기이다. 꽃가루, 진균, 동물의 털 등의 외부항원에 대하여 두드러기, 맥관부종, 알레르기 비염, 천식 등을 일으키는 것이 대표적이다.
- **전신 아나필락시스**: I형 과민반응이 전신성으로 발생하여 호흡곤란이나 순환부전이 급격히 일어나 쇼크 상태가 되는 경우가 있다. 이를 전신 아나필락시스라 한다. 페니실린 쇼크가 대표적인 예이며, 심하면 사망할 수도 있다.

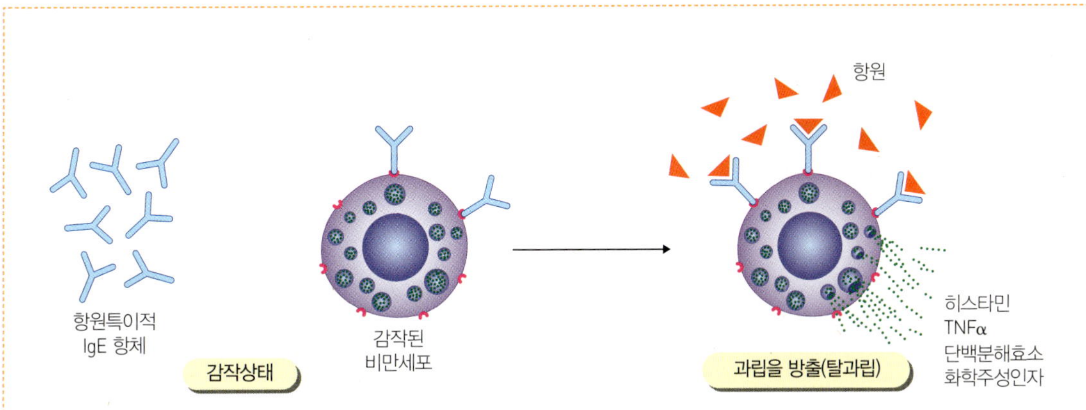

그림 6-1 I형 과민반응의 기전

2) 예방

과민반응의 원인이 되는 항원, 즉 알레르겐과의 접촉을 피하는 것이 최선의 예방이다. 일정 항원에 대한 과민반응의 유무는 소량의 항원을 피부에 접촉시켜서 반응의 유무를 살피거나 항원에 특이적인 IgE 항체의 유무를 조사함으로써 판단할 수 있다.

3) 치료

치료에는 항히스타민제가 사용된다. 비만세포에서 분비된 히스타민이 혈관의 평활근세포 등에 있는 히스타민 수용체와 결합을 방해한다. 증상이 비교적 심각할 때는 에피네프린이나 기관지확장제 등을 사용한다. 나아가 중증이 되었을 때 아나필락시스 쇼크를 일으키는 경우에는 삽관 등 기도 확보나 부신겉질스테로이드의 점적정맥주사가 필요하다. 처치가 지연되면 질식사하는 경우가 적지 않다.

3. II형 과민반응(항체매개형 과민반응)

세포독성 항체가 중요한 작용을 하며 항체매개형 과민반응이라고 불린다. 즉 표적이 되는 조직이나 세포에 대해 특이적으로 결합하는 항체가 형성되어 과민반응이 발생한다. 일반적으로 항체 외에 보체가 관여하기도 하고 항체의존성 세포독성 작용을 통하여 세포나 조직의 손상을 일으킨다(그림 6-2).

혈액 내에는 혈액형 물질에 대한 동종 항체가 자연적으로 존재한다. 그러므로 혈액형 부적합 수혈이나 신생아 용혈성 질환은 수여자의 혈액 내에 미리 존재하는 혈액형 물질에 대한 항체가 공여자 적혈구 표면의 항원에 결합하여 적혈구를 파괴한다. 항체로 싸인 적혈구는 대식세포에

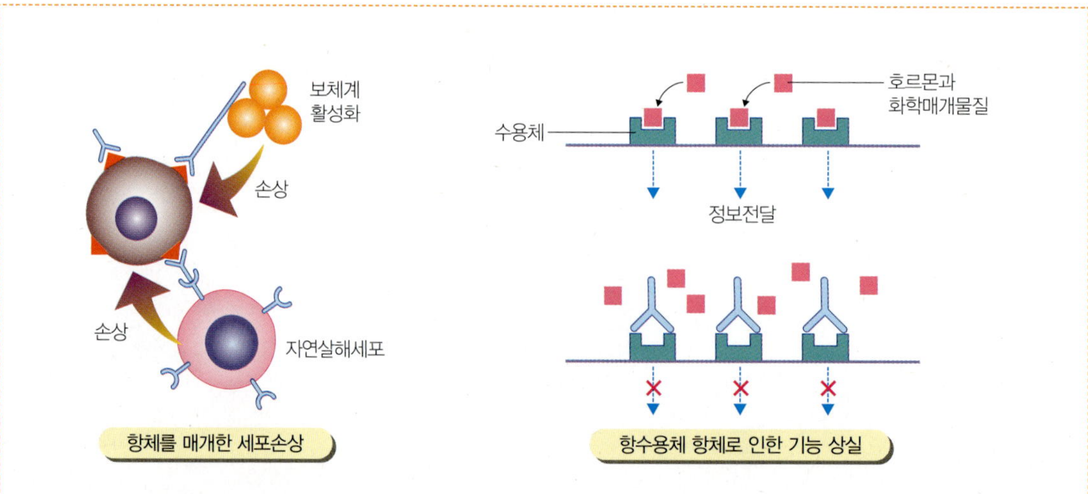

그림 6-2 II형 과민반응의 기전

탐식되기 쉽기 때문이다. 또한 자기 자신의 적혈구나 혈소판에 대한 자가항체가 만들어져서 용혈성빈혈이나 혈소판 감소를 일으키는 경우도 있다. 주요 질환으로는 Goodpature 증후군과 중증근무력증이 있다.

1) Goodpature 증후군

신장이나 폐의 바닥막(기저막) 물질에 대한 항체가 발생하여 위중한 사구체신염과 폐출혈을 일으키는 경우를 Goodpasture 증후군이라 한다.

2) 중증근무력증

염증반응을 동반하지 않는 특수한 예로서 중증근무력증이 있다. 골격근의 운동은 아세틸콜린이 신경 말단에서 분비되어 골격근의 신경근 접합부에 있는 수용체에 결합하여 제어된다. 중증근무력증 환자는 아세틸콜린수용체에 대한 항체가 생겨, 이 항체가 수용체를 차단하여 아세틸콜린의 결합을 막기 때문에 근이완이 발생한다(그림 6-2). 이렇듯 항체가 세포의 기능을 방해하는 쪽으로 작용하는 데 염증 등 세포의 손상을 동반하지 않기 때문에 V형으로 분리하자는 견해도 있다.

4. III형 과민반응(면역복합체형 과민반응)

항원과 항체가 반응하여 형성된 항원항체복합체, 또는 이에 보체가 결합한 것을 면역복합체라 하며 면역복합체가 관여한 과민반응을 III형 과민반응이라 한다. 대개 순환하는 혈액 내 또는 국소에서 형성된 면역복합체가 장기나 조직에 침착함에 따라 조직손상이 일어난다(그림 6-3). 면역 복합체가 잘 침착하는 부위로는 혈관, 관절, 피부, 신장 등이다. 주요 질환으로는 급성사구체신염(연쇄균감염후), 전신홍반성루푸스 신염, Schonlein-Henoch 자반병 등이 있다.

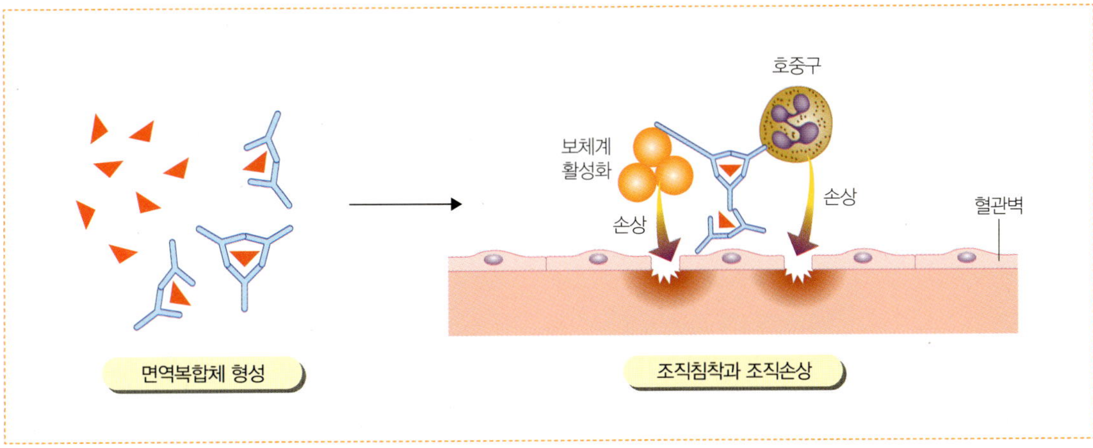

그림 6-3 III형 과민반응의 기전

1) 급성사구체신염

III형 과민반응에 속하는 대표적인 질환으로서 다양한 사구체신염이 있다. 급성사구체신염은 용혈사슬알균(용혈성 연쇄구균) 감염 후에 발생한다. 어떤 종의 용혈사슬알균에 대한 항체가 균과 결합하여 혈액 속에 면역복합체를 만들고, 이 면역복합체가 신장의 사구체(토리)에 침착하여 사구체신염을 일으킨다.

2) 기 타

이외에도 전신홍반루푸스, Schonlein-Henoch 자반병 등의 자가면역질환 대부분과 이와 유사한 질병이 이 유형에 포함된다.

5. IV형 과민반응(지연형 과민반응)

항원에 접촉한 후 약 48시간 후에 반응이 일어나기 때문에 지연형 과민반응이라 불린다. 투베르쿨린 반응이 대표적이다. I형에서 III형까지의 과민반응이 항체를 통해서 발생하는 체액성 면역반응인 것에 비해, IV형 과민반응은 감작된 T 세포(보조 T 세포)가 사이토카인을 분비하여 대식세포를 활성화시키고 병소로 불러모아 육아종(granuloma)을 형성하는 세포성 면역반응으로, 이 때문에 세포성 면역능력에 이상이 있는 상태에서는 투베르쿨린 반응은 음성화로 나타난다(그림 6-4).

또 다른 경우로는, 세포독성 T-세포가 표적세포 표면에 있는 항원을 인지하여 표적 세포만을 사멸시키는 경우도 있다. 이는 암의 면역 치료 등에 응용되기도 한다.

1) 접촉피부염

이 기전으로 발생하는 질환으로 접촉피부염이 알려져 있다. 목걸이 등 피부에 직접 닿는 물질

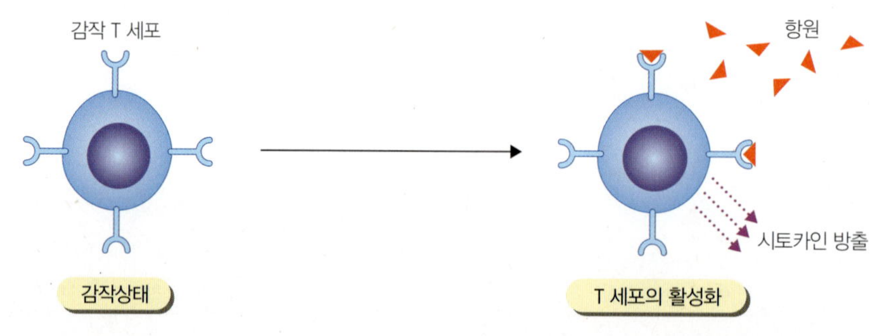

그림 6-4 IV형 과민반응의 육아종 형성 기전

로 인해 발생하는 염증이다. 대부분 IV형 과민반응이 관련되어 있다. I형 과민반응으로 인한 피부염은 아토피성 피부염이라 하므로, 접촉성 피부염과는 혼돈하지 말아야 한다. 그러나, I형 과민반응과 같이 원인이 되는 물질을 알레르겐이라고 한다. 알레르겐과의 접촉을 피하는 것이 최선의 예방책이다. 알레르겐의 검사로는 패치 테스트(patch test)가 시행되고 있다.

2 자가면역질환(autoimmune disease)

자신의 세포나 조직에 대해 발생하는 면역반응을 자가면역(autoimmunity)이라 부르며, 이로 인해 발생하는 질환을 자가면역질환이라 한다.

1. 자가관용(self tolerance)

면역계는 일반적으로 자기의 세포나 조직에 대해 반응을 일으키지 않도록 만들어져 있다. 이를 자가관용(self tolerance)이라 한다. 림프구는 가슴샘(흉선)이나 골수에서 분화될 때 자기항원과 반응하는 림프구가 제거되기 때문에 자가관용이 형성된다고 하는데, 이에 대해서는 아직 밝혀지지 않은 부분이 많다. 이 자가관용이 본래의 기능을 상실할 때 자가면역이 발생한다.

2. 자가면역질환

자기 조직에 대한 면역반응, 즉 자가면역으로 발생하는 질환을 자가면역질환이라 한다. 전신에 있는 다양한 장기나 조직이 손상을 입은 경우를 전신성 자가면역질환이라 하고 특정 장기만이 손상을 입은 장기특이적 자가면역질환이 있다. 전신성 자가면역질환에는 전신성홍반성낭창이 대표적이며, 그외 류머티스양관절염, 결절다발동맥염, 전신피부경화증 등이 있고, 장기특이적 자가면역질환에는 하시모토 갑상선염, 그레브스병, 자가면역성 용혈빈혈, 특발성 혈소판감소성 자반병, 악성빈혈, 다발경화증(multiple sclerosis) 등이 포함된다(표 6-2).

1) 자가항체

자기 조직에 대한 면역반응이 일어나면 혈액 속에 자기의 세포나 조직에 대해 반응하는 항체

표 6-2 장기특이적 자가면역질환

질환	특징적인 자가항체
만성 갑상선염(하시모토병)	항마이크로솜 항체, 항갑상선글로불린 항체
자가면역성 용혈빈혈	항적혈구 항체
특발성 혈소판감소성 자반증	항혈소판 항체
악성빈혈	항벽세포 항체

06

가 나타난다. 이를 자가항체(autoantibody)라 한다. 자가면역질환은 각각의 질환의 특징적인 자가항체가 나타난다고 알려져 있으며, 혈청에서 자가항체를 검출하는 것은 진단에 도움이 된다. 이러한 자가항체의 존재는 병태와 깊이 관련되어 있다.

3 전신성 자가면역질환 아교질병(collagen disease)

전신의 결합조직에 손상이 나타나는 질환들을 말하며, 교원섬유의 변성이 그 병태와 관련한다고 믿었기 때문에 아교질병(교원병)이라는 이름이 붙었다. 결합조직병(connective tissue disease)이라고도 한다. 현재는 각 질환의 특징적인 자가항체가 증명되어서 전신성 자가면역질환으로 불리고 있다.

1) 섬유소 모양 변성

섬유소(fibrin) 모양의 단백질 침착이 특징인 결합조직의 변성을 섬유소 모양(fibrinoid) 변성이라 하며, 아교질병에 공통적으로 나타나는 특징적인 소견으로 인식되어 왔다. 면역복합체의 침착이 변성의 원인에 관여하고 있으며 작은 괴사를 동반하여 섬유소 모양 괴사(fibrinoid necrosis)라고도 한다.

2) 스테로이드 요법

전신홍반루푸스법(SLE)을 비롯한 아교질병은 치료방법으로 부신겉질스테로이드가 대량으로 사용된다. 이에 따라서 병태나 증상의 진행이 억제되고 질병의 예후는 극적으로 개선된다. 그러나 부신겉질스테로이드를 대량으로 사용하게 되면 면역억제로 인한 감염증이나 소화성 궤양 등 부작용을 일으키기 때문에 세심한 주의가 필요하다. 최근에는 파루스 요법이라 불리는 단기간의 대량 투여요법이 실시되게 되어 전에 많이 나타난 부작용으로 인한 감염증 사망 예는 감소하였다.

1. 전신성 자가면역질환

고전적으로는 류머티스열, 류머티스양관절염, 전신홍반루푸스, 진행전신피부경화증(경피증), 다발근[육]염 또는 피부근[육]염, 결절다발동맥염의 6가지 질환을 아교질병이라 한다. 류머티스열을 제외한 5개의 질환의 원인이 분명하지 않은 것에 비해 류머티스열은 용혈사슬알균 감염 후에 자가면역성 염증이 원인인 것이 명백히 밝혀져 있기 때문에 최근에는 아교질병으로 다루어지는 경우가 줄어들었다. 고전적으로 아교질병 외에 유사한 병태를 나타내는 전신성 자가면역질환이 몇가지 알려져 있으며 아교질병 유사질환으로 분류되어 있다(표 6-3).

표 6-3 전신성 자가면역질환	
아교질병	류머티스열(rheumatic fever) 류머티스양관절염(rheumatoid arthritis; RA) 전신홍반루푸스(systemic lupus erythematosus; SLE) 진행전신피부경화증(progressive systemic sclerosis; PSS = 경피증, scleroderma) 다발근염(polymyositis), 피부근염(dermatomyositis) 결절다발동맥염(polyarteritis nodosa; PAN)
유사질환	웨게너육아종증(Wegener granulomatosis) 쇼그렌증후군(Sjogren syndrome)

아교질병이나 그 유사질환을 포함한 전신성 자가면역질환은 종종 다양하고 다채로운 자가 항체가 나타나며, 동시에 복수의 병태가 나타나거나 하나의 병태에서 다른 병태로 이행하는 경우가 있다.

2. 전신홍반루푸스(systemic lupus erythematosus; SLE)

전신홍반루푸스(전신성 홍반성 낭창, SLE)는 다양한 자가항체가 형성되어 혈액 속에 다량의 면역복합체를 만들어 각 장기에 침착시키기 때문에 전신에 여러 장기나 조직에 손상이 생긴다. DNA 등 세포핵 내에 있는 자가항원에 반응하는 자가항체를 항핵항체라 하며 SLE에 특이적이다. SLE는 전신의 혈관에 섬유소 모양 괴사를 동반한 특징적인 혈관염을 발생시켜 다양한 장기에 특이적인 병변이 나타난다. 대표적인 병변으로 얼굴에 생기는 나비 모양의 홍반이 있다. 신장 병변은 루푸스신염이라고 불리며 증상이 있는 경우에는 대개 나타난다. 콩팥(신)증후군을 나타내는 경우도 있고, 콩팥기능 상실(신부전)이 사망 원인이 되는 경우도 적지 않다. SLE는 젊은 여성에게 많이 발생한다.

B 이식과 면역

살아 있는 장기 · 조직 · 세포 등을 다른 부위나 다른 개체로 옮기는 것을 이식(transplantation)이라 한다. 다른 종류 및 같은 종류의 조직을 이식하는 시도는 옛날부터 거듭되어 왔으나 고등동물에서는 다른 개체에서 이식한 장기가 영구적으로 정착하여 살아 있는 경우는 없는데, 이는 자기가 아닌 것을 제거하려는 면역의 근원적인 기전이 작용하기 때문이다.

1 거부반응(rejection)

자기 스스로의 조직을 자기 신체의 다른 부위로 이식하는 것을 자가이식이라 한다. 유전자 형이 동일한 일란성 쌍생아와 같은 개체 간에서 이식을 하는 동계이식의 경우는 면역학적인 문제가 없으며 이식편은 생착하고 계속 기능이 유지된다. 이에 비해서 같은 종의 다른 개체에서 이식을 하는 동종이식이나 다른 동물 종에서 이식을 하는 경우(이종이식)에는 이식편은 일반적으로 잘 생착되지 못하며 괴사하여 탈락하게 된다. 이러한 현상을 거부반응이라 한다.

2 조직적합항원(histocompatibility antigen)

같은 종끼리라 하더라도 각 개체에 따라서 유전자가 미세한 차이가 있는 경우를 유전적 다형성(genetic polymorphism)이라고 한다. 같은 종의 다른 개체에 이식한 이식편이 살아남지 못하고 거부반응을 일으키는 데는, 유전적 다형성의 결과로 발생한 단백질 등의 미소한 차이를 면역계가 항원으로 인식하기 때문이다. 이러한 이식편의 거부반응에 관련된 항원을 조직적합항원이라 한다.

조직적합항원에는 다양한 분자가 포함되어 있다. 그중 면역기능과 밀접한 관련이 있는 분자로 구성된 조직적합항원을 주요조직적합항원이라 한다. 이 분자는 주요 조직적합유전자복합체(major histocompatibility complex; MHC)라 불리는 유전자 영역에서 아미노산 배열이 결정되기 때문에 MHC 항원이라고도 한다. MHC 항원은 개체의 모든 세포 표면에 표출되어 있는 분자군으로 고등동물에서 면역계, 특히 T 세포가 자기를 인식하는 수단으로 이용하는 분자군이다. 즉 T 세포의 표면에 있는 T 세포 수용체는 자기의 MHC 항원과 함께 제시된 항원만을 항원으로 인식한다.

인간에게 MHC 항원에 해당하는 분자를 HLA 항원이라 한다. 이식된 장기가 생착할 가능성을 규정하는 지표로서 백혈구에서 처음으로 발견되었기 때문에 사람조직적합 백혈구 항원(human histocompatibility leukocyte antigen; HLA)이라 이름이 붙여졌다. HLA 항원은 6개 종류로 분류되어 있으며, 각 분류된 종류에서 수 종류 이상의 형태가 존재한다. 이러한 불일치는 거부반응의 요인이 되며, 반대로 일치할 경우 이식 장기의 생착률을 향상시킨다. 즉, 이식 거부반응을 최소화하는 방법은 HLA 유형을 일치시키는 일이다. 가족 간에 일치율이 가장 높게 나타난다.

1. HLA

HLA의 아미노산 배열을 결정하는 유전자는 매우 다양한 유전적 다형성을 나타내며 완전히 똑같은 유전자형을 가진 타인은 일란성 쌍생아 외에는 거의 없다. 이 때문에 HLA로 인한 개인의 식별이 가능하여 '세포표면의 지문'이라고 표현할 수 있다. 또한 HLA에 일부의 특정형태를 가진 사람에 대해서는 어떤 특정의 질환에 걸리기 쉽다는 상관관계가 있다고 잘 알려져 있다.

3 장기이식(organ transplantation)

인간은 피부에 자가이식과 각막의 동종이식을 비롯하여 최근 30년간 신장, 심장, 간, 췌장 등 장기이식이 가능하게 되었다. 장기이식의 역사는 거부반응과의 싸움이라는 역사라고도 할 수 있다. 이식과 관련된 면역기능이 점차 해명되었고 면역반응을 억제하는 면역억제약이 개발됨에 따라 어느 정도의 거부반응을 조절할 수 있게 되었다. 이에 따라 장기이식에 관련한 성과도 비약적으로 향상하였다.

1. 콩팥이식

콩팥은 다행히 2개가 있어서 HLA가 비슷한 사람이 가족으로부터 한쪽의 콩팥을 이식받는 동종생체 콩팥이식이 활발히 시행되고 있다. 그러나 거부반응을 피할 수는 없기 때문에 시클로스포린(cyclosporin)을 비롯한 다양한 면역억제약이 개발되어 사용되고 있으며, 새로운 약제개발도 활발히 이루어져 왔다. 이 결과 부작용이 적고 면역억제 효과가 강한 약제가 개발되어 거부반응의 발생률은 현저하게 감소되였다.

면역능력을 억제하게 되면 감염의 위험성은 늘어나게 된다. 무균실 등의 설비와 동시에 HLA의 검사로 조직적합성을 향상시켜 현재는 상당히 안전하게 콩팥이식을 실시하게 되었다.

2. 사체 장기이식

이식하는 장기를 제공하는 측의 사람을 공여자(donor)라 하며, 이식받는 쪽의 사람을 수여자(recipient)라고 한다. 장기이식이 활발해짐에 따라 장기 공여자가 부족한 문제가 심각하다. 장기이식을 필요로 하는 대기 환자에게 공정하고 공평하게 이식을 진행하기 위해서는 죽은 사람으로부터 적출한 장기를 이식할 필요가 있다. 콩팥이식은 전보다 사체 콩팥의 이식을 적극적으로 하게 되었다. 최근 장기이식법이 제정되어 뇌사자로부터 장기이식하는 것이 부분적으로 인정되었기 때문에 콩팥 외에 심장이나 폐 등의 이식도 국내에서 실시할 수 있게 되었다.

4 골수이식(bone marrow transplantation)

정상적인 조혈기능이 상실된 환자의 골수세포를 사멸시켜 조혈줄기세포를 포함한 골수조직을 새롭게 주입하여 조혈능력을 재생시키는 요법을 골수이식이라 한다. 현재 급성백혈병이나 재생불량빈혈, 선천성 면역결핍병 등에 골수이식 치료를 실시하고 있다.

1. 이식편대 숙주병(GVHD)

골수이식의 경우 콩팥 등 일반 장기이식과는 달리 이식편대숙주병(graft-versus-host disease; GVHD)이라 불리는 질병이 문제시 되고 있다. 이식되는 조직을 이식편(graft)이라고 하고, 장기이식을 받는 사람의 몸을 숙주(host)라 하며, 이식편이 숙주를 공격하는 면역반응을 GVHD라 한다. 이식을 하는 골수조직 중에는 면역반응의 중추를 담당하는 림프구가 필히 포함되어 있다. 이 림프구가 숙주를 자기가 아닌 항원이라고 인식하여 공격을 하는 반응이다.

2. 골수은행

GVHD를 막기 위해서 골수이식에서는 한층 더 신중하게 HLA의 유형을 맞출 필요가 있으며, HLA의 일치율이 높고 더욱 적합한 공여자를 찾아야 한다. 이 때문에 생긴 조직이 골수은행이다.

최근에는 조혈 줄기세포만을 적출하여 이식하는 말초조혈모세포이식이나 조혈줄기세포를 풍부하게 포함한 제대혈을 이식하는 제대혈이식도 시도하고 있다. 이러한 방식은 GVHD를 더욱 낮출 수 있는 이점이 있다. 이 때문에 골수은행과 같이 제대혈은행도 설립되고 있는 중이다.

복습과 과제

1. 면역에 관여하는 세포를 열거하여 그 작용에 대해 정리하시오.
2. 시토카인의 특징에 대해 정리하시오.
3. 면역결핍의 원인에는 어떠한 것이 있는지 열거하시오.
4. 과민성 반응 4가지와 이로 인해 발생하는 질병들을 열거하시오.
5. I형 과민반응의 특징을 정리하시오.
6. 자가면역질환의 특징에 대해 정리하고 대표적인 질환을 열거하시오.
7. 일반 장기이식과 골수이식의 다른 점에 대해 정리하시오.

CHAPTER

07

감염증

인제대학교 의과대학 병리학교실

김우경, 김주연

A 숙주와 미생물과의 관계

미생물(microbe)은 육안으로 관찰할 수 없는 아주 작은 생물로 바이러스(virus), 박테리아(bacteria), 곰팡이(fungus), 기생충(parasite) 등이 포함된다. 미생물은 다양한 환경에서 숙주(host)에 침입하여 기생하며 영양분을 공급받는다.

1 공생

공생(symbiosis)이란 각기 다른 두 개 혹은 그 이상의 생물체가 서로 영향을 주고 받으며 함께 사는 것을 뜻하며, 생물체 간의 이해 관계에 따라 상리공생(mutualism), 편리공생(commensalism) 및 기생(parasitism)으로 구분할 수 있다.

상리공생은 두 생물체가 공생을 통해 이득을 얻는 경우이다. 반면 기생은 한쪽은 이익을 얻는 기생체(parasite)가 되지만 한쪽은 피해를 입는 숙주가 된다. 편리공생은 한 생명체는 이익을 얻고 다른 생명체는 아무런 영향을 받지 않는 관계를 말한다. 그러나 이러한 상호 관계의 정의는 명확한 경계가 있는 것이 아니라 같은 두 생물체에서도 시간이나 환경의 변화에 따라 이해 관계가 변하기도 한다.

공생체(symbiont)가 숙주에 침입하여 숙주의 영양분을 이용하여 증식하는 과정에서 이차적으로 다른 해로운 미생물의 집락형성(colonization)을 억제하게 되는데, 이러한 경우 숙주는 간접적인 이익을 얻으므로 상리공생 혹은 편리공생이라고 볼 수 있다.

2 오염, 감염 및 질병

오염(contamination)은 미생물이 존재한다는 의미이며, 감염(infection)은 미생물이 숙주 안에 정착하여 증식하고 있는 상태를 말한다. 질병(disease)이란 생체 내의 구조적, 기능적 변화로 인해 신체가 정상 기능을 하지 못하는 상태이다. 감염은 미생물의 체내 정착 후 임상 증상의 유무에 따라 증상감염(apparent infection)과 무증상감염(inapparent infection)으로 구분하며 지속적으로 무증상감염 상태를 유지하는 경우 잠복감염(latent infection)이라고 한다. 병원성이 거의 없거나 아주 낮은 미생물이 정상적으로 숙주 안에 존재하다가 숙주의 방어 능력이 손상 받았을 때 감염병을 일으킬 수 있는데 이를 기회감염(opportunistic infection)이라고 한다.

3 병원체, 병원성 및 독력

병원체(pathogen)가 숙주에 감염하여 병을 일으키는 능력을 병원성(pathogenicity)이라고 하는데 그 정도는 병원체마다 다양하다. 피부포도알균(*Staphylococcus epidermidis*)은 기회감염균으로 숙주의 피부표면에 있으면서 숙주의 방어 능력이 떨어졌을 때만 병을 유발하지만 결핵균(*Mycobacterium tuberculosis*)은 감염된 숙주에서 빈번하게 질병을 일으킨다.

독력(virulence)은 병원성과 유사한 뜻으로 정량적 강도의 개념을 가지고 있다. 독력을 결정하는 인자에는 부착성 및 정착성, 침입성, 독소생산능이 있다. 병원체는 가느다란 섬유모양의 섬모(fimbriae), 세균의 세포벽(cell wall) 또는 다당류(polysaccharide)와 단백질(protein)로 구성된 균막(biofilm) 등을 이용하여 숙주세포에 부착한다. 침입성은 병원체가 생체 내에 침입하여 숙주의 방어기능을 뚫고 증식하여 조직을 손상시키는 능력을 의미하며 많은 미생물들은 조직을 분해하는 다양한 효소(enzyme)를 생산하여 감염의 진행을 돕는다. 독소생산능은 숙주 조직을 손상시키고 질병을 유발하는 독소를 생산하는 능력을 말하며, 독소의 생산 방법에 따라 외독소(exotoxin)와 내독소(endotoxin)로 나눌 수 있다.

많은 미생물은 침범하는 숙주의 체내에서 높은 선택성, 즉 장기친화성(organotropism)을 가지고 있다. 예를 들어, 포도알균은 피부와 코 안에 있으면서 이들 조직으로 침범할 수 있으며, 임균(*Neisseria gonorrhea*)은 주로 비뇨생식기에서 감염을 일으킨다. 폐렴알균(*Streptococcus pneumoniae*)은 인후두(pharyngolarynx)에 한정되어 있다가 폐렴을 유발한다.

B 정상 방어막

1 1차 장벽

1. 피부(skin)

피부는 감염에 대한 일차적 장벽이다. 가장 표층의 건조한 각질층이 떨어져 나오면서 미생물의 침입을 막고, 진피에 존재하는 땀샘(sweat gland)이나 기름샘(sebaceous gland)에서 만들어진 땀은 피부를 산성상태로 유지하며 피부에 부착된 미생물을 씻어낸다. 피부 표면은 pH 5.5로 산도가 낮고 지방산이 포함되어 있어서 정상 균무리(normal flora) 외에 다른 유해한 미생물의 성장을 억제한다. 하지만 습도와 온도가 올라가면 병원균이 증식하고, 피부에 생긴 상처를 통해 균이 침입하여 감염증을 일으킬 수 있다.

2. 호흡기(respiratory tract)

기도점막의 상피세포에는 기도 내강을 향해 섬모가 자라고 있으며, 섬모 운동을 통해 점막에 붙어 있는 미생물이나 미세먼지를 걸러서 가래의 형태로 뱉게 한다. 상피세포 사이에는 점액을 생산하는 술잔세포(goblet cells)가 있어서 점막을 보호하고 섬모운동을 도와준다(그림 7-1). 크기가 큰 균은 상기도(upper tract) 점막의 점액섬모층에 걸려 제거되고, 기관지에 도달할 정도의 작은 균은 기침을 통해 배출되거나 섬모 운동에 의해 목구멍으로 밀려나가 삼켜지거나 없어진다. 5μm 이하의 균은 폐포(alveoli)까지 들어올 수 있는데, 폐포대식세포나 중성구와 같은 포식세포가 잡아먹어서 제거한다. 흡연, 끈적끈적한 분비물, 위산의 흡인, 기관내삽관이나 기관절개술 등의 시술, 바이러스 감염과 같은 요인에 의해 방어벽이 손상되면 세균 감염이 쉬워진다.

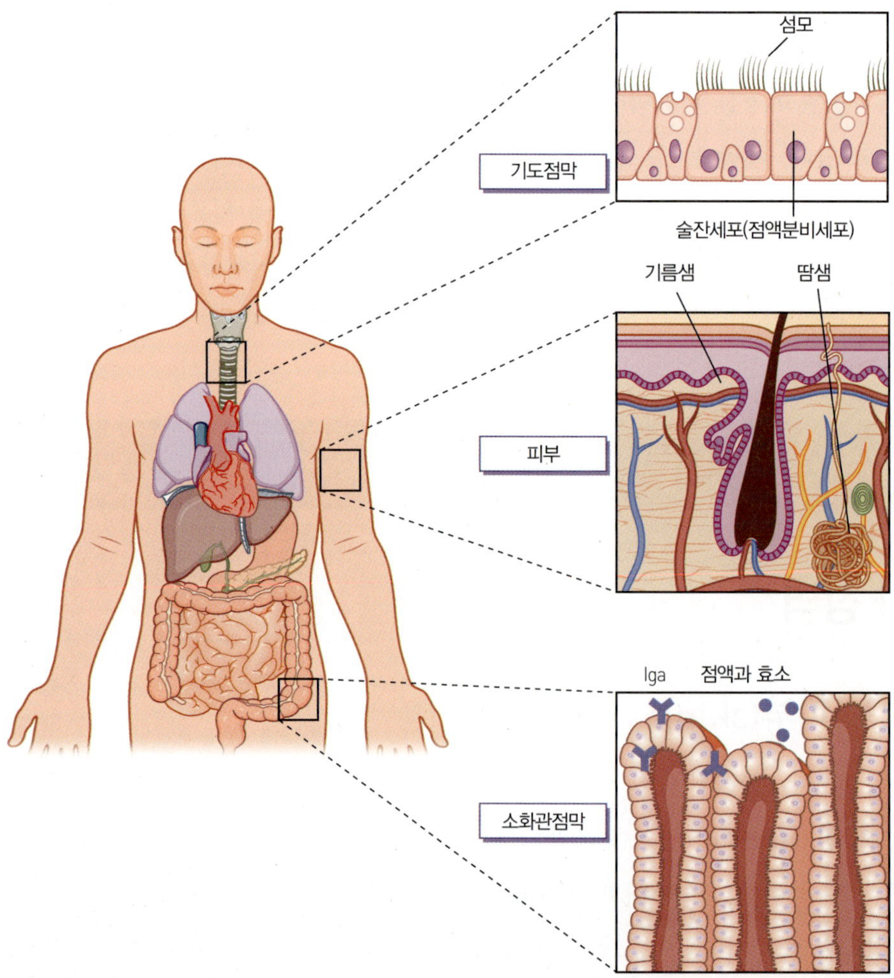

그림 7-1 피부와 점막의 방어 장벽

3. 소화기(gastrointestinal tract)

강산성의 위액, 췌장 효소, 담즙(bile)과 그 밖의 소화관 분비액들은 미생물을 죽이는 힘이 있다. 소화관의 연동운동(peristalsis) 및 정상 상피의 탈락도 미생물을 제거하는 역할을 한다. 점막상피세포가 분비하는 면역글로불린 A는 미생물이 숙주 세포에 부착하는 것을 막는다. 또 위장관 내로 균이 들어왔을 때 정상적으로 존재하는 대장균과 먹이 경쟁을 하게 되어 집락 형성이 어려워진다. 하지만 위산도가 유지되지 못하거나, 지나친 항생제 사용으로 장내 정상 세균이 감소하는 경우, 장관의 연동운동이 억제되거나 막혀서 배설이 안 되는 경우 감염에 취약해진다.

4. 비뇨생식기(genitourinary tract)

비뇨기계는 요도를 통해 거의 항상 외부에 노출되어 있지만 규칙적으로 소변이 배출되므로 미생물이 정착하여 성장하기 어려운 환경이다. 그러나 소변 통로가 막히거나 역류할 경우 감염의 가능성이 증가하며, 해부학적으로 여자의 요도가 5cm로 남자(20cm)보다 짧아 감염의 위험이 10배 증가한다. 여자의 질에는 젖산균이 존재하는데, 질 상피세포의 당원을 분해해서 산을 생성하므로 낮은 산도가 유지되어 병원균의 침입을 막을 수 있다.

2 정상균무리

피부나 구강, 소화관 등에는 정상적인 상태에서 다양한 세균이 상주하며 숙주와 공생관계를 유지한다. 이를 정상균무리(정상세균총)라 한다(표 7-1). 정상균무리는 병원성 미생물의 증식을 억제하며 감염방어를 위해 중요한 역할을 한다.

3 비특이적 면역반응

대식세포에서 생산된 사이토카인(cytokine; OL-1, IL-6, tumor necrosis factor, interferon-γ)은 림프구에 의해 활성화되어서 미생물의 종류에 관계없이 급성 면역반응을 중재한다. 포식세

표 7-1 정상세균무리

부위	세균류
피부	피부포도알균, 프로피오니박테륨
구강	사슬알균, 바퀴살균(방선균), 박테로이데스, 칸디다
소화관	박테로이데스, 펩토스트렙토코쿠스, 비피듀박테륨, 창자알균, 대장균

포나 중성구가 미생물을 잡아먹게 되면 미생물의 전파가 중단되고, 탐식된 미생물은 라이소자임의 산화물에 의해 제거된다.

4 특이적 면역반응

감염된 숙주는 감염을 일으킨 특정 미생물과 반응하는 면역글로불린을 생산한다. 항체는 숙주의 백혈구를 불러들이고 보체를 활성화시켜 감염된 미생물을 없애도록 돕는다.

C 감염병의 단계

1 잠복기(incubation period)

잠복기는 감염에서 증상 또는 징후가 나타날 때까지의 기간이다. 이 시기에는 감염된 사람이 자신이 감염되었다는 사실을 모르기 때문에 다른 사람에게 병원균을 전파하기 쉽다. 잠복기의 기간은 병원체의 성상, 독력, 침입 개체수와 같은 성질이나 병원체에 대한 숙주의 반응에 의해 결정된다.

2 전구기(prodromal phase)

전구기는 병감(malaise)이나 두통과 같은 비특이적인 가벼운 증상이 1–2일 정도 짧게 나타나는 시기로 경우에 따라 없을 수도 있다.

3 침습기(invasive phase)

침습기는 열, 구토, 두통, 발진, 림프절 비대와 같은 특징적인 증상과 징후가 나타나는 시기로, 그 강도가 가장 클 때 정점이라고 한다. 열은 많은 질병의 정점에서 중요한 소견이다. 몇몇 병원체들은 발열원을 생산해서 시상하부의 온도조절중추에 작용하여 열을 발생시킨다.

4 저하기(decline phase)

증상이 가라앉으면서 저하기에 접어들게 되는데, 이 시기에는 숙주방어체계와 치료에 의해 병원체가 제압당한다.

5 회복기(convalescence period)

회복기에는 조직이 복구되고 치유되면서 인체가 회복된다.

D 감염체의 종류와 주요감염질환

감염질환을 일으키는 생물은 27kD 프리온 단백질부터, 20nm 폴리오바이러스, 10m 촌충까지 크기가 다양하다. 원생생물(prostia)은 단세포로 구성된 생물을 통틀어 일컫는 말로, 세포 구조의 발달, 핵막의 여부, 운동기의 종류를 기준으로 비세포군, 원핵생물(prokaryote)군과 진핵생물(eukaryote)군으로 나뉜다. 비세포군은 핵, 세포질, 세포벽, 세포막 등을 가지고 있지 않은 비세포성 생물로, 유전물질인 핵산을 가지고 있으나 물질 대사에 관여하는 효소계가 없다. 바이러스가 비세포군에 속한다. 원핵생물군은 핵막이 없고, 유사분열을 하지 않으며, 미토콘드리아, 골지체, 소포체, 리소좀 등의 막성 세포 소기관이 없으며 세균이 여기에 속한다. 진핵생물군은 핵과 세포 구조가 고등 생물과 같으며, 진균 및 원생동물이 여기에 속한다.

감염체의 종류는 다음과 같다.

(1) 프리온(prion)
(2) 바이러스(virus)
(3) 클라미디아, 리케차(chlamydiae, rickettsiae)
(4) 세균(bacteria)
(5) 곰팡이(fungus)
(6) 원충(protozoa)
(7) 연충(helminth)

각 감염체의 주요감염질환을 정리하면 다음과 같다(표 7-2).

표 7-2 인체 병원체의 분류와 주요감염질환

분류	크기	증식장소	연관 질환
프리온(Prions)	30–50 kD	세포내	크로이츠펠트-야콥병
바이러스(Virus)	20~300 nm	절대 세포내	회색질척수염
클라미디아(Chlamydiae)	200–1000 nm	절대 세포내	발진티푸스
리케차(Rickettsiae)	300–1200 nm	절대 세포내	비정형폐렴, 상처
세균(Bacteria)	0.8–15 um	점막, 세포외, 조건 세포내	콜레라, 폐렴, 결핵
곰팡이(Fungi)	2–200 um	점막, 세포외, 조건 세포내, 절대 세포내	발백선증(무좀), 아구창, 스포로트릭스증, 히스토플라스마증
원생동물(Protozoa)	1–50 mm	점막, 세포외, 조건 세포내, 절대 세포내	편모충증, 수면병, 사가스 병, 내정리슈만편포충증
연충(Helminths)	3 mm–10 m	점막, 세포외, 세포내	요충, 사상충증, 선모충증

1 프리온

프리온은 사람 고기를 먹어서 생기는 쿠루병, 크로이츠펠트-야곱병(Creutzfeldt-Jakob disease; CJD) 및 광우병(소해면뇌병증, bovine spongiform encephalopathy; BSE), 광우병에 걸린 소로부터 사람에 전파되는 것으로 추정되는 변종 크로이츠펠트-야곱병(variant Creutzfeldt-Jakob disease, vCJD)이 포함된다.

2 바이러스

모든 바이러스는 숙주세포의 대사에 의존하여 복제하므로 숙주에 전적으로 의존하게 되는 이들은 편성세포 내 기생충이라고 한다. 바이러스는 크기가 20~300nm 정도로 작기 때문에 전자현미경으로 관찰할 수 있다. 그러나 거대세포바이러스(cytomegalovirus)와 헤르페스바이러스(herpes virus) 등 일부 바이러스 입자들은 감염된 세포 내에서 뭉쳐져 특징적인 세포내봉입체를 형성하며 이들 봉입체는 광학현미경에서도 관찰될 수 있으므로 진단에 도움을 준다(그림 7-2).

일부 종류의 바이러스는 발진과 감기 등과 같은 증상을 나타내지만, 증상을 나타내지 않고 무증상감염을 나타내는 바이러스도 많아 종종 지속감염과 만성감염을 일으킨다. 예를 들면, 수두바이러스(chicken pox, varicella)는 수두 치유 후에 신경절 세포에 잠식하여 있다가 숙주의 저항력이 떨어지게 되면 재활성화하여 대상포진으로 해서 신경통과 같은 동통 등의 증상을 일으키는 것으로 알려져 있다. 또 사람유두종바이러스(human papilloma virus)와 B형 및 C형 간염 바이러스, 엡스타인-바 바이러스(Epstein-Barr virus) 등은 만성의 지속감염을 일으키고 인체 발생 암종의 원인이 된다.

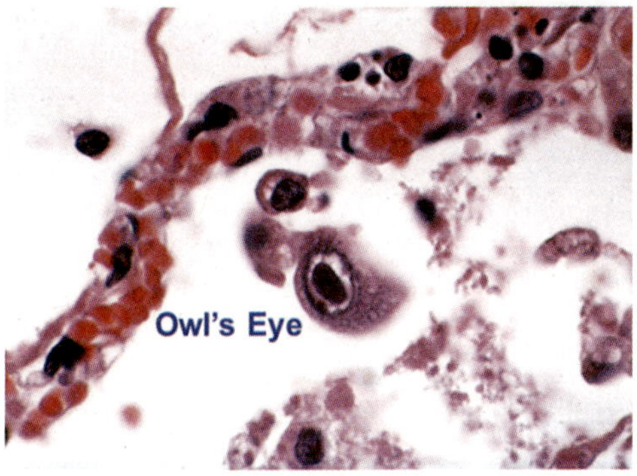

거대세포봉입체바이러스에 감염된 세포는 커지면서 세포 내에 호산성인 큰 핵내봉입체와 작은 호염성인 세포질봉입체를 보이며 이를 올빼미 눈이라고 부른다.

그림 7-2 거대세포봉입체바이러스

1. 상기도 바이러스 감염증

상기도 감염과 연관된 바이러스에는 상기도와 하기도, 결막염, 설사병의 원인이 되는 아데노바이러스(adenovirus), 상기도 감염증을 일으키는 리노바이러스(rhinovirus) 그리고 인플루엔자를 일으키는 인플루엔자바이러스 A와 B(influenza viruses A, B)가 있다.

2. B형 간염 바이러스

B형 간염 바이러스(Hepatitis B Virus, HBV)는 혈청 간염의 원인인자로 급성 및 만성 간질환의 매우 중요한 원인이다. HBV는 경피감염, 주산기 감염, 성접촉 감염 등으로 전파된다. HBV는 간세포에 감염되고, 감염된 간세포에 대한 면역반응에 의해 세포손상이 생긴다. Interferon-beta 생성을 억제하고 바이러스 유전자 발현을 감소시켜 면역반응을 피한다. 세포독성 림프구(cytotoxic lymphocyte, CTL)에 의해 바이러스가 체내에서 완전히 제거되거나 만성 감염상태인 만성 보균자가 된다. 만성 감염 상태의 간에서는 CTL 매개성 파괴로 만성 간염, 림프구 침윤, 세포의 세포자멸사 등이 진행되어 간실질의 점진적인 파괴가 일어나고 장기간의 바이러스 증식으로 간경화가 일어나고 간세포 암종의 위험률이 높아진다.

3. 후천면역결핍증후군

에이즈는 사람면역결핍바이러스(human immunodeficiency virus, HIV)의 감염으로 발생하며 HIV는 혈액과 체액을 통해서 사람에게서 사람으로 감염되며 도움 T 세포라 불리는 중요한 면역기능을 담당하는 T 림프구에 증식을 계속하며 감염된 T 림프구는 사멸한다. 도움 T 세포의 수가 기준치 이하로 감소하게 되면 면역기능이 저하되어 모든 병원체에 대한 저항성이 상실된다. 이로 인하여 폐포자충 폐렴, 결핵 등의 감염증에 잘 걸리게 되며, 악성 림프종과 카포시육종 등의 종양 발생이 증가하게 된다.

3 세균

세균의 크기는 0.1~1×2~5μm이며, 단세포이다. 세균은 바깥쪽에 움직임을 위한 편모 및 섬모를 가지고 있으며, 협막—세포벽—세포질막으로 겹이 쌓여 있다. 핵막이 없어 세포질과 핵의 경계가 없는 대신 두 가닥의 DNA가 고농도의 RNA 중심체에 감겨 있다. 미토콘드리아와 같은 소기관이 없어 독립적으로 생존할 수 있는 능력은 없으나, 이분법으로 증식하고, 변이, 성장하므로 생물체로 분류한다. 세균은 형태에 따라 둥근 알균(구균), 길쭉한 막대균(간균), 나선형의 나선균으로, 그람 염색 양상에 따라 그람 양성균과 음성균으로 나뉜다. 그람 양성균은 세포벽이 두터운 펩티도글리칸 층과 세포벽산 다당질로 구성된 반면 그람 음성균은 외막이 얇고 치밀한 펩티도글리칸층 내막으로 구성되어 있다. 생육환경으로 산소균(호기성 균)과 무산소균(혐기성 균)으로 나눌 수 있다.

1. 호흡기 세균감염

모체로부터 받은 항체가 소실된 후 다른 균에 노출되기 전의 어린이들이 인플루엔자균(Hemophilus infulenzae), 백일해(Bordetella pertussis), 디프테리아(Corynebacterium diphtheria)에 우선적으로 감염된다. 때로는 어른들에서 바이러스 감염, 알코올 중독 또는 만성 질환이 선행되었을 경우에 감염증을 일으킬 수 있다.

2. 세균성 장염

대장균 등 장관 내에 정상세균총을 구성하는 음성막대균 등이 장내 세균에 속한다. 대장균(Escherichia coli)과 Klebsiella 등이 요로감염증이나 담도감염증의 원인이 된다. 장티푸스균과 이질균, 콜레라균 등 전염성 장염의 원인이 되는 세균은 정상적인 장관 내에 존재하지 않고 장내 세균에 속한다.

3. 화농성 세균감염

화농성 염증의 원인이 되는 알균에는 그람양성알균인 사슬알균(연쇄구균), 포도알균, 그람음성인 수막염균, 임균 등이 있다. 사슬알균은 혐기성 그람양성알균으로 사슬 모양으로 보이

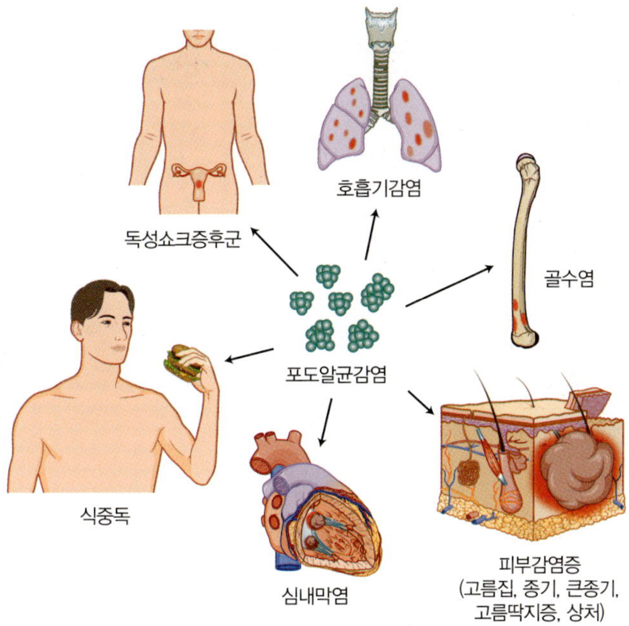

그림 7-3 포도알균감염에 의해 발생하는 주요질환들의 도표

며 피부, 구인두부, 폐, 심장판막에 화농성 염증을 일으킨다. 황색포도알균은 화농성 그람양성 알균으로 다양한 피부병변(종기, 종창 또는 언덕, 고름딱지증), 화상피부증후군, 농양, 패혈증, 골수염, 폐렴, 심내막염, 식중독, 독성쇼크증훈군 등을 유발한다(그림 7-3). 특히 화상이나 수술 부위에서 발생하는 병원성 감염의 원인 중 대장균 다음으로 흔하다.

4. 결핵

미코박테리아(mycobacterium)는 그람양성막대균의 일종으로 염색 시 산과 알코올로 탈 색되지 않는 특징을 가지고 있어 항산균이라고도 불린다. 항산균의 검출에는 Ziehl-Neelsen 염색법이라는 특수한 염색이 실행된다. 결핵균과 나병균 등이 미코박테륨 속에 속하며 육아종성 염증을 일으키는 특징이 있다.

결핵균(mycobacterium tuberculosis)으로 일어나는 감염증을 결핵(tuberculosis)이라 한다. 조직학적으로 결핵결절이라 불리는 특징적인 육아종을 형성한다(그림 7-4). 결핵결절은 다른 육아종과 마찬가지로 유상피세포로 형성되어 있으며, 육아종 중심부에 치즈괴사(건락괴사)라는 특수한 괴사소를 동반한다. 랑그한스(Langhans) 거대세포라 불리는 다핵의 거대세포가 나타나는 것도 특징적으로 다수의 핵이 세포질의 주변부에 말발굽 형태로 배열된다.

결핵균은 주로 기도를 통해서 감염되기 때문에 허파에 병변을 일으키는 경우가 많다. 결핵에 첫 감염은 허파병터 외에 허파문 림프절에도 결핵결절을 형성하여 허파병터를 합쳐서 초기 변

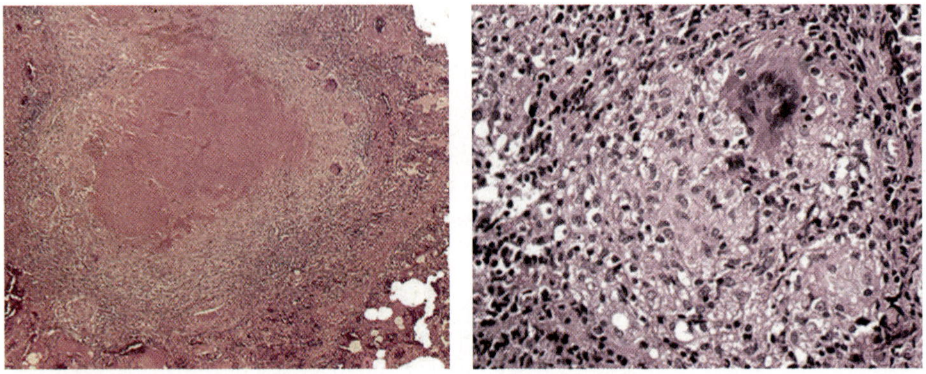

저배율에서는 육아종 중심부에 건락괴사를 보이며 고배율에서는 괴사소 주위로 다핵의 거대세포와 상피모양 조직구 세포들을 관찰할 수 있다.

그림 7-4 결핵결절(육아종)의 헤마톡실린-에오진 염색의 저배율(왼쪽)과 고배율(오른쪽) 소견

화군이라 한다. 건강한 상태의 사람은 대부분의 경우에 첫 감염소는 증상이 없는 상태로 치유된다. 보통 결핵증이라고 나타나는 것은 체내에 숨어 있는 결핵균이 다시 나타난 것이다. 첫 감염 후 투베르쿨린 반응은 음성이었던 것이 양성으로 바뀐다. 투베르쿨린 반응이 음성인 아동에게는 BCG 접종으로 능동면역을 하도록 하고 있다.

5. 매독

매독(syphilis)은 매독균(Treponema pallidum)이 일으키는 대표적인 성감염증(sexually transmitted disease; STD)이다.

매독은 경과에 따라 제1~4기로 분류한다. 감염기에서 평균적으로 3주간이라는 잠복기간 후에 감염된 부위에 피부나 점막에 적갈색에서 적색의 초기 경결이 발생하고 나아가 이것이 궤양화하여 굳은궤양(경성하감, hard chancre)이 된다. 같은 시기에 샅고랑림프절(서혜부림프절)에 통증이 없는 종창이 나타난다. 이를 제1기라 한다.

제2기는 감염 후 약 2~3개월의 시기에 시작한다. 매독성 장미진이라 불리는 홍반이나 구진, 농포진 등에 피진, 점막상에 구진이 집중된 편평콘딜로마라는 특징이 있는 점막병변 등이 나타나며 이를 매독진이라 한다.

감염 후 약 3년을 경과하면 제3기에 접어든다. 제1기, 제2기는 삼출성 염증을 나타내나 제3기에는 고무종이라 불리는 육아종 형성이 신체 각 부위에서 나타난다.

10년 내지 그 이상의 경과로 제4기로 이행하여 진행성 마비와 척수로라고 불리는 중추신경병변이 주 증상이 된다. 이 때문에 제4기를 신경매독이라 한다.

매독 환자가 출산한 신생아는 태반을 경유하여 태내에서 매독에 감염될 위험성이 있으며, 선천매독이라 불리는 특징적인 병태를 나타낸다. 선천매독은 허친슨 삼징후(Hutchinsons triad)로 각막실질염, 내이성 난청, 허친슨의 치아가 유명하다.

매독 트레토레마는 페니실린에 강한 감수성을 나타낸다.

6. 헬리코박터필로리균

헬리코박터필로리(*Helicobacter pylori*)는 그람음성 구부러진 막대균으로 90% 이상의 위염 환자에서 발견되나 이 중 80% 이상은 증상을 보이지 않는다. 이는 위궤양, 위암, 위 말트 림프종의 원인이된다. 헤마톡실린-에오신, 메테나민 은, 김자 그리고 그람염색 등에서 관찰할 수 있다.

4 클라미디아, 리케차

클라미디아는 바이러스보다는 조금 크고 DNA와 RNA를 모두 지닌 기생 생물체로서 광범위 항생체에 잘 반응한다. 사육하는 새의 배설물에 포함된 클라미디아를 공기 중에 흡입하여 감염하는 클라미디아 폐렴과 성 감염증의 하나인 성기 클라미디아 감염증 등이 있다.

리케차는 크기가 작은 그람음성균과 비슷하며 세포 내에서만 살 수 있는 세균으로서 진드기, 벼룩, 이 등의 절족동물에 기생하다가 이들에게 피부에 물림으로써 사람에게로 감염된다. 리케차에 의한 질환으로는 발진티푸스와 다양한 종류의 홍반열이 있으며, 쓰쓰가무시병 등과 함께 국내에서 발생한다.

5 곰팡이

대부분의 곰팡이(fungi)로 인한 발병은 흡입되거나 상처로부터 유입된 곰팡이 홀씨(fungal spore)가 원인이다. 단세포 혹은 다세포이며, 둘 이상의 염색체를 가지고 있다. 핵막이 있어 세포질과 핵이 분리되어 있으며, 미토콘드리아 등의 소기관을 가지고 있어 유기물을 합성, 분해하고 세포분열을 하는 등 생명 유지에 필요한 기능을 가지고 있어 독립적으로 생존이 가능하다. 키틴(chitin)으로 구성된 두꺼운 세포벽과 에르고스테롤(ergosterol)로 구성된 세포막을 가지고 있다. 곰팡이는 둥근 모양의 효모(yeast) 또는 가늘고 긴 모양의 균사(hyphae)로 성장하며, 곰팡이 중 일부는 온도에 따라서 두 형태를 다 보일 수 있다.

1. 표재성 진균증

피부, 모발, 손톱 또는 점막 등 생체가 외부와 접해 있는 가장 표층의 조직에만 한정적으로 증식하는 것을 표재성 진균증이라 한다. 백선균이 일으키는 피부사상균증이나 구강 칸디다증 등이 이에 포함된다.

2. 심재성 진균증

허파 등에 장기나 수막강 또는 전신성으로 발생하는 진균증을 심재성 진균증이라 한다. 면역능력이 저하된 환자에게 발생하는 경우가 많으며, 종종 신체 각 부위에 고름집을 형성한다. 원인이 되는 진균에는 칸디다(Candida albicans)와 같이 피부에 있는 정상 세균총을 구성하는 것과 아스페르길루스(Aspergillus)와 크립토코쿠스(Cryptococcus neoformans)와 같이 비둘기의 변이나 토양 등 자연계에 널리 존재하는 것 등이 있다.

3. 폐진균증

폐진균증을 일으키는 곰팡이 중 대표적인 것으로는 아스페르길루스, 무코랄리스, 크립토콕쿠스 네오포르만스가 있다. 그중 아스페르길루스증은 약 2~3um의 크기로 공기감염으로 전파되며 폐가 인체 침입의 주된 통로이다. 세 종류로 나누면, 첫째, 진균 집락형성에 의한 과민성 반응 때문에 발생하는 알레르기성 기관지폐 아스페르길루스, 둘째, 폐의 공동 속에서 진균이 증식하는 집락성 아스페르길루스증, 셋째, 면역억제상태에 기회감염으로 발생하여 괴사성 폐렴의 형태로 나타나는 침습성 아스페르길루스증이다.

6 원충

단세포 진핵 생물로 세포 안뿐만 아니라 세포 밖에서도 증식한다. 활동력이 있으며 유연한 원형질막과 복잡한 세포질 미세기관을 가진다. 원충 중 말라리아는 적혈구에 침투하여 그 안에서 증식한다. 장편모충(Giardia intestinalis)은 접착반(adhesive disc)을 가지고 있어서 소장 세포에 부착해서 세포와 조직을 먹는다. 이질아메바(Entamoeba histolytica)는 포낭이라고 불리는 계란과 같은 것을 경구 섭취하여 감염되고, 숙주의 체내에서 증식 가능한 영양체로 변하여 큰창자점막에 기생한다. 조직을 융해하는 효소를 방출하여 궤양을 형성하기 때문에 혈변을 나타낸다. 영양체가 혈류에서 운반되면 간 등에 고름집(농양)을 형성한다. 해외에서 감염하는 수입감염증으로 알려져 있으며, 최근에는 국내 감염사례가 증가하고 있다.

7 연충

고도로 분화된 다세포 생물로 생활 주기가 복잡하여 중간 숙주나 매개자에서는 무성생식을, 종말 숙주에서는 유성생식을 한다. 일단 성충이 인체 안에 자리 잡으면 증식은 하지 않고 알이나 유충을 낳는다. 대부분의 연충은 인체 조직에서 세포 바깥에 기생하고 있으며, 조직을 파괴하고 다른 조직으로 이동하거나 알레르기 반응을 유도하는 것도 있다. 회충, 아니사키스, 요충 등의 선충류와 간흡충, 폐흡충, 일본주혈흡충 등의 흡충류, 광절열 두충(긴촌충) 등 조충류가 기생충 질환을 일으킨다.

E 감염병의 진단

1 코흐의 4대 원칙

코흐는 자신이 직접 만든 고형배지에 탄저균을 분리 배양할 수 있었고, 균의 일부를 떼어 대를 이어 배양한 분리균을 동물에 접종하여도 똑같은 증상과 질병을 일으킨다는 점을 토대로 특정 균은 특정 질병을 일으킨다는 기준을 공식화하였다.

(1) 병원균은 질병을 앓고 있는 환자나 동물에서 반드시 발견되어야 한다.

(2) 병원균은 질병을 앓고 있는 환자나 동물로부터 순수배양법에 의해 분리되어야 한다.

(3) 분리된 병원균을 감수성 실험동물에 접종하면 동일한 질병을 일으켜야 한다.

(4) 실험적으로 감염시킨 동물로부터 동일한 병원균이 다시 분리배양되어야 한다.

2 현미경검사

감염원이나 감염원이 생성하는 물질이 통상적인 헤마톡실린-에오진 염색에서 관찰되는 경우가 있다. 이외 감염체의 세포벽 또는 협막의 특성에 근거한 특수 염색 및 면역형광염색을 통해 잘 볼 수 있다. 특수 염색에는 그람 염색, periodic acid-schiff(PAS) 염색, 항산성 염색, 김자 염색,

표 7-3 감염질환을 진단하는 특수 방법

특수방법	감염원
항산성염색	미코박테리아(항산균), 노카르디아
은 염색	진균, 레지오넬라, 폐포자충
PAS염색	진균, 아메바
뮤시카민	크립토코쿠스
김자염색	캄필로박터, 리슈만편모충, 말라리아
항체 프로브	바이러스, 리케차
배양	모든 종
DNA 프로브	바이러스, 세균, 원충

은 염색, 뮤시카민 염색이 있다(표 7-3). 면역형광검사는 현미경검사 중 가장 민감한 검사로, 직접형광항체(direct fluorescent antibody)가 가장 많이 사용된다.

3 배양

병원체를 확인하기 위해서 실험실에서 분리 배양(culture)하여 확인하는 과정이 필수적이다. 일반적으로 사용하는 배지는 혈액우무배지(blood agar), 초콜릿한천배지(chocolate agar)인데, 대부분의 미생물을 배양할 수 있다. 맥콩키한천배지(MacConkey agar), 페닐에틸알코올배지(phenylethyl alcohol agar)는 특정한 세균의 성장을 돕고 다른 균의 성장은 억제하도록 고안되었으며, 선택증균배지(selective media)라고 한다. 한 검체에서 여러 종류의 미생물이 섞여 있을 때 유용하다. 분별배지(differential media)는 특정한 세균주를 판별하기 위해, 특정한 세균주가 꼭 필요로 하는 물질을 포함하여 제조한 선택증균배지이다.

4 항원 검출

혈액, 뇌척수액, 소변, 대변 등의 임상 검체에서 바이러스, 세균, 곰팡이, 기생충의 항원을 검출(antigen detection)하는 검사이다. 검사 속도가 빠르고 비교적 값이 싸다는 장점이 있으나, 민감도(sensitivity)와 특이도(specificity)가 낮고 쓸 수 있는 범위가 제한적이라는 단점이 있다.

5 핵산검사

중합효소연쇄반응(polymerase chain reaction)과 같은 핵산 증폭 검사들은 헤르페스 뇌염, 임질, 클라미디아, 결핵 진단에 기본이 되고 있다. 통상적 검사보다 핵산검사가 더 예민한 경우가 있다.

6 혈청검사

혈청 안에 있는 병원체 특이 항체를 검출함으로써 진단할 수 있다.

복습과 과제

1. 숙주와 미생물과의 관계에 대해 설명하시요.

2. 인체의 정상 방어막에 대해 설명하시오.

3. 감염병의 단계에 대해 설명하시오.

4. 감염체의 종류와 각 감염체로 인한 주요감염질환에 대해 설명하시오.

5. 감염병 진단시 코흐의 원칙과 각 검사의 특징에 대해 설명하시오.

CHAPTER

08

종양

고신대학교 의과대학 병리학교실
장희경
동아대학교 의과대학 병리학교실
나서희, 정진숙
부산대학교 의과대학 병리학교실
박도윤, 신동훈, 최경운
인제대학교 의과대학 병리학교실
김지연, 양영일, 윤혜경, 정수진

A 종양의 정의와 분류

암(악성종양, cancer)은 우리나라에서 가장 흔한 질병 사망 원인이며, 미국 등 서구에서도 심혈관계질환 다음으로 흔한 사망 원인이다. 암은 하나의 질환이라기보다는 다양한 진행과정과 치료반응을 나타내는 질환군이라고 할 수 있다. 완치가 어려운 암에 대한 정복은 현대의학이 관심을 집중해야 할 큰 과제이다.

이 장에서는 종양의 정의, 분류와 명칭, 양성종양 및 악성종양의 형태학적 특징을 기술하고 지금까지 알려진 분자생물학적 최신 지견을 바탕으로 종양이 발생하는 기전과 생물학적 특성에 대하여 설명하고자 한다. 또한 암의 진단 및 치료에 대한 최신정보를 소개하고, 각 장기의 대표적인 종양을 소개한다.

1 종양의 정의

종양(tumor) 또는 신생물(neoplasia)이란 신체를 구성하는 세포가 생물학적 성상이 다른 이상세포로 변환하여 자율성을 지니고, 무한증식하는 것이다. 자율성이란 외부인자에 의한 조절을 받지 않고 증식하는 것을 뜻하며, 이러한 무질서한 증식이 종양을 만들게 된다. 일단 종양이 생성되면 종양발생의 원인이 제거되어도 종양세포의 증식은 멈추지 않는다. 즉, 종양은 인체를 구성하고 있는 정상세포에 어떤 자극으로 인하여 유전자적 변이가 발생하고, 무절제한 증식이 일어나 형성된 변형세포의 집단이라고 할 수 있다.

2 종양의 분류와 명칭

1. 종양의 분류

종양은 생물학적 또는 임상적 악성도에 따라 양성종양과 악성종양으로 분류한다. 종양이 국소적이며, 생명에 위험이 없는 것을 양성종양이라 하고, 종양에 의하여 죽음에 이를 가능성이 높은 것을 악성종양이라 한다. 종괴를 형성하지만 조직파괴가 적으며 전이하지 않는 것이 양성종양이고, 조직을 침윤하여 파괴하고 전이를 일으키는 것이 악성종양이다. 악성종양의 기준이 되는 악성도는 정도에 따라 여러 단계로 분류되며, 양성과 악성의 구별이 어려운 종양인 경우는 경계성 종양이라고 한다.

종양은 종양을 이루고 있는 실질세포의 기원에 따라 상피성 종양과 비상피성 종양으로 구분할 수 있다. 상피성 종양은 피부(외배엽성), 소화기(내배엽성), 신장 및 간(중배엽성) 등의 상피에서 발생하며, 비상피성 종양은 결합조직, 조혈조직 및 골조직과 같은 중간엽세포에서 유래한 조직에서 발생한다.

2. 종양의 명명법(표 8-1)

1) 상피성 종양

상피성 양성종양은 기원이 되는 세포형 혹은 세포들이 이루고 있는 구조에 따라 명명한다. 샘종, 유두종, 낭샘종 등이 있다. 상피성 악성종양은 암종(carcinoma)이라고 한다. 암종은 발생한 원래의 정상조직과의 유사성에 따라서 분류하며 편평상피암종, 샘암종, 요로상피암종 등으로 분류한다. 어떠한 조직세포와도 닮지 않는 것을 미분화암종이라고 한다. 발생기관의 이름을 붙인 암종도 있는데 간세포암종, 신세포암종 등이 있다.

2) 비상피성 종양

중간엽세포에서 기원하는 양성종양은 실질을 구성하는 세포형에 '-종'을 붙인다. 지방종, 섬유종, 평활근종, 혈관종, 연골종, 골종 등으로 명명한다. 악성인 경우에는 육종(sarcoma)이라고 하며 지방육종, 섬유육종, 평활근육종, 혈관육종, 골육종 등이 있다.

3) 혼합종양(mixed tumor)

하나의 종양클론에서 기원한 실질세포가 다양한 분화를 하는 경우 이를 혼합종양이라고 부르

표 8-1 종양의 조직학적 세포유형과 악성도에 의한 분류

세포유형	양성	악성
상피성	~종	~암종
샘/피복상피	샘종, 낭샘종, 유두종	샘암종
편평상피	편평상피유두종	편평상피암종
요로상피	요로세포유두종	요로세포암종
간세포	간세포샘종	간세포암종
담관	담관샘종	담관샘암종
신장상피세포	신세뇨관샘종	신세포암종
멜라닌세포	모반	악성흑색종
비상피성	~종	~육종
섬유세포	섬유종	섬유육종
지방세포	지방종	지방육종
연골세포	연골종	연골육종
골세포	골종	골육종
혈관내피세포	혈관종	혈관육종
평활근세포	평활근종	평활근육종
조혈세포		백혈병
림프조직세포		악성 림프종

며, 상피세포와 버팀질세포가 함께 증식한다. 젖샘의 섬유샘종, 침샘의 다형성 샘종이 대표적이다.

4) 기형종(teratoma)

인체를 이루는 모든 조직기관에 기본이 되는 세 배엽 중 두 배엽 이상에서 기원한 세포로 구성된 종양을 기형종이라 부른다. 난소, 고환, 가슴세로칸(종격) 등에서 발생한다. 피부, 뇌, 소화관, 뼈, 연골 등의 조직이 종양에 포함된다. 미성숙한 조직을 포함하거나(미성숙기형종), 악성변화를 보이는 경우 악성종양으로 분류한다.

3 양성종양과 악성종양의 특징(표 8-2)

1. 분화(differentiation)와 역형성(anaplasia)

분화란 종양의 실질세포가 형태학적으로나 기능적으로 상응하는 정상세포와 닮은 정도를 말한다. 매우 닮은 경우는 고분화도, 비슷하지 않은 경우는 저분화도, 중간 정도를 중분화도라 한다. 대부분의 양성종양은 분화가 잘 되어 있는 고분화도이다. 악성종양은 다양한 분화도를 보이는데, 정상세포에 가깝게 분화가 잘 된 세포부터 전혀 분화가 안 된 미분화 세포까지 관찰할 수 있다. 즉, 악성종양은 종양세포의 분화 정도에 따라 고분화형, 중분화형, 저분화형, 그리고 미분화형으로 나눈다.

분화가 나쁜 악성종양의 세포적 특성을 역형성(anaplasia)이라고 하는데, 역형성은 악성종양과 양성종양을 명확히 구별하기 위해서도 매우 중요하며, 다음과 같은 병리소견을 보인다.

1) 다형성(pleomorphism)

핵을 포함한 종양세포의 크기와 모양이 다양하다.

표 8-2 양성종양과 악성종양의 생물학적 형태 차이

	양성종양	악성종양
세포역형성	없거나 경도	고도
분화도	높다(기원 조직과 유사)	다양(기원 조직과 유사 정도에 따라 세분화)
성장속도	늦다	불규칙(천천히 혹은 빠르게 성장)
세포분열	드물다(정상 유사분열)	많다(비정상 유사분열)
침윤형식	팽창성	대부분 침윤성
피막의 유무	있다	대부분 없다
전이	없다	흔하다

2) 비정상적인 핵의 형태

핵이 커져서 핵 대비 세포질의 비율(nuclear-cytoplasmic ratio; NC ratio)이 증가한다. 정상세포에서는 핵 대비 세포질의 비율이 1:4~6 정도이나 악성 종양세포는 핵이 커져 비율이 1:1 정도가 된다. 핵의 염색질(chromatin) 양이 증가하여 짙게 염색되는 과다염색질(hyperchromasia)을 보인다.

3) 유사분열

양성종양이나 분화가 좋은 악성종양에 비하여 미분화 악성종양에서 많이 관찰된다. 유사분열이 관찰되는 것이 악성종양을 의미하지는 않는다. 정상세포의 분열에서는 나타나지 않는 3극, 4극 또는 다극 방추의 비정형 유사분열이 악성을 나타내는 중요한 소견이다.

4) 극성소실(loss of polarity)

정상조직에서 세포가 일정하게 배열하는 양상을 극성이라고 한다. 악성종양에서는 종양세포가 무질서한 판이나 덩어리로 관찰되는데 이를 극성소실이라고 한다.

2. 성장속도

종양은 정상조직과 달리 성장이 조절되지 않아 계속 자란다. 일반적으로 악성종양은 양성종양에 비하여 빨리 자란다. 악성종양인 경우, 성장속도가 다양하게 관찰되므로 종양세포의 성장정도는 화학요법에 대한 감수성과 밀접한 관련이 있다. 대부분의 항암제는 분열하는 세포를 표적으로 삼기 때문에 성장분획이 낮은 종양은 화학요법에 감수성이 낮다. 오히려 성장분획이 높아 공격적인 성향을 보이는 종양이 화학요법에 잘 반응하여 완치되기도 한다.

3. 국소침습(local invasion)

대부분의 양성종양은 발생 부위에 국한된 팽창성 종괴로 성장하는 것이 특징이다. 대개 서서히 자라고 섬유성 피막이 발달하여 종괴를 둘러싸면서 주변 정상조직과 경계를 짓는다. 촉진 시 주변 조직과 유착 없이 잘 움직이며, 주변 조직으로부터 분리가 잘 되어 외과적으로 적출하기가 쉽다.

악성종양은 주변 조직으로 침습성 성장을 하며 주위의 정상조직을 파괴한다. 일반적으로 악성종양은 주변 정상조직과의 경계가 불분명하다. 악성종양의 침습성 성장에 의하여 외과적 절제가 어려운 경우도 있다. 악성종양과 양성종양을 구분할 때, 침습성 성장은 전이 다음으로 중요한 감별점이다.

4. 전이(metastasis)

악성종양의 가장 중요한 생물학적 특징은 종양세포가 원발 부위에서 떨어진 다른 부위로 확산 또는 전이된 후 새로운 환경에 적응하여 증식할 수 있는 능력을 가지고 있다는 점이다. 전이는 체강으로 퍼지는 파종성 전이, 림프절로 파급되는 림프성 전이 및 혈관을 통하여 전파되는 혈행성 전이의 세 가지 경로를 통하여 일어난다.

B 종양의 발생

1 암 발생의 분자생물학적 기전

암의 발생원인과 기전은 오랜 세월 동안 불명확하였으나, 세포생물학, 분자생물학 및 연구기술의 발전에 따라서 점차 밝혀지고 있다. 암의 발생기전은 다음 몇 가지로 요약할 수 있다.

첫째, 암은 유전자 손상, 즉 유전자 변이가 축적되어 생기는 일종의 유전자질환이다. 유전자 변이는 선천적으로 물려받은 것일 수도 있고, 후천적으로 내인적 또는 외인적 발암물질에 노출되어 일어날 수도 있다.

둘째, 종양은 유전자 손상을 받은 단일 전구세포의 클론성 증식에 의하여 형성된다.

셋째, 유전자 손상의 표적이 되는 주요 유전자들은 정상세포의 성장, 분화 및 사멸 등을 조절하는 유전자 군으로, 성장을 촉진하는 종양유전자, 성장을 억제하는 종양억제유전자, 세포자멸사 조절에 관여하는 유전자, 그리고 DNA 복구유전자가 중심표적이 되는 네 유전자 그룹이다.

넷째, 발암과정은 형태학적으로나 유전자적 수준에서 볼 때 다단계 과정을 거쳐 일어나는 현상이다.

1. 암의 세포학적 및 분자생물학적 특징

암세포는 정상세포와 다른 생물학적 특징을 보이는데 2011년도에 Hanahn 등이 Cell지에 발표한 내용에 따라 다음 여덟 가지를 암세포의 특징으로 요약할 수 있다.

(1) 성장신호에 대한 자기충족

(2) 성장억제신호에 대한 무반응

(3) 세포대사의 변화

(4) 세포자멸사 기전의 회피

(5) 무한 분열능력(불멸성)

(6) 지속적 신생혈관형성

(7) 침습과 전이

(8) 면역감시 회피

1) 성장신호에 대한 자기충족: 종양유전자(oncogene)

암세포에서 증식신호 없이도 자율적으로 세포증식을 유도하는 유전자를 종양유전자(암유전자, oncogene)라고 하며 정상적인 세포 내에서는 전암유전자(protooncogene)라고 부른다. 전암유전자는 정상세포의 성장과 증식, 분화에 관여하는 유전자이며 전암유전자의 단백산물은 정상세포의 증식신호 전달과정에서 성장인자, 성장인자 수용체, 신호전달단백, 전사인자, 세포주기 조절인자 등의 역할을 한다. 전암유전자가 돌연변이(DNA의 염기배열의 이상), 유전자의 증폭(유전자량 증가), 염색체 전좌(다른 유전자에 결합하여 새로운 유전자 생산) 등으로 인하여 활성화 즉, 종양유전자로 바뀌게되면 세포는 무질서한 증식을 일으켜 암이 발생된다.

(1) 성장인자(growth factors)

암세포는 스스로 증식하는 데 필요한 성장인자를 합성하여 증식신호를 보낸다. 성장인자의 증가는 세포의 과다증식을 초래하고, 세포가 증식하는 동안 돌연변이가 일어날 확률이 높아지게 되어 악성종양으로 전환하는 데 기여한다.

(2) 성장인자 수용체(growth factor receptors)

성장인자 수용체는 세포막을 관통하여 존재하는 단백으로, 세포외부의 성장인자 결합영역과 세포내부의 티로신키나제 영역으로 구성되어 있다. 정상세포에서 이들 수용체에 성장인자가 결합하면 수용체는 이량체를 형성하고 세포질 내의 키나제 영역이 일시적으로 활성화하여 세포분열신호를 핵으로 보내게 된다.

유전자 변이로 인하여 종양유전자로 변형된 성장인자 수용체는 성장인자 없이도 이량체를 형성, 스스로 활성화하여 지속적으로 세포분열 신호를 핵으로 보낸다.

(3) 신호전달단백: *RAS* 돌연변이

세포질 내 신호전달단백의 기능은 성장인자 수용체에서 보내온 신호를 여러 경로와 단계를 거쳐 핵으로 전달하는 것이다. 대표적으로 *RAS* 신호전달경로 단백들(RAS/RAF/MAP 키나제)이 있는데 이들 단백들의 유전자 변이가 암에서 관찰된다. *RAS*족 유전자의 점돌연변이는 인체종양에서 가장 흔히 관찰되는 종양유전자로서 약 15~20%의 인체종양에서 변형된 *RAS* 단백이 합성된다.

(4) 비수용체 티로신 키나제(nonreceptor tyrosine kinase)의 변이

*c-ABL*은 예외적으로 만성 골수백혈병의 95% 이상에서 활성화되어 있으며 염색체 9번에 위치한 *ABL* 유전자와 염색체 22번의 *BCR* 유전자가 전위에 의하여 융합되어 *BCR-ABL* 교잡유전자가 되면서 티로신 키나제의 지속적인 활성화가 일어난다. 이를 표적으로 개발한 약제가 imatinib mesylate(Gleevec)이다.

(5) 전사인자(transcription factors)

신호전달경로를 통해 들어온 세포분열신호는 전사인자를 통하여 핵 안으로 들어가 세포주기의 진행, DNA 복제, 세포분열 등 일련의 반응을 유도한다.

(6) 사이클린(cyclin)과 사이클린 의존성 키나제(cyclin-dependent kinases, CDK)

세포주기의 진행과 정지를 조절하는 구성요소 즉 세포주기 조절인자는 세포주기의 항상성을 유지하는 데 필수적이다. 세포주기 조절인자로는 세포주기의 진행을 담당하는 사이클린과 사이클린 의존성 키나제가 있으며, 세포주기 진행을 억제하는 CDK 억제제 및 세포주기의 내재적 감시기전인 세포주기 체크포인트 단백 등이 있다. 이들의 이상은 결국 세포주기의 이상을 초래하여 암발생의 기전이 된다.

2) 성장억제신호에 대한 무반응: 종양억제유전자(tumor suppressor gene)

정상세포에는 세포증식을 억제하는 유전자군이 존재한다. 이를 종양억제유전자라 부른다. 정상세포의 성장은 외부 신호에 의하여 엄격하게 조절되어 항상성을 유지한다. 종양유전자가 세포의 증식을 유도한다면, 종양억제유전자 산물은 세포의 과도한 증식을 막아주는 브레이크 역할을 한다. 본래 있어야 할 이러한 종양억제유전자가 결손되면 암세포가 된다. 종양억제유전자의 기능 상실 즉 세포성장 억제기능의 소실은 발암과정의 핵심적인 요소이고 대부분의 인체 종양에서 관찰되는 중요한 현상이다. 종양억제유전자의 대표로서 *RB*, *p53*, *APC* 등이 있다.

RB 유전자는 망막아세포종(retinoblastoma)의 원인이 되는 유전자로 최초로 발견된 종양억제유전자이다. 세포주기 조절의 핵심적인 역할을 한다.

p53 유전자는 세포주기와 세포자멸사(apoptosis)를 조절하는 기능을 하는데, *p53* 단백은 세포주기 중 G1 조절점에서 세포주기를 정지시킨다. 정지 기간에 손상된 DNA가 교정되면 *p53*의 발현이 저하되면서 S 단계로 넘어가지만, 교정이 되지 않으면 세포자멸사를 통하여 DNA가 손상된 세포를 제거한다. *p53*이 발현되지 않거나 *p53* 유전자의 돌연변이가 있는 세포에서는 이러한 기능이 소실되어 DNA 손상이 있다 하더라도 G1에서 정지되지 않고 무분별하게 세포주기가 진행되고 유전자 변이의 축적이 일어나 종양세포로 형질전환이 일어나게 된다. *p53* 유전자의 돌연변이는 대장암종에서 높은 비율로 나타나며 그 외에 폐암종, 유방암을 포함한 인체 암

의 50% 이상에서 발견될 정도로 가장 흔히 일어나는 유전자 이상이다. *p53* 유전자는 가장 중요한 종양억제유전자로서 주목을 받고 있다.

3) 세포 대사의 변화: 바르부르크효과

종양세포는 산소가 충분히 있는 경우에도 에너지 효율이 높은 산화인산화를 에너지 생성에 이용하지 않고 산소가 있는 상태의 해당작용(oxidative glycolysis)을 통해 에너지를 생성한다. 이를 바르부르크 효과(Warburg effect)라 한다. 따라서 암세포는 포도당 흡수력이 증가되어 있는데, 암세포의 이러한 특성을 이용하여 양전자단층촬영검사(PET)가 개발되었다. 즉 환자에게 18F-형광데오시포도당을 주입하면 종양세포에서 흡수가 증가는 것을 이용한 것이다.

4) 세포자멸사로부터의 회피

다세포 생물의 세포 수가 항상성을 유지하는 것은 세포증식과 세포자멸사가 서로 균형을 유지하기 때문이다. 종양과 같이 세포 수가 비정상적으로 증가되는 질환은 세포의 과도한 증식이 조절되지 않거나 세포자멸사가 억제되어 생긴다. 종양은 세포증식에 관여하는 종양유전자와 종양억제유전자, 그리고 세포사를 유발하는 세포자멸사 관련 유전자들의 복합적인 결함으로 발생한다고 할 수 있다.

5) 무한 분열 능력: 종말체효소(telomerase)

정상세포에서 분열횟수가 어떻게 결정되는지에 대해서는 완전히 밝혀져 있지 않지만, 세포분열 때마다 염색체 끝에 위치하는 반복염기서열(TTAGGG)인 종말체(telomere)의 복제가 일어나지 않아 길이가 조금씩 짧아지고, 종말체의 길이가 어느 정도 이상으로 짧아지게 되면 p53 단백의존 세포주기 감시기전의 활성화가 일어나 증식이 억제되거나 세포자멸사가 일어난다.

대부분의 체세포는 종말체효소의 활성이 없기 때문에 분열을 거듭할수록 종말체의 길이는 점점 짧아지고 세포수명이 정해진다. 종양세포는 종말체효소를 재활성화시켜 종말체 길이의 단축을 막는다. 종말체효소의 활성과 종말체의 길이 유지는 종양세포의 복제능력을 유지하는 데 필수적이다. 실제로 종말체효소의 활성은 인체종양의 85~95%에서 관찰된다.

6) 신생혈관형성(angiogenesis)

종양은 영양공급에 필요한 숙주의 혈관성장을 촉진한다. 신생혈관은 종양의 성장을 위한 산소와 영양분을 공급하고, 신생혈관 내피세포는 성장인자를 분비함으로써 주변 종양세포의 성장을 촉진한다. 신생혈관형성은 종양의 전이에도 필수적이다.

7) 침습과 전이(invasion and metastasis)

악성종양의 중요한 생물학적 특징인 침습과 전이는 암 이환율과 암 사망률의 중요한 원인이다. 종양세포가 원발종양에서 떨어져 나와 혈관이나 림프관을 침입하여 순환하다가 원격 부위의 혈관이나 림프관을 뚫고 원격 부위에서 종괴를 형성하는 전이과정은 일련의 단계를 거쳐야 한다. 각 단계에 분자적 유전자적 기전이 관여한다.

8) 면역감시와 회피

종양에 대한 면역감시가 존재한다는 근거로 면역결핍숙주에서 암 발생이 증가한다는 사실을 들 수 있다. 선천성 면역결핍을 가진 사람의 약 5%에서 암이 발생하며 이것은 정상인보다 약 200배 높은 빈도에 해당한다. 장기이식을 받은 사람이나 AIDS에 걸린 사람은 악성 종양의 발생빈도가 높다. 그러나 대부분의 암은 면역결핍이 없는 사람에게서 발생하므로, 종양세포가 면역계를 회피하는 기전을 확보하였다는 것이 분명하다.

대표적인 종양세포의 면역회피 기전을 아래와 같이 요약한다.

(1) 항원이 없는 변이세포의 선택적 성장

(2) 조직적합항원의 소실 또는 발현 감소

(3) 면역조절 경로의 활성화

(4) 암세포에 의한 면역억제인자의 분비

(5) 조절T 세포의 유도

2. 다단계 발암과정의 분자기전

최근에 완성된 유방암과 대장암을 이용한 범유전체 염기서열 분석은 암이 다발성 돌연변이의 축적에 의해 발생한다는 개념을 뒷받침하고 있다. 점진적인 악성형질 획득과정의 고전적인 모델은 대장암 연구에서 정립되었다. 대장의 정상 상피세포가 상피증식과 샘종(저등급 형성이상에서 고등급 형성이상으로)을 거쳐 궁극적으로 대장암까지 진행하는 일련의 과정을 '샘종-암종 시퀀스'라 한다(그림 8-1). 이러한 형태적 다단계 과정에는 분자유전자적 사건이 함께 일어난다. 즉 먼저 *APC* 종양억제유전자의 불활성화가 일어나고 이어서 *RAS* 종양유전자의 활성화가 일어나며 그 후 *SMAD2*, *SMAD4* 유전자의 소실이 일어나고 *p53* 종양억제유전자의 소실이 일어나며 침습과 전이의 기저가 되는 여러 유전자의 변이가 계속된다.

분자유전자적 발암과정에는 종양유전자의 획득이나 종양억제유전자의 소실이 다발성으로 일어나지만 돌연변이의 정확한 시간적 순서는 장기마다, 그리고 종양의 종류에 따라 다르다.

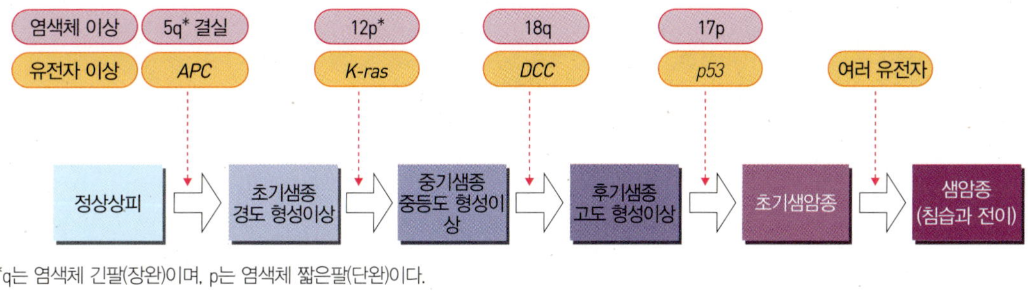

그림 8-1 대장암 발생에 있어서 분자적 다단계 발암과정(샘종-암종 시퀀스)

2 종양의 발생원인

1. 외인(환경인자)성 원인

체외에 존재하는 화학 발암물질이 체내로 들어오거나 방사선의 노출, 미생물 감염 등 다양한 인자에 의하여 암이 생기는 경우가 있다.

1) 화학적 발암인자

생체에 들어온 화학물질이 암을 일으키는 원인이 되는 경우가 있다. 화학적 발암물질의 발현은 영국인 의사 포트가 굴뚝 청소부에게 음낭 피부암이 많은 것에 착안한 것이 시작이다. 연구 결과 그는 음낭피부에 석탄 타르가 발암인자로서 작용하는 것을 발견하였고, 이로 인하여 피부암이 일어나는 것을 보고하였다. 그 후 타르 성분 속에 메틸콜라토렌, 지벤즈안토라센, 벤조필렌 등 방향족 탄화수소계 발암물질이 발암인자로 알려지게 되었다.

또한 아닐린 공장의 종업원 등에서 방광암이 많이 발생하는 것도 알려져서 방향족 아민계 물질이 발암물질로 설정되었다. 나아가 아조색소 곰팡이가 생산하는 아플라톡신이 발암작용을 한다는 사실이 알려졌다. 일본인에게 많은 위암은 니트로스 화합물과 식염이 발생에 관여한다고 밝혀졌다. 흡연이 폐 편평상피암종의 발암인자라는 것도 잘 알려져 있다. 무기화합물인 크롬에 발암성이 있다고 알려져 있다. 나아가 건축재로서 잘 사용되는 석면에도 폐암종과 악성 중피종을 일으키는 작용이 있다고 알려져 있어 사회적으로 문제화되어 있다. 실험용 동물을 사용하는 발암실험의 성과에 따라서 다양한 발암물질이 발견되었다.

2) 방사선 발암인자

(1) 방사선

방사선에는 DNA에 돌연변이를 일으키는 작용이 있기 때문에 종양발생의 원인이 된다. 방사선과 백혈병 사이에는 매우 강한 인과관계가 있으며, 히로시마, 나가사키 등 원자폭탄의 피해자에게는 백혈병이 많이 발생한 사실이 잘 알려져 있다. X-선 등의 방사선을 취급할 때에는 매우 주의하여야 하며, 보호조치를 취해야만 한다.

(2) 자외선

자외선은 X-선과 마찬가지로 세포손상을 주어 DNA에 돌연변이를 일으키는 작용이 있기 때문에 종양의 발생원인이 된다. 백인은 일반적으로 일광에 과민한 사람이 많으며, 유색인종에 비교하여 악성 흑색종의 발생빈도가 높다고 알려져 있다.

(3) 미생물에 의한 발암

생물학적 인자 중에 가장 문제가 되는 것이 바이러스이다. 미국의 병리학자 라우스가 닭의 육종에서 바이러스를 발견한 이후 많은 종류의 바이러스가 실험동물의 발암 원인으로 알려져 왔다. 바이러스는 RNA 바이러스와 DNA 바이러스가 있다. 또한 *Helicobacter pylori*는 위암의 발생원인 박테리아로 입증되었다.

① 발암성 RNA 바이러스

- 사람 T 세포 백혈병 바이러스 I형(human T-cell leukemia virus I형, HTLV-1): 사람 T 세포 백혈병 바이러스 I형은 일본과 카리브해 일부에서 T 세포 백혈병/림프종을 유발하며 미국 등 다른 지역에서도 산발적으로 발생한다.

② 발암성 DNA 바이러스

인체에 암을 유발하는 DNA 바이러스에는 사람유두종바이러스, Epstein-Barr 바이러스, B형 간염 바이러스, 카포시육종 헤르페스바이러스가 있다.

- 사람유두종바이러스(human papilloma virus, HPV): 사람유두종바이러스는 약 70가지 유형이 동정되었고, 이중 1, 2, 4, 7형은 사람에게 양성 편평유두종(사마귀)을 일으킨다. 고위험군에 속하는 16, 18형은 자궁경부와 항문, 성기 부위의 편평세포암종의 발생에 관여한다. 자궁경부암은 성병이며 HPV 전파에 의해 발생한다고 볼 수 있다. HPV는 또한 약 20%의 구개인두암과도 관련 있다.
- EB 바이러스(Epstein-Barr virus, EBV): EBV는 미국의 아이들에게 발생하는 버킷림프종(Burkitt's lymphoma) 및 중국 남부에서 발생하는 코인두(상인두)암과 관계가 있다. 최근 EB 바이러스는 이식환자에게 발생하는 악성 림프종이나 위암종의 일부에서도 관계가 있다는 사실이 밝혀졌다.
- B형 간염 바이러스(hepatitis B virus, HBV)와 C형 간염 바이러스(hepatitis C virus, HCV): 간세포암종의 약 70~85%가 B형 간염 바이러스나 C형 간염 바이러스 감염에 의한 것으로

추정되고 있다. 극동아시아와 아프리카가 B형 간염 바이러스 감염의 토착지역이고, 이 지역에서 간세포암종 발생빈도가 가장 높다. 그러나 발암과정에서 이 바이러스의 역할은 완전하게 밝혀지지 않고 있다.

③ 헬리코박터(*Helicobacter pylori*)

*H. pylori*는 발암물질로 분류된 최초의 박테리아가 되었다. 헬리코박터 감염은 위샘암종과 위림프종 발생과 관련이 깊다.

2. 내인성 원인

1) 연령 · 성 · 인종

(1) 연령

암 발생은 일반적으로 연령이 증가함에 따라서 빈도가 높아지며, 40세 이상, 특히 60대에 가장 빈도가 높다. 일반적으로 40세 이상을 암 연령이라고 한다. 연령의 증가에 따라서 암 발생빈도가 높아지는 이유로는 연령과 함께 발암인자에 접하는 기회가 증가하여 암에 걸리는 원인이 되는 유전자의 이상이 축적되기 쉽고, 면역기능 등 숙주의 암세포에 대한 방어기능이 저하되기 때문이라고 여겨진다. 암의 종류에 따라서는 발생빈도의 최고치가 소아기나 중년기인 것도 있다.

연령대별로 흔한 암의 종류는 아래와 같다.

① 소아기의 종양

소아에게 발생하는 종양으로는 백혈병, 신경아세포종, 신아종(윌림스종양), 수아종 등 뇌종양, 골육종 등의 뼈 · 연부종양 등이 있다. 백혈병은 소아기에 많이 발생하는 것과 60세 이상의 노년기에 많이 발생하는 것이 있다.

② 중년기의 종양

유방암, 자궁목암(자궁경부암, cervical cancer), 갑상선암 등이 있으며, 여성에게 많고, 호르몬에 관련한 장기에 발생하는 암이 두드러진다. 자궁암에 관해서는 자궁목암은 중년기에 많으며, 자궁몸통암(자궁체부암)은 폐경 후 노년기에 발생하는 암이 많다.

③ 노년기의 종양

악성종양, 특히 위암, 대장암 등의 많은 암종은 노년기 60~70세에 발생한다.

(2) 성

성별에 따라 발생하기 쉬운 암의 종류에 차이가 있는 것은 암의 발생에 성 인자가 관련이 있음을 시사하고 있다. 예를 들어 식도암 및 폐암은 남성에게 많으며, 갑상선암은 여성에게 많다. 내분비 장기는 생체 내에 호르몬 환경의 차이가 암 발생에 관련되어 있을 가능성도 있다. 한편,

식도암, 폐암 등은 흡연과 음주의 유무 정도 등 남성과 여성 간의 생활습관의 차이와 직업적 환경, 생활환경 등 환경요인의 차이가 영향을 미칠 가능성도 있다.

(3) 인종

한국인은 서양인에 비하여 위암과 간암의 발생빈도가 높으며, 유방암과 전립선암의 빈도가 낮다고 알려져 있다. 이는 인종의 차이와 같은 유전적 · 내인적인 차이와 관련이 있고 식생활의 차이같은 인종 간의 생활습관의 차이가 영향을 미칠 가능성도 있다.

2) 유전적 요인

종양 중에는 드물게 멘델의 법칙에 따라 부모에게서 자녀에게 유전하여 암이 발생하는 것이 있는데, 가족샘종폴립증(familial adenomatous polyposis), 신경섬유종증 등이 이에 해당한다. 그러나 이러한 종양은 드문 것으로, 종양의 유전적 이상은 대부분 후천적인 것이다.

(1) 암 발생 가계

위암 등 일반적인 암들도 종종 가계 내에서 잘 발생하는 경우가 있다. 암이 잘 발생하는 가계를 암발생가계라고 하며, 이것이 공통된 유전자 이상을 가지기 때문에 발생하는 것인지 암이 발생하기 쉬운 공통된 생활습관을 지녔기 때문인지 판단하는 것은 어려운 점이 많다. 가계 중에서도 암 발생에 직접적으로 연관이 있는 종양유전자, 종양억제유전자의 공통된 이상을 지닌 것은 없으며, 이상 유전자의 회복에 관련된 인자 등 간접적으로 암 발생에 관여하는 것에 원인이 있을 가능성이 있다.

(2) 이상 염색체

암세포에는 종종 염색체 수나 구조에 이상이 나타나는 경우가 있다. 만성 골수세포백혈병(만성 골수성 백혈병)은 필라델피아 염색체라고 불리는 이상 염색체가 나타나는 경우가 많다.

C 악성종양의 전이와 병기

1 종양의 전이

악성종양은 원발 병터에서 발생한 후 주위의 조직으로 침윤하며 일정 경로를 따라서 원발소에서 떨어진 부위까지 운반되어 그 부위에서 새롭게 증식을 하게 된다. 이것을 전이(metastasis)

라 하며, 새로운 종양 증식이 일어나는 곳을 전이소라 한다. 종양이 전이하는 성질은 악성종양의 큰 특징 중 하나이다.

전이는 전신에 걸쳐서 일어날 수 있으며, 전이경로에 따라서 림프관성 전이, 혈행성 전이, 파종성 전이로 분류한다.

1. 림프관성 전이(lymphatic metastasis)

암세포가 림프관 속으로 침입하여 림프의 흐름을 통해서 운반된 후 림프절 등에 새롭게 증식소를 형성하는 경우를 림프관성 전이라 한다. 암종과 육종 모두 림프관성 전이를 할 수 있지만 암종이 더 빈도가 높다.

림프관성 전이는 원칙적으로 해부학적인 림프의 흐름에 따라서 진행한다. 따라서 초기에는 악성종양이 발생한 장기에 가까운 림프절(국소 림프절, 소속 림프절)에 전이소를 형성한다. 예를 들어, 폐암은 허파문의 림프절, 위암은 작은굽이(소만), 큰굽이(대만) 등 위벽 가까이의 림프절로 전이한다. 암이 진행하면 국소 림프절에서 림프의 흐름을 따라 연이어 멀리 있는 림프절로 전이한다. 일반적으로 암의 예후는 이 림프절 전이의 정도에 비례하여 나빠진다(그림 8–2).

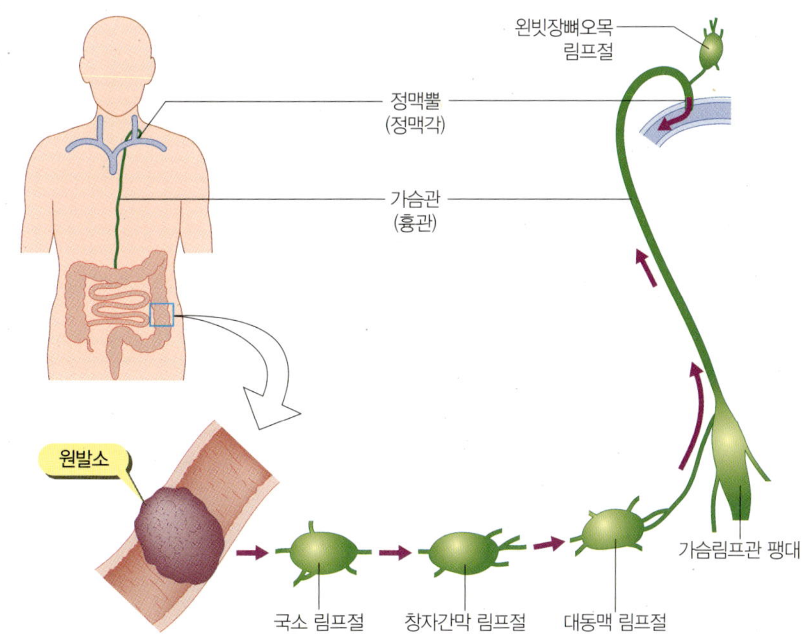

그림 8–2 림프관성 전이(대장암의 경우)

1) 감시 림프절

종양의 림프 흐름이 최초로 도달하여 전이가 일어나는 경우 가장 먼저 일어나는 림프절을 감시 림프절(sentinel lymph node)이라고 부른다. 감시 림프절은 수술 중에 방사성 동위원소를 이용하여 파악할 수 있다. 이렇게 확인된 감시 림프절을 절제하여 수술 중 동결절편검사로 종양의 전이 유무를 신속하게 판단할 수 있다. 그 결과 감시 림프절의 전이가 없으면 불필요한 림프절 절제를 피할 수 있다.

2) 비르효(Virchow) 전이

위암이 대표적이지만, 소화기암 등이 왼쪽 빗장뼈(쇄골)의 위에 움푹하게 있는 림프절에 전이되는 경우를 비르효 전이라고 부른다. 이 림프절은 가슴관이 대정맥에 합류하는 정맥뿔의 부근에 있으며, 이 부분에 전이가 있다는 것은 암이 상당히 진행되었음을 뜻한다.

2. 혈행성 전이(hematogenous metastasis)

혈행성 전이란 암세포가 정맥 내에 침입하여 혈류를 타고 흘러서 멀리 떨어진 부위까지 도달하여 전이소를 만드는 것을 말한다. 혈행성 전이가 발생하면 일반적으로 수술적인 치료가 불가능하게 되고 전신적 질환으로 간주하여야 한다. 암종과 육종에서 모두 혈행성 전이가 일어나며 육종은 림프관성 전이보다 혈행성 전이의 빈도가 더 높다.

1) 혈행성 전이 과정

혈행성 전이는 다음과 같은 과정을 거쳐 일어난다. (1) 우선 암세포가 혈관벽을 뚫고 혈관 안으로 침입한다. (2) 암세포가 혈액을 따라 먼 장기까지 흘러간다. (3) 종양세포가 먼 장기의 혈관벽에 부착된다. 이를 착상 혹은 정착이라고 한다. (4) 다시 혈관벽을 뚫고 주변 조직 내로 침입하여 증식한다(그림 8-3).

이렇듯 다단계에 걸친 혈행성 전이를 완성하기 위해서는 종양세포는 혈관벽이나 조직을 파괴하는 데 쓰이는 콜라게나아제와 같은 단백 분해효소를 생성해야 한다. 그리고 멀리 떨어진 혈관벽에 부착하기 위해서 카드헤린, 인테그린 등의 접착물질을 만들어야 하고 열악한 환경에서도 성장하는 왕성한 증식능력을 가지고 있어야 한다.

2) 전이성 장기

혈행성 전이가 잘 일어나는 장기는 허파와 간이다. 위암, 결장암, 췌장암 등은 위, 잘록창자(결장), 이자(췌장)의 정맥혈이 문맥으로 흘러가고 있기 때문에 암세포가 문맥을 거쳐서 간으로 운반되어 여기서 전이소를 형성한다. 한편, 직장암과 같이 정맥혈이 간을 거치지 않고 위 · 아

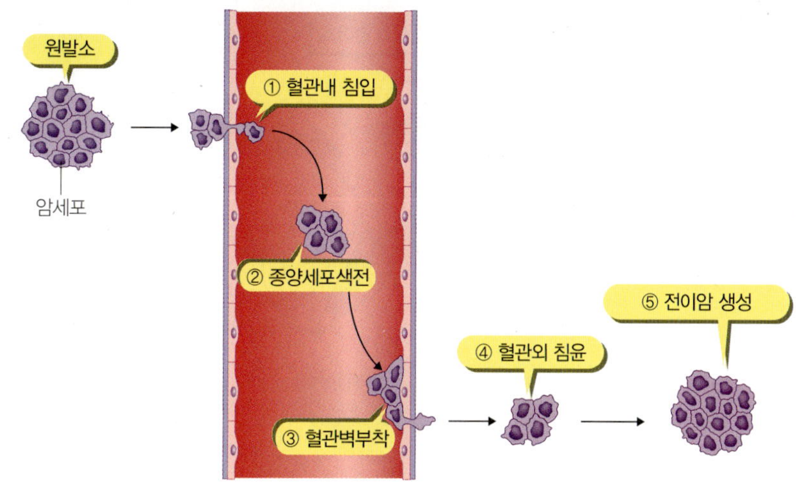

그림 8-3 암의 혈행성 전이의 성립과정(모식도)

래대정맥(상 · 하대정맥)으로 바로 들어가는 경우는 심장을 거쳐 폐동맥을 통하여 전달되어 허파에 전이소를 만들기 쉽다(그림 8-4).

이외에 암의 종류에 따라 특이한 부위에 전이가 잘 일어나는 경우가 있다. 전립선암이나 유방암은 척추뼈(추골)를 비롯한 뼈에 전이하기 쉽다. 명확한 기전은 밝혀져 있지 않으나 암세포와 전이 장기의 혈액내피세포가 가진 접착물질과 수용체의 조합이 관련이 있을 것으로 추정된다.

3. 파종성 전이(dissemination)

암의 침윤이 복막과 흉막 등 장막 표면에 도달하여 복강, 흉강 등 체내 공간에 마치 씨를 뿌린 듯이 가득 차 확산되고 먼 곳에 있는 창자막 표면에 전이소를 형성하는 것을 파종성 전이 혹은 파종이라 한다.

파종의 정도가 심해지면 흉수나 복수가 가득 차, 암성 흉막염, 암성 복막염이라고 불리게 된다. 암성 흉수나 복수의 성상은 일반적으로 혈성이다.

1) 슈니츨러(Schnitzler) 전이

배안의 가장 아래에 위치하는 움푹 파인 부분은 남성은 곧창자(직장)와 방광 사이에 있으며, 여성은 곧창자와 자궁 사이에 위치한다. 후자는 더글라스오목(Douglas pouch)이라고도 불린다. 여기에 암이 파종된 경우 항문으로 곧창자에 손가락을 넣어서 만져보면 전이소가 딱딱하게 만져지는 경우가 있다. 이를 슈니츨러 전이라 한다.

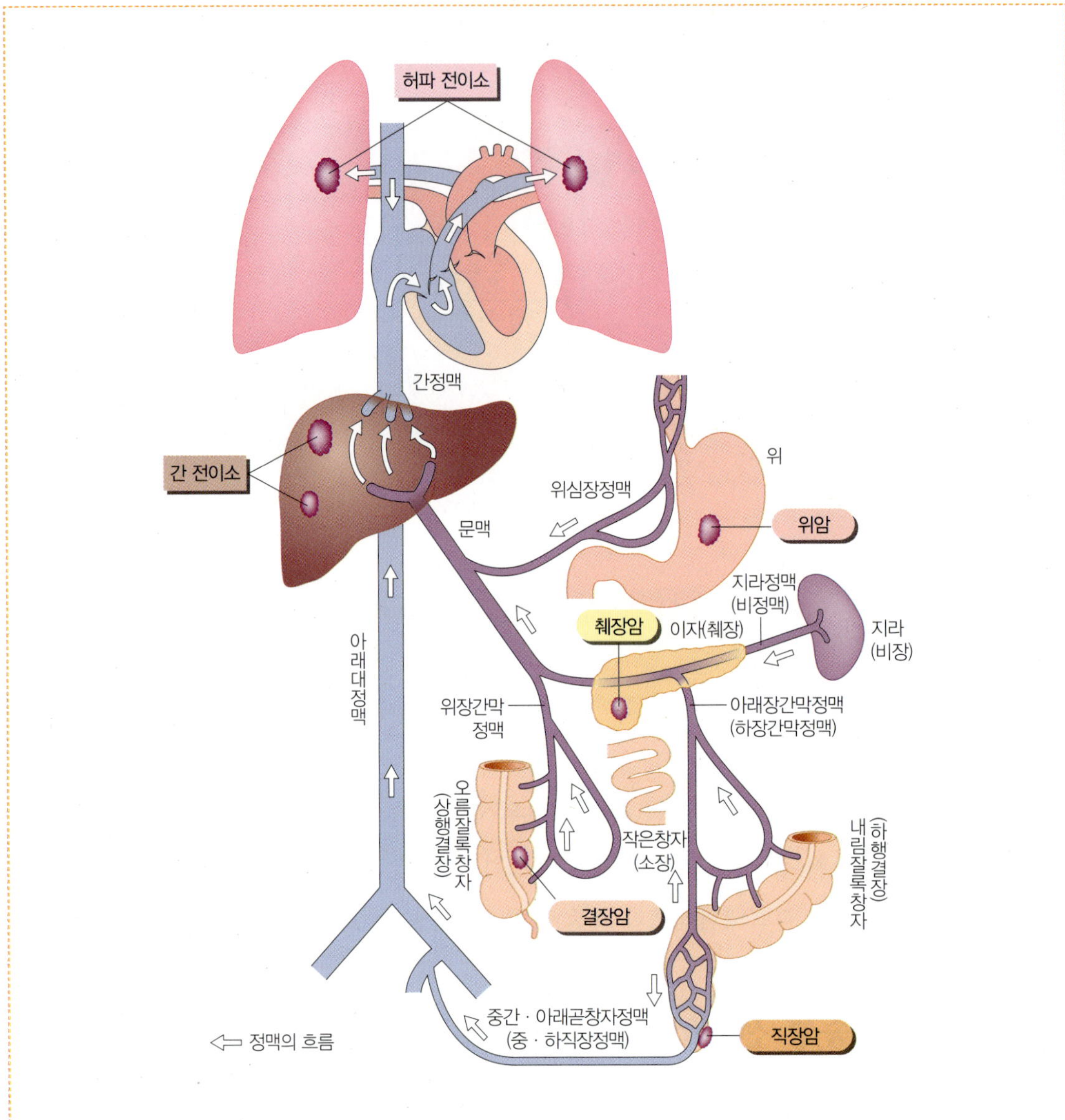

그림 8-4 혈행성 전이의 경로

2) 크루켄베르그(Krukenberg) 종양

위장관, 간 등에 발생한 암이 양쪽 난소에 전이하여 종양을 형성하는 경우가 있다. 이를 크루켄베르그 종양이라 한다. 빈도는 위로부터 반지세포암이 전이하는 경우가 많으며 젊은 여성에게 발생하는 경우도 있다.

2 종양의 진행도와 병기

1. 전신적인 진행도

1) TNM 분류

악성종양의 진행 정도를 병기(stage)라 하며 현재 세계적으로 TNM분류가 널리 사용되고 있다. TNM 분류의 T는 종양을 가리키는 Tumor의 머리글자로 원발 부위 종양의 크기와 침윤의 정도에 따라 T0~T4까지 다섯 단계로 나뉜다. N은 림프절을 의미하는 Node의 머리글자로 림프절 전이의 정도를 나타내며 정도에 따라 N0~N3로 나뉜다. 대문자 M은 전이를 의미하는 Metastasis의 머리글자로, 원격장기에 대한 전이가 없는 경우 M0, 전이가 있는 경우 M1으로 분류한다.

2) 병기의 분류

TNM에 따른 병기의 분류는 각 장기의 특성에 따라 장기마다 달리 정해져 있으며, T · N · M의 각 정도의 조합에 따라서 병기 I에서 IV까지 4단계로 분류한다. 일반적으로 병기 I은 암의 침윤이 국소에 한정되어 있으며 전이가 없고 예후는 좋다. 병기 II는 원발 장기 내 혹은 주변부에 침윤되어 있으나 전이는 없다. 병기 III은 림프절 전이는 있으나 원격전이는 없다. 한편, 병기 IV는 원격 장기에 대한 전이를 나타내며 예후도 나쁘다.

병기는 수술과 병리학적 검사를 하기 전에 영상소견 등을 참고하여 임상적으로 결정되는 임상 병기와 수술 후 병리학적 소견이 확인된 후에 결정되는 병리학적 병기가 있다. 일반적으로 병리학적 병기가 정확하다. 병기는 치료의 지침이 되고 예후를 예측하는 데 사용된다.

2. 국소적인 진행도

각종 장기에 발생한 암은 진행 정도와 상태에 따라 잠복암(latent cancer), 잠재암(occult cancer), 조기암(early cancer), 진행암(advanced cancer) 등이라고 불린다. 또한 병리 조직학적 검사에 의하여 상피내암, 점막내암, 침윤암 등으로 세분된다.

1) 잠복암(occult cancer)과 잠재암(latent cancer)

다른 목적의 수술이나 부검으로 적출된 조직을 병리학적으로 조사한 결과 임상적으로 알지 못했던 작은 암이 우연히 발견되는 경우가 있다. 이러한 경우의 암을 잠복암이라고 한다.

한편, 임상적으로 전이암의 증상이 먼저 나타나서 진단되고 이후 검사에 의하여 원발소의 암이 발견되는 경우가 있다. 이러한 것을 잠재암이라고 한다. 갑상선암과 전립선암 등은 잠복암과 잠재암의 빈도가 높다.

2) 조기암

조기암이란 진행암에 대응하는 말로서 일반적으로 암이 작으며, 대부분 전이가 없기 때문에 치료로 장기 생존이 가능하다. 각 장기에서 조기암의 정의는 다르므로 주의가 필요하다. 위암의 경우에는 암의 크기에 상관없이 종양의 침윤 깊이가 점막하층을 넘어가지 않은 암종을 조기위암이라 한다. 이 중에서 암이 점막에 국한된 아주 초기의 암을 점막내암이라 한다.

암종에서 암세포가 상피 내에 국한되어 있고 기질의 침윤을 보이지 않는 경우를 상피내암이라 하고, 자궁목을 비롯하여 입안, 식도, 후두 등 편평상피 영역에서 발생하는 편평상피암에서 잘 정의되어 있고 흔히 발견된다. 유방암에서도 암세포가 젖샘관 내에만 증식하고 젖샘관 밖으로의 기질내 침윤을 하지 않는 경우에 상피내암 혹은 비침윤암이라고 한다.

점막내암, 상피내암 등 비침윤암은 전이할 가능성이 극히 낮으며, 수술이나 기타 방법으로 병변이 완전히 제거된다면 환자는 완치될 가능성이 매우 높다.

3) 진행암

진행암은 국소의 침윤, 파괴가 현저하며, 림프절 등에 대한 전이의 가능성이 높아 다양한 치료를 실시하더라도 장기 생존 확률이 낮은 상태이다. 암의 진행이 매우 광범위하여 남은 생명이 매우 짧은 상태를 말기암이라고 한다.

3 다중암과 중복암

다중암이란 동시 또는 시간차를 두고 동일 숙주 내에 두 개 이상의 암이 발생한 경우를 말한다. 다중암은 한 개의 장기 내에 복수의 암이 발생하는 경우와 다른 장기에 각각 암이 발생하는 경우가 있다. 후자를 특히 중복암이라고 한다.

다중암, 중복암의 예로는 혀, 입안, 인두, 식도, 후두 등 머리목 부위에 발생하는 편평상피암이 있다. 담배를 많이 피우고, 술을 많이 섭취하는 사람에게 발생하기 쉬우며 동시 또는 시간차를 두고 이러한 장기에 다발성으로 암이 생긴다. 어떠한 발암물질이 유사한 특성을 가지는 연속된 여러 장기에 작용을 하여 이들 장기에서 동시에 발암과정을 촉진시킨 결과이다.

암이 다발하는 경우 선천적이거나 후천적인 유전자의 이상이 존재할 가능성이 있다. 유방암, 폐암 등 좌우가 쌍으로 되어 있는 장기는 동시에 좌우 양쪽에 암이 발생하는 경우도 있다.

4 종양이 숙주에게 미치는 영향

종양세포는 한번 발생하면 정상적인 세포 조절기전에서 벗어나 자율적으로 증식한다. 따라서 종양세포 그 자체가 살아남기 위해서는 영양을 숙주에게서 섭취해야 한다. 이 때문에 종양의 성장에 동반하여 다양한 문제가 숙주에게 발생한다.

1. 원발 부위 주변에 미치는 영향

종양이 커지면 주변의 구조물을 압박하게 된다. 따라서 압박을 받는 구조물은 다양한 증상을 일으킨다. 예를 들어, 동맥이나 정맥 등의 혈관이 압박을 받으면 혈류장애가 발생되며 종양이나 주변 조직에는 울혈이나 경색이 발생하게 된다. 온쓸개관(총담관)이 압박을 받거나 침윤을 받으면 쓸개즙(담즙)이 정체하고 폐쇄성 황달을 일으키며 요관이 폐색된 경우에는 콩팥의 물콩팥증(수신증, hydronephrosis)을 일으킨다. 대장암으로 장관이 협착되면 변비 등의 증상이 나타나게 된다. 나아가 장관이 폐색하여 창자막힘증(장폐색증, ileus)을 일으키는 경우도 있다. 또한 암이 직접 혈관에 침윤하면 대량의 출혈을 일으킬 수 있고 신경에 침윤하게 되면 강한 통증을 일으킬 수도 있다.

성장속도가 빠른 암종의 경우 혈관증식이 불충분하여 혈액공급이 부족하여 종양 중심부에 종종 괴사가 일어난다. 괴사 부분은 세균이나 진균 등이 감염되기 쉬워 감염증을 일으키는 경우도 있다.

2. 전신에 미치는 영향

암이 증식하는 데에는 많은 영양이 필요하며 숙주에게 필요한 영양까지 섭취하는 경우도 있다. 또한 암세포가 방출하는 각종 인자는 발열을 일으키거나 식욕을 저하시키는 등 환자의 체력을 소모하게 한다. 이 때문에 말기암 환자는 체중이 감소하고, 저단백혈증, 부종, 피부변색 등이 나타난다. 이처럼 암 말기에 체력이 소모된 상태를 암종말증(cachexia)이라 한다.

암으로 인해 숙주의 체력이 저하되면 다양한 감염증에도 쉽게 걸린다. 이를 기회감염증이라고 하며, 건강한 사람은 일반적으로 감염되지 않는 감염력이 약한 병원체에도 감염되며 종종 위독한 상태가 된다. 또한 파종혈관내응고(DIC: 71쪽 참조) 등 혈액의 응고계에 이상이 생기는 경우도 있다.

D 종양의 진단과 치료

1 영상진단·내시경진단

최근에는 암진단 기술의 향상으로 작은 초기의 병변도 잘 발견할 수 있게 되었다. 방사선 촬영, 초음파 검사 등 영상진단과 내시경진단이 있다.

1. X선 진단

X선 진단은 X선을 촬영한 영상을 기초로 실시된다. 진단의 빈도나 정밀도에서 볼 때 가장 중요한 검사의 하나이다. X선 촬영에는 단순촬영, 조영제를 사용한 촬영(혈관조영 등), 전산화 단층촬영(CT 스캔) 등이 있다. 특히 CT 스캔은 종래의 방사선 촬영으로는 어려웠던 간이나 뇌 등 실질 장기 내부의 암의 진단에 유용하며, 주변 장기와의 위치의 관계와 침윤범위에 대해서도 많은 정보를 주게 되었다.

2. 초음파 검사

수산업에 있어서 어군을 탐지하듯이 체내에서 초음파를 사용하여 영상을 만드는 기술을 사용하는 검사이다. 초음파 검사는 까다로운 설비가 필요하지 않아서 외래와 병실에서도 손쉽게 검사할 수 있으며, 환자에게 침습이나 부작용이 없다는 점이 큰 장점이다. 유방, 갑상선, 간, 쓸개, 콩팥, 이자 등의 실질 장기의 진단에 큰 도움을 준다.

3. MRI(자기공명영상)

MRI는 magnetic resonance imaging의 약어로 자기공명 기술을 사용한 영상 진단법이다. 얻은 정보를 컴퓨터에서 해석하여 신체를 가로 방향에서 자른 전액단과 세로 방향에서 자른 화살형 단면 등 임의의 방향으로 단층 화상을 만들 수 있어 입체상을 재구축하는 것도 가능하다. 해상도가 좋으며 X선으로는 알 수 없었던 조직의 질적 차이를 영상으로 나타낼 수 있다. 현재는 임상진단에 필수적인 진단방법이다.

4. 내시경 검사

위 · 큰창자 등 관모양 장기의 내면을 직접 파이브로스코프(fiberoscope)로 관찰하는 것이다. 병변의 성상을 관찰하고 작은 조직을 떼어내어 병리진단에 이용할 수 있어 암을 확진할 수 있다. 기관지 내시경이나 방광경도 이용되고 있다. 최근에는 기술이나 기기가 진보하여 치료에도 이용되고 있다.

2 병리학적 진단

영상진단 등 임상진단 기술이 많이 발전하였지만 현 상태에서는 병변이 암인지 아닌지에 대한 최종적 판단은 병리학적 진단에 의하여 결정된다.

1. 생검조직진단

생검조직진단은 병변부의 조직을 직접 채취하여 그 조직을 현미경으로 관찰하는 방법이다. 생검조직진단은 단순하게 암인지 아닌지를 판단하는 것뿐만 아니라 종양세포의 조직형, 분화도, 침윤의 유무 등의 판단을 할 수 있으며, 환자 예후에 영향이 큰 정보나 앞으로 실시하는 치료에 필요한 정보를 제공할 수 있다.

수술 중에는 조직을 급속 냉동하여 슬라이드를 제작하는 동결진단이 실시되며 신속하게 병리진단을 확정하여 그 결과에 따라 수술의 범위와 방침을 결정하는 데 도움을 준다.

2. 세포진단

세포진단은 암의 조기 발견을 위한 스크리닝 검사로 발전해 왔다. 자궁목암과 폐암의 조기 진단을 위한 선별검사(screening test)로서 널리 이용되고 있다. 세포진단은 자궁목 점막을 긁어서 세포를 얻거나 객담, 오줌, 복수, 흉수 속에 포함된 자연 탈락세포를 모아서 관찰하는 탈락세포진단이 있다. 최근에는 신체의 깊은 곳에 있는 장기에도 주사바늘을 찔러서 세포를 흡인하여 관찰하는 천자흡인세포진단을 많이 시행하고 있다. 갑상선, 침샘, 이자, 간 등 탈락세포를 쉽게 얻을 수 없고 조직 생검을 하기도 힘든 부위에서 많이 시행하고 있다.

세포진단과 생체조직진단을 상황에 맞게 병용함으로써 양 진단법의 결점을 보완하고 확진률을 향상시킬 수 있다. 또한 생검조직진단, 세포진단에 대해서 구체적인 방법은 12장 병리검사에서 다루겠다.

3 종양표지자

종양 중에는 어떤 특정한 단백이나 호르몬을 생산하는 것이 있다. 이러한 종양이 생산한 특수한 물질을 종양표지자(tumor marker)라 한다. 종양표지자는 암이 없는 사람에게는 혈액 중에서

표 8-3 종양표지자 진단

종양의 종류	종양표지자
간세포암	알파 피토프로틴(AFP)
대장암	암 배아성 항원(CEA)
췌장암	CA19-9(세포 표면의 당사슬항원)
전립선암	산성 포스파타아제(PAP), 전립선 특이항원(PSA)
난소암	CA125(세포 표면의 당사슬항원)
융모암	융모성 고나도트롭핀(hCG)
다발골수종	감마 글로불린, 벤스존스단백

검출되지 않거나 아주 미량 검출되지만 종양을 가진 사람에서는 혈중농도가 상승하는 물질이다. 이 때문에 이를 동정 검출하는 것이 암의 존재, 종류, 진행도 등을 알기 위한 척도가 된다. 종양표지자로는 면역글로불린(다발골수종의 벤스-존스 단백), 태아성 단백, 호르몬, 효소, 암 관련 항원 등이 있다(표 8-3).

또한 뇌하수체와 부신 등 내분비 장기에 발생하는 종양은 양성이더라도 호르몬 생산이 증가하며 상승한 호르몬이 다양한 증상을 일으키는 경우가 있다.

4 암의 치료

양성종양을 가진 환자는 일반적으로 외과수술로 병변을 제거함으로써 치유될 수 있다. 그러나 악성종양을 가진 환자는 외과수술만으로는 병변을 완전하게 제거하는 것이 어렵거나 전이를 일으키는 경우도 있기 때문에 아래와 같은 치료를 조합하여 실시해야 하는 경우가 많다.

1. 외과수술

암은 전이가 일어나기 전의 초기 단계에서 수술로 완전히 제거하는 것이 가장 바람직하다. 암 병변 주위에 건강한 상태인 조직을 포함하여 절제하고 동시에 국소의 림프절도 같이 절제한다. 이는 조기 단계에서도 미소한 림프절 전이가 발생할 가능성이 있어 병변을 남기지 않도록 하기 위한 것이다. 현재까지도 이런 외과적인 치료가 암치료에 있어서 가장 중요하고 유용한 방법이다. 그러나 이미 전이의 가능성이 있는 단계의 증례나 완전한 외과절제가 불가능한 증례에서는 추가적으로 다른 치료를 병용하여야 할 필요가 있다.

1) 내시경치료

소화관에서 발생하는 점막내암 등 침윤이 없거나 얕고 크기가 작은 암은 내시경만으로도 병변 전체를 포함하여 크게 잘라 제거할 수 있게 되었다. 이를 내시경절제술이라 하며, 조기 암에서 수술을 대체하는 암의 근본적인 치료법으로 활발하게 사용되고 있다.

이처럼 각 장기에서 초기 단계에 암을 발견하게 되면 환자에게 수술 등의 부담이 없는 치료로도 완치가 가능하기 때문에 이에 대한 연구가 활발하다.

2) 국소재발

일반적으로 암은 주위 조직으로 침윤하면서 성장하므로 암 병변과 정상 부위의 경계가 불명확한 경우가 많다. 따라서 암 조직을 완전히 제거하기 위하여 광범위하게 장기를 절제한다. 그러나 광범위 절제를 시행하여도 미세한 침윤이 남아 있을 수 있어 때로는 같은 장소에 다시 종양이 생기는 경우가 있다. 이것을 국소재발이라 한다.

2. 방사선 치료

X선, α선, β선, γ선, 중성자선 등의 방사선을 종양에 조사하여 암세포를 파괴시키고 사멸하는 치료법이다. 일반적으로 증식이 활발한 종양세포 쪽이 방사선의 감수성이 높으나 종양 주변의 정상 조직이나 세포도 손상을 입게 되므로 종양 제거 효과가 있고 정상 부위에 손상을 입히지 않은 정도의 조사량과 조사방법을 사용하여야 한다. 방사선 치료는 혀암, 식도암, 자궁목암 등의 편평상피암에서 특히 효과가 높다고 알려져 있다. 수술 후 남아 있을지도 모르는 미세한 침윤소를 파괴시켜서 국소 재발을 막기 위한 술후 조사와 이미 진행한 상태에서 수술이 불가능한 환자에 대해서 우선 방사선 조사를 실시하여 암세포를 파괴시킨 후에 어느 정도 암 덩어리의 크기를 줄여서 수술에 임하는 술전 조사가 있다.

3. 화학요법

암 화학요법이라는 것은 항암제를 사용한 치료이다. 암이 이미 진행하여 암세포가 전이 등을 통해서 전신에 퍼져 있거나 외과수술로 병변을 제거하지 못하게 된 경우에 화학요법을 실시한다. 백혈병 등의 종양은 덩어리를 만드는 경우가 적어서 수술이나 방사선 치료보다는 화학요법이 주로 이루어진다. 항암제의 종류에 따라서 작용 기전은 다르며, 암세포의 핵에 직접 작용하는 것과 암세포의 대사를 저해하는 것 등이 있다.

화학요법을 실시하면 대부분 심각한 부작용을 초래한다. 골수의 조혈작용을 억제하여 빈혈을 발생시키거나 면역을 담당하는 림프구에 작용하여 면역기능을 떨어뜨려 감염을 일으키는 경우가 있다. 또 구토감, 소화관 장애, 탈모 등이 일어날 수 있다.

4. 호르몬 요법

유방암, 전립선암 등은 암의 성장에 호르몬이 필요한 경우가 많고 이러한 암을 호르몬 의존성 암이라고 한다. 유방암의 대부분은 암의 성장이 에스트로겐과 프로게스테론 등 여성 호르몬의 작용에 의존하고 있으며 이러한 경우 항호르몬제의 투여가 암세포 증식을 억제한다. 한편 전립선암은 남성 호르몬의 작용에 의존하는 경우가 많으며 이러한 경우 고환절제술 또는 항호르몬제의 투여로 암세포의 증식을 억제하여 치료할 수 있다.

5. 새로운 암 치료

숙주가 지닌 암세포에 대한 면역능력을 높이기 위한 치료와 암세포에 대한 백신을 투여하여 치료를 하는 면역요법과 암세포가 정상세포보다 고온에 약한 성격을 이용한 온열요법 등이 연구되고 있다.

1) 분자표적 치료

최근 암 발생의 기전이 분자 단위, 유전자 단위에서 활발히 연구되게 되어 그 성과가 서서히 새로운 치료법 개발로 이어지고 있다. 발암과정, 암의 성장 및 암의 진행과정에 작용하는 중요한 분자의 존재가 밝혀지면 이러한 분자의 작용을 억제하는 약을 개발하는 것이 가능해진다. 이러한 분자단위의 대상을 억제 혹은 파괴시키는 물질을 투여하여 암을 치료하는 것을 분자표적 치료(targeted therapy)라 한다.

비교적 악성도가 높은 유방암은 세포 표면에 Her2라 불리는 수용체 형태의 분자를 가진 경우가 많다. 이 Her2라는 분자를 많이 발현하는 증례에서는 Her2에 대한 항체를 투여하여 암세포의 증식과 진행을 억제할 수 있으며, 현재 활발하게 치료에 이용되고 있다. 또 위장관기질종양의 표면에 발현하는 kit, 폐선암에서 발견되는 EGFR(상피세포성장인자 수용체)의 작용을 억제하는 약도 사용되고 있다.

2) 맞춤치료

또한 최근 암세포가 지닌 유전자 이상을 총체적으로 조사할 수 있게 되어 개개의 증례에서 암세포의 유전자 이상의 패턴에 따라서 항암제의 효과를 미리 예상할 수 있게 되었고, 환자 개개인에게 맞춘 최적의 치료법을 선택할 수 있도록 하는 연구가 진행 중이다. 이러한 치료를 맞춤치료라고 한다.

E 암 통계

1 주요사망 원인과 암발생율

통계청 자료에 의하면 2011년 한국인 사망 원인(그림 8-5)은 악성 신생물이 가장 흔하며 전체 사망의 27.8%를 차지한다. 우리나라에서는 1980년도부터 암등록사업이 시작되어 암 전반에 대한 통계가 집계되어 있고 국립암센터 암통계 자료에 잘 나타나 있다. 암 발생률은 1999년부터 2012년 까지는 평균 연 3.6% 증가하였으나, 2012년 이후부터는 연간 6.1% 감소하는 추세를 보이고 있다(그림 8-6).

2 주요 암 발생률과 암종별 사망률

2015년 한국인 부위별 암 발생률을 보면 전체적으로 위, 대장, 갑상선, 폐, 유방 순으로 암이 많이 발생하고(그림 8-7), 남성에서는 위, 폐, 대장, 간, 전립선 순이며 여성에서는 갑상선, 유방, 대장, 위, 폐 순으로 암이 많이 발생한다(그림 8-8). 발생률 추이를 보면 남자에서는 대장암과 갑상선, 전립선암이 증가하는 추세였으나 2012년 이후 거의 모든 암의 발생율이 감소하는 추세를 보이고 있고(그림 8-9), 여자에서도 갑상선암 및 유방암, 대장암등이 증가하는 추세였으나 유방암을 제외한 다른 암들의 발생율은 감소하는 경향을 보이고 있다. 특히 갑상선암의 발생율은 급격한 감소를 보이고 있는데 이는 무증상 조기검진의 감소에 따른 현상으로 볼 수

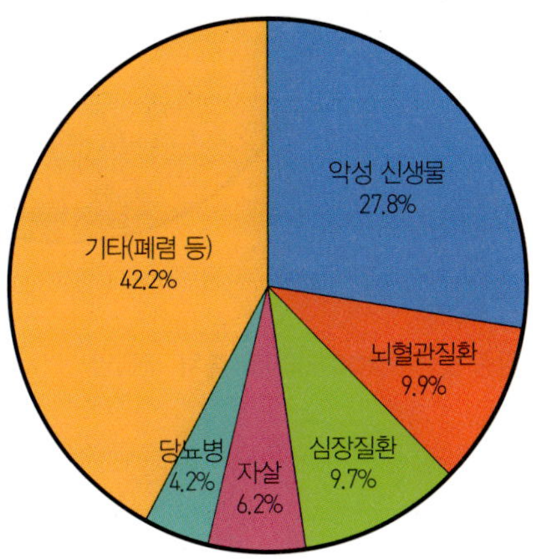

그림 8-5 한국인 사망 원인 분포(2011년)(자료 출처: 통계청 2011년 사망 원인 통계)

있다(그림 8-10). 한편 암으로 인한 사망은 남녀 합하여 폐암이 차지하는 비율이 가장 높고, 간암, 위암, 대장암, 췌장암 순서이다(그림 8-11).

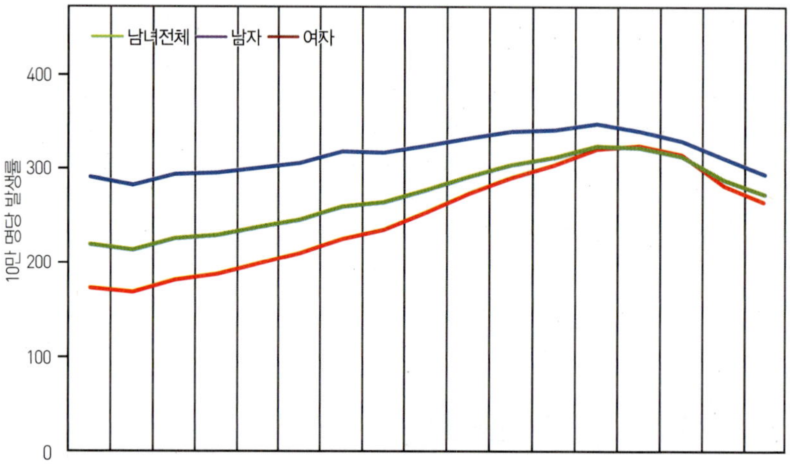

	1999	2000	2001	2002	2003	2004	2005	2006	2007	2008	2009	2010	2011	2012	2013	2014	2015
남녀전체	219.9	214.1	226.3	229.8	238.6	246.8	260.5	265.3	278.2	292.5	305.1	313.3	325.4	324.0	315.1	291.5	275.8
남자	291.9	283.4	294.9	296.5	301.8	306.9	319.4	318.4	325.5	333.6	340.9	342.8	349.6	341.8	331.8	315.2	301.2
여자	173.3	169.0	182.0	188.2	199.7	210.7	226.1	236.0	254.4	274.5	291.5	305.4	322.3	326.0	316.9	285.2	266.1

성별	추이 1		추이 2	
	발생 기간	연간% 변화율	발생 기간	연간% 변화율
남녀 전체	1999-2012	3.6*	2012-2014	−6.1*
남자	1999-2011	1.8*	2011-2014	−3.6*
여자	1999-2012	5.8*	2012-2014	−7.6*

*$P < 0.05$

*연령표준화발생률: 우리나라 2000년 주민등록연앙인구를 표준연구로 사용

그림 8-6 한국인 연도별 남녀 성별 암 발생건수 추이(1999~2015)(자료 출처: 국립암센터)

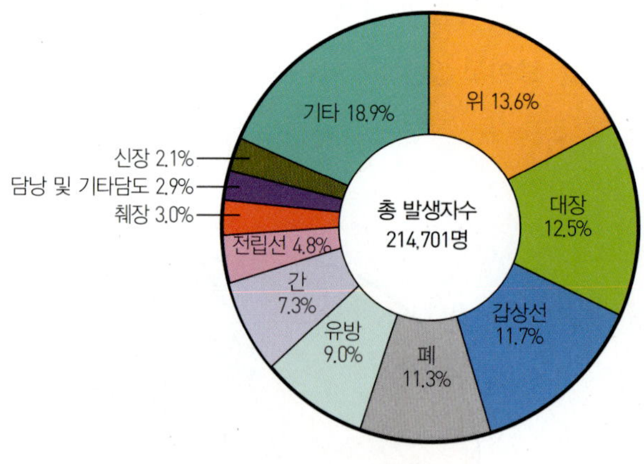

그림 8-7 한국인 주요 암종 발생분율(2015)(자료 출처: 국립암센터)

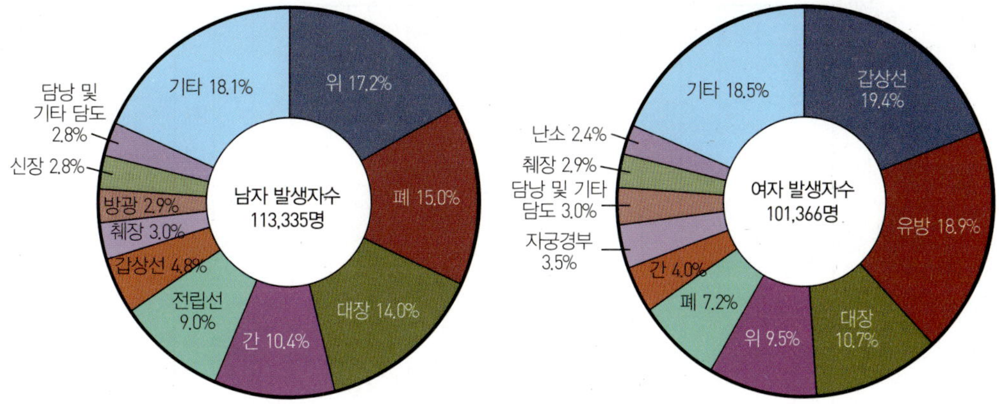

그림 8-8 한국인 성별 암종 발생분율(2015)(자료 출처: 국립암센터)

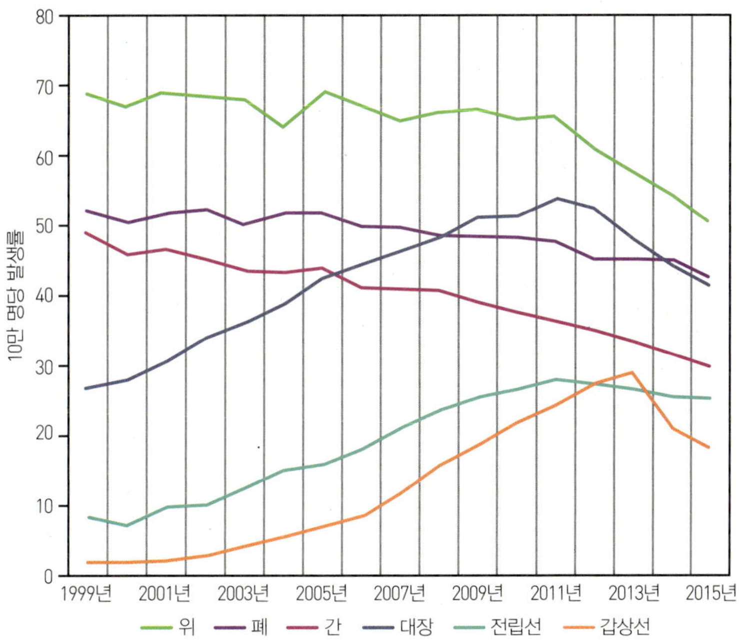

암종	추이 1		추이 2	
	발생 기간	연간% 변화율	발생 기간	연간% 변화율
위	1999-2011	−0.4*	2011-2015	−6.2*
폐	1999-2005	0.0*	2005-2015	−1.6*
대장	1999-2011	5.8*	2011-2015	−7.6*
간	1999-2009	−1.9*	2009-2015	−4.2*
전립선	1999-2009	13.5*	2009-2015	−0.5*
갑상선	1999-2012	23.6*	2012-2015	−16.5*

*$P < 0.05$

*연령표준화발생률: 우리나라 2000년 주민등록연앙인구를 표준인구로 사용

그림 8-9 주요 암종의 연령표준화 발생률 추이: 남자(자료 출처: 국립암센터)

08

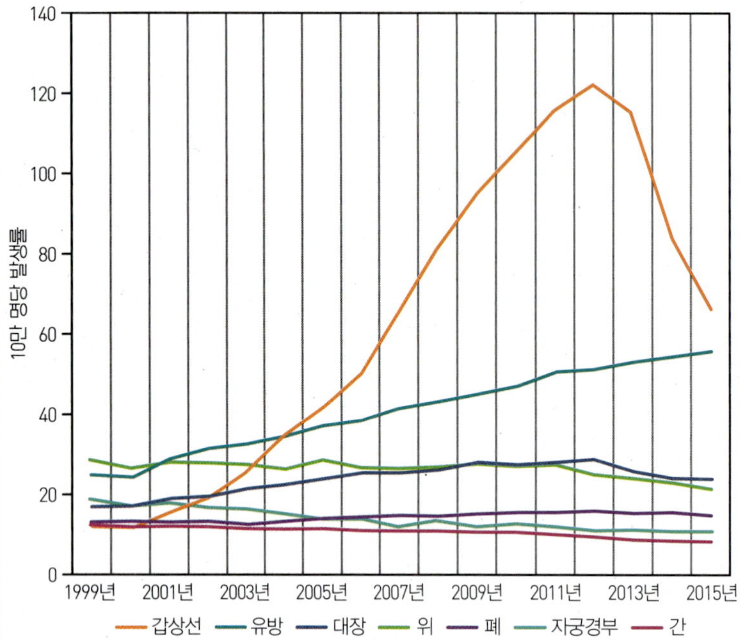

암종	추이 1		추이 2	
	발생 기간	연간% 변화율	발생 기간	연간% 변화율
갑상선	1999-2011	22.7*	2011-2015	−14.1*
유방	1999-2007	6.8*	2007-2015	4.0*
대장	1999-2011	4.4*	2011-2015	−6.0*
위	1999-2011	−0.3*	2011-2015	−5.1*
폐	1999-2012	1.8*	2012-2015	−1.9*
자궁경부	1999-2007	−4.3*	2007-2015	−2.6*
간	1999-2010	−1.5*	2010-2015	−4.9*

*$P < 0.05$

*연령표준화발생률: 우리나라 2000년 주민등록연앙인구를 표준인구로 사용

그림 8-10 주요 암종의 연령 표준화 발생률 추이: 여자(자료 출처: 국립암센터)

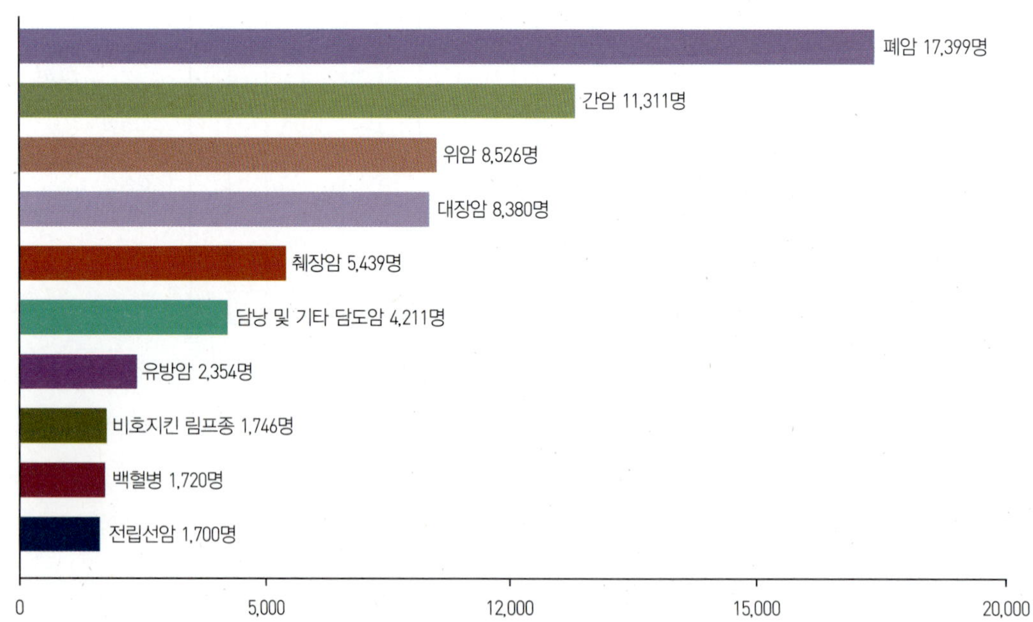

그림 8-11 2014 한국인 암종별 사망자 수(자료 출처: 국립암센터)

F 기관별 주요종양

1 호흡기계 종양

1. 폐암(lung cancer)

폐암은 전 세계적으로 암 사망률 1위를 차지하는 예후가 불량한 종양이다. 우리나라에서의 암 발생률 통계를 보면, 폐암은 남자에서 두 번째로 많이 발생하는 암이고 여자의 경우 발생률이 높은 암 5위이다.

⊙ 원인

흡연이 폐암의 가장 중요한 발병 요인으로서 폐암의 약 80%가 흡연자에게 발생하고 흡연자는 비흡연자에 비해 폐암에 걸릴 위험이 약 60배에 이른다. 또한 산업적 유해인자(industrial hazards)에 노출되는 경우 폐암의 위험이 증가하는데 석면, 크롬, 우라늄 등이 이에 해당한다. 그 밖에 대기오염, 유전적인 소인, 호흡기 질환의 기왕력 등이 폐암의 발생과 관계가 있다.

⊙ 증상

초기에는 전혀 증상이 없고 이미 증상이 나타난 후에 발견이 되는 경우에는 진행성 병기(advanced stage)인 경우가 대부분이다. 진행성 암인 경우 기침, 객혈, 체중감소, 가슴통증, 호흡곤란 등의 증상이 나타난다.

⊙ 진단

일반적으로 단순흉부방사선(chest x-ray), 컴퓨터단층촬영(CT), 객담검사 등으로 폐암을 진단한다. 폐암의 확진을 위해서는 병리검사가 필수적이므로 이를 위해 기관지경(bronchoscopy)을 이용하여 조직을 얻거나 경피적 침생검(percutaneous needle biopsy)을 시행한다.

⊙ 치료

폐암의 치료는 수술, 화학요법(chemotherapy), 방사선요법(radiotherapy) 등이 시행되며 적절한 치료 방침은 폐암의 조직형(histologic type)이나 병기(stage)에 따라 달라진다. 또한 환자의 전신 상태 및 환자의 의지도 치료의 선택에 영향을 미치므로 환자 개개인에 따라 최선의 치료법을 선택하는 것이 중요하다. 소세포암종(small cell carcinoma)의 경우 화학요법이 표준 치료이며 방사선요법을 병행할 수 있다. 비소세포암종(non-small cell carcinoma)은 초기 병기에 해당하는 경우 암을 수술로 제거하여 완치를 기대할 수 있고 수술 후 화학요법과 방사선치료를 추가하기도 한다. 진행된 병기의 비소세포암종이나 환자의 전신상태가 좋지 않아서 수술을 받을 수 없을 경우에는 화학요법과 방사선치료를 시행한다. 최근 EGFR 돌연변이가 있는 샘암종

(adenocarcinoma)이 EGFR 억제제 치료에 효과가 있는 것으로 알려지면서 EGFR 억제제가 폐암의 중요한 표적치료제로 급부상하였다.

⊙ 조직학적 분류

폐암의 조직학적 분류에 따라 치료 방침을 결정하고 예후에 차이를 나타내므로 폐암의 병리적 검사 및 조직형 결정은 매우 중요하다.

1) 샘암종(adenocarcinoma)(그림 8-12)

가장 흔한 조직학적 유형으로 폐의 중심부보다는 주변부에서 발생한다. 편평세포암종(squamous cell carcinoma)이나 소세포암종보다 흡연과의 관련성이 낮아 여성 및 비흡연자에 흔하고 다른 조직형에 비해 크기가 작은 편이다. 조직학적으로는 샘분화를 하거나 유두상 증식을 하고 종양세포에서 점액을 생산하는 특징을 보인다.

2) 편평세포암종(squamous cell carcinoma)(그림 8-13)

편평세포암종은 폐의 중심부에서 더 많이 발생하고 기관지 상피세포의 편평 화생(squamous metaplasia) 및 이형성(dysplasia)이 선행하는 경우가 흔하다. 흡연과 관련이 있어서 남성과 흡연자에 많다. 조직학적으로는 각질화(keratinization), 세포사이결합체(intercellular bridge) 등의 소견을 보인다. 종양의 괴사(necrosis)에 의하여 공동(cavity)을 형성하기 쉽다.

3) 소세포암종(small cell carcinoma)(그림 8-14)

소세포암종은 흡연과 밀접한 관계가 있고 광범위하게 전이하는 고도의 악성종양이다. 종양세포는 크기가 작은 편으로 세포질이 적고 거의 핵으로 채워져 있다. 호르몬양물질(hormone-like

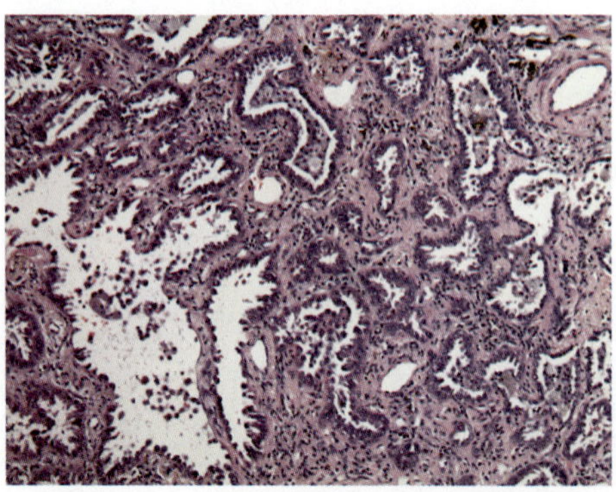

샘 혹은 유두상 증식을 하는 종양세포가 관찰된다.

그림 8-12 **샘암종**

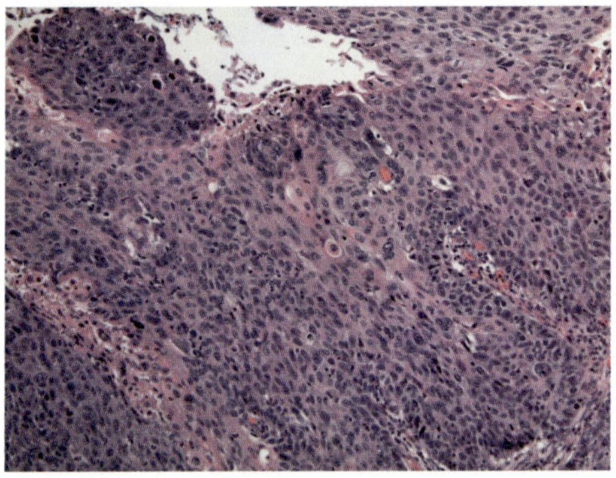

종양세포가 판모양으로 배열하고 중심부에 각질진주를 형성하는 이상각화를 보이는 세포가 관찰된다.

그림 8-13 **편평세포암종**

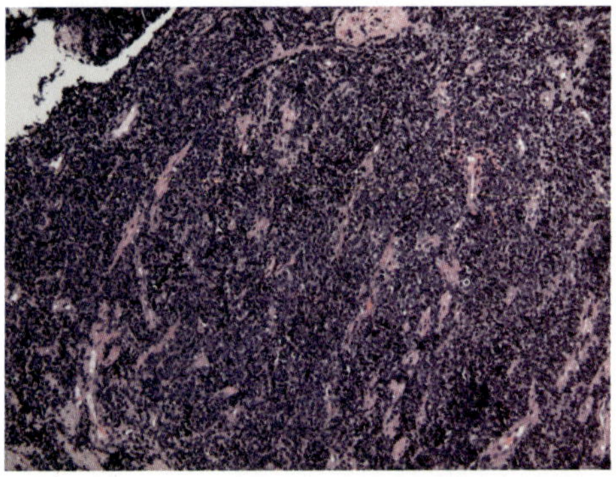

림프구 3배 이하의 작은 크기의 세포질은 거의 없는 종양세포가 판상으로 침윤하고 있다.

그림 8-14 **소세포암종**

factors)을 분비하여 신생물딸림증후군(paraneoplastic syndrome)을 나타내는 가장 흔한 조직학적 유형이다.

2. 전이성 폐종양

폐에는 다른 장기에서 발생한 악성 종양이 전이되는 일이 흔하다. 이것은 전신의 혈액이 폐의 모세 혈관을 통과하기 때문이다. 유방암, 대장암, 신장암, 간암 등 타 장기에 존재하는 종양 세포가 혈류를 따라 폐까지 운반되어 전이성 종양을 형성하고 이는 다발성인 경우가 많다. 진단은 다른 폐암과 마찬가지로 영상학적 검사로 종양을 확인하고 병소에서 채취된 세포나 조직을 병리학적으로 검토하여 확진한다. 원발성 폐암과 전이성 폐종양을 구별하기 위해서는 악성 종양의 기왕력, 폐 병소의 모양 등의 임상정보와 함께 면역조직화학염색(immunohistochemistry)이 큰 도움이 된다.

2 소화기계 종양

우리나라의 총 암 발생 중 소화기 암은 높은 빈도를 차지하고 있다. 남자에서는 가장 흔한 암종이 위암(17.2%)이고 대장암(14.0%)이 세번째로 흔히 발생하는 암이며, 여자에서는 대장암(10.7%)과 위암(9.5%)이 각각 세 번째와 네 번째로 흔한 암이다.

1. 식도암

우리나라에서 식도암은 상대적으로 남자에서 많이 발생한다. 대다수의 식도암은 증상이 없으므로 늦게 발견되어 적절한 치료 시기를 놓치는 수가 많아 사망률이 높다. 병리조직학적 유형으로는 식도 편평상피에서 기원하는 편평상피암종이 가장 많다. 한편, 위산이 포함된 위액이 식도로 역류되는 역류성 식도염을 장기간 앓은 환자에서 정상 편평상피가 술잔세포가 포함된 장상피로 모양이 바뀌는 장형화생(intestinal metaplasia)이 일어나는데 이를 바렛식도(Barret's esophagus)라고 한다. 바렛식도에서 이형성(dysplasia)을 거쳐 샘암종으로 이행하는데, 최근에는 역류성 식도염 발생 증가와 더불어 식도 하부의 샘암종도 증가하는 추세에 있다.

2. 위암

위암종은 우리나라에서는 전체 암 발생 중 1위로 남자에서는 가장 흔한 암이고, 여자에서는 네 번째로 흔한 암이다. 위암 발생의 환경적 요인으로는 위점막과 접촉하는 음식물, 즉 식품속의 발암 물질과 *H.pylori* 감염이 있다. 위암 발생율이 높은 지역에서 *H.pylori* 감염율이 높고, 위암 환자에서 *H.pylori* 감염율이 높다고 보고되고 있다. 위암의 대부분은 조직학적 유형으로는 샘암종이다. 위암종의 호발 부위는 날문부의 소만쪽이다. 위암의 예후를 결정짓는 가장 중요한 인자는 위벽내로의 침습 깊이로서, 암종이 림프절 전이 유무와 상관없이 점막과 점막하조직에만 침범한 경우를 조기위암이라고 하며, 95% 이상의 5년 생존율을 나타낸다(그림 8-15). 진행위암은 고유근층 또는 그보다 더 깊은 층까지 침범한 경우로, 5년 생존율은 50~35% 정도이다(그림 8-16). 위암의 전암성 병변으로는 만성 위축성 위염, 장상피화생, 샘종 또는 이형성등이 있다.

3. 폴립

소화기계에서 내강으로 눈에 보이게 돌출한 구조물을 통틀어 폴립(polyp)이라 하며, 위장관 어디서나 발생할 수 있으나, 대장에서 가장 많이 발생한다. 폴립의 발생 원인에 따라 비종양성과 종양성으로 분류한다. 비종양성은 염증이나 점막 손상에 대한 과잉 수복 과정으로 발생할 수 있고, 종양성 폴립은 샘종(adenoma)이라 하며 이형성세포들로 구성되어 암종으로 진행할 수 있어 전암성

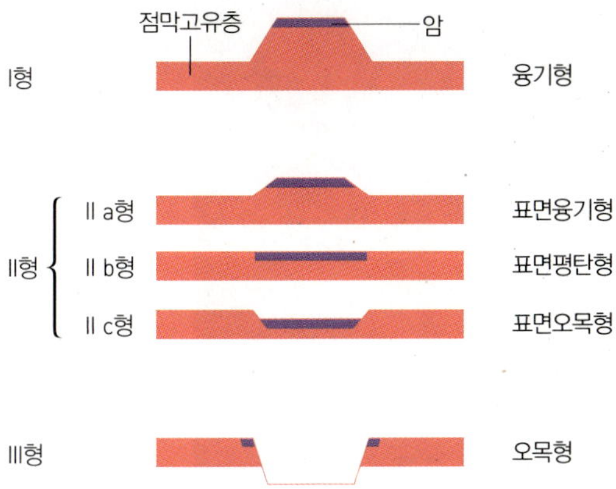

('위암을 다루는 규약'이라는 책에서 인용)

그림 8-15 조기위암의 육안적 분류

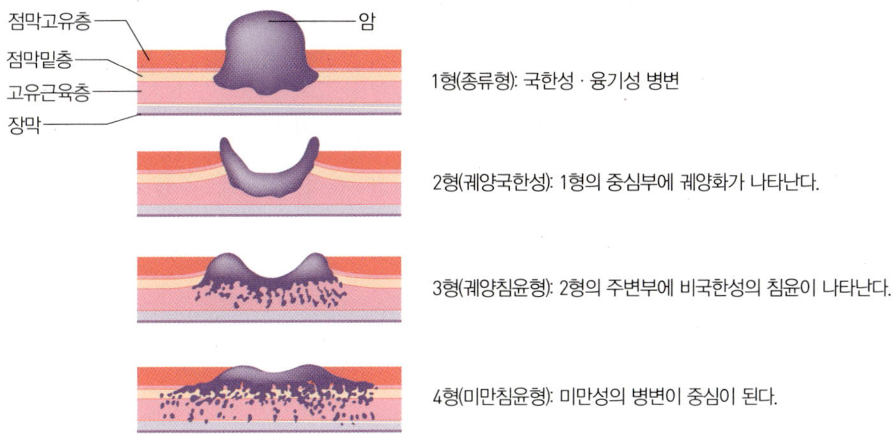

그림 8-16 진행성 위암의 육안적 분류

병변에 해당된다. 폴립의 모양만으로는 발생 원인을 알기가 힘들어, 내시경 의사는 폴립을 발견하면 절제하는 것을 원칙으로 하고 있다.

4. 대장암

대장암의 대부분은 샘암종이다. 우리나라도 식습관이 서구화되면서 대장암의 발생이 급속히 증가하는 추세에 있다. 중요한 식이 인자로는 식이섬유 섭취부족, 정제된 탄수화물과 지방의 과도한 섭취를 들 수 있다. 대장암의 60~70%는 직장, S상 결장-직장, S상 결장에서 발생한다.

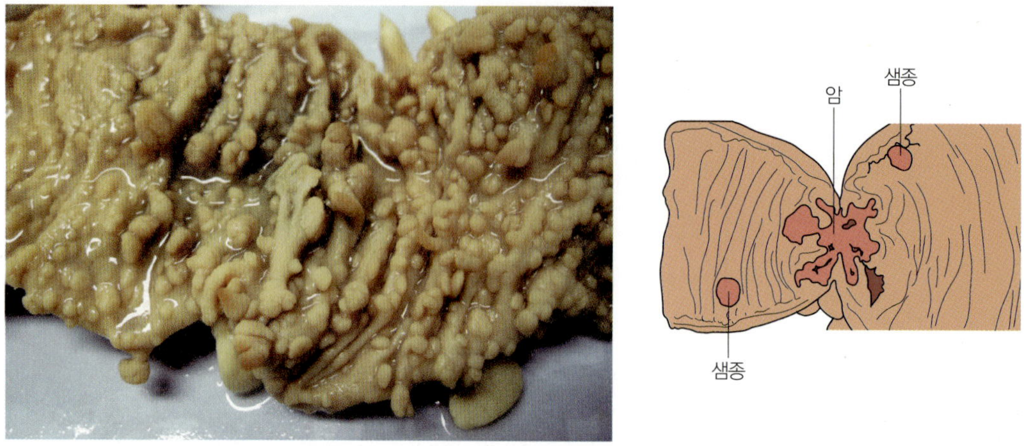

그림 8-17 가족성샘종폴립증

APC 유전자 돌연변이로 발생하는 가족성대장샘종폴립증에서 발생하는 샘암종은 다발성으로 발생할 수도 있다(그림 8-17). 대장암의 전암성 병변으로는 샘종, 염증성 장질환 등이 있다. 대장암의 예후에 가장 중요하게 작용하는 인자로는 대장벽의 침습 깊이와 국소림프절로의 전이, 또 간 등으로의 원격전이 유무이다. 대장암의 표지자로 암태아항원(carcinoembryonic antigen, CEA)이 있어 대장암의 수술 절제 후 재발 추적 조사에 유용하게 이용되고 있다. 추적 조사중 혈청 CEA치가 상승하면, 재발을 의미한다. 대장암의 전체적 5년 생존율은 35~50% 정도이다.

3 내분비계 종양

1. 뇌하수체샘종(pituitary adenoma)

뇌하수체199(pituitary gland)에서 발생하는 양성종양으로 뇌종양의 약 10%를 차지한다. 종양세포가 분비하는 호르몬의 종류에 따라 다른 임상증상이 나타난다.

1) 성장호르몬분비샘종

소아기나 청소년기에 발생하면 거인증(gigantism), 성인에서 발생하면 말단비대증(acromegaly)이 나타나다.

2) 프로락틴분비샘종

여성은 무월경, 불임, 남성에서는 성욕감소, 발기부전이 나타난다.

3) 부신피질자극호르몬(adrenocorticotropic hormone, ACTH) 분비샘종

글루코콜티코이드 과잉 분비로 인하여 비만, 달덩이얼굴, 고혈압, 당뇨 등의 일련의 증상이 발생하는 쿠싱병(cushing disease)을 일으킨다.

2. 갑상선암

갑상선암은 여성에게서 많이 발생하며, 최근 영상기술의 발달로 조기 발견율이 높아진 것으로 알려져 있다. 갑상선암의 원인은 크게 방사선 노출과 같은 환경적 요인과 유전자 돌연변이에 의한 발생이 연관이 있다. 조직학적으로는 유두암(그림 8-18), 소포암, 수질암, 미분화암 등으로 분류되며 유두암이 전체 갑상선암의 90%를 차지한다. 종양의 크기가 1cm 보다 작은 경우 유두소암종(papillary microcarcinoma)이라고 하며 무증상으로 건강검진에서 우연히 발견되는 빈도가 높다. 초음파유도세침흡인 검사를 통해 확인이 가능하며 현미경 소견에서 유두상 구조와 특징적인 핵의 모습을 확인하면 확진이 가능하다.

유두암의 예후는 수술 후 생존율이 80~90%정도로 좋은 편이나, 미분화암의 경우 발병 후 수년 내에 대부분 사망한다.

3. 크롬친화세포종(pheochromocytoma)

부신속질에서 발생하는 종양으로 부신속질호르몬인 카테콜아민(아드레날린, 노르아드레날린)을 과잉 생산하는 기능성 종양과 생산하지 않는 비기능성 종양으로 나누어진다. 기능성 종양에서는 카테콜아민 과잉생산에 의하여 말초혈관이 수축하여 고혈압을 일으키게 된다. 약

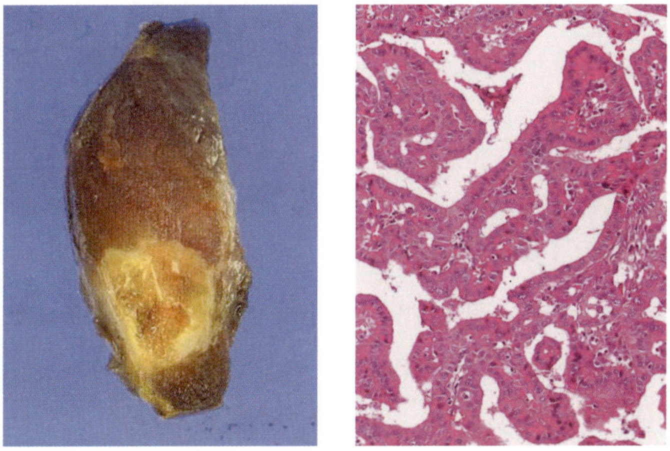

그림 8-18 **갑상선 유두암**

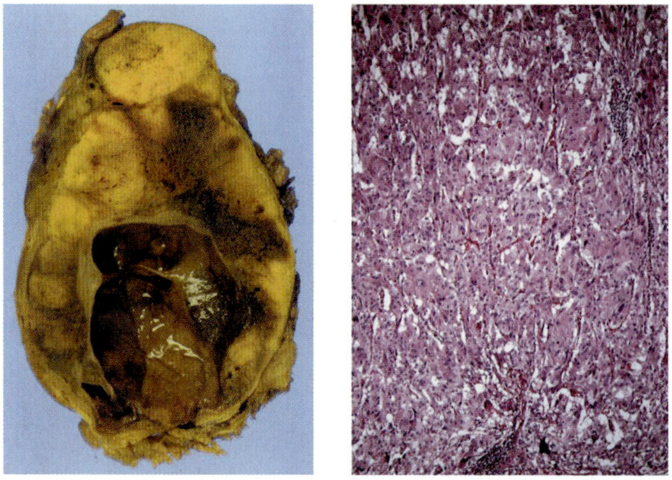

그림 8-19 크롬친화세포종

10%에서 양측에 발생하며, 갑상선수질암이 병발하거나 가족력이 있는 경우도 있다. 10%에서 혈행성 전이를 일으키는 등 악성종양의 경과를 보이기도 한다(그림 8-19).

4. 쿠싱증후군(Cushing syndrome)

쿠싱증후군은 코티솔의 과잉분비에 의해 중심성 비만, 달덩이얼굴, 고혈압증, 당뇨병, 월경이상, 피부 선조, 털과다증(다모증), 여드름 등의 일련의 증상이 나타나는 질환으로 뇌하수체 ACTH 분비샘종이 가장 흔한 원인(70%)이며, 부신피질의 결절성증식, 부신피질샘종 혹은 암종에 의한 원인이 약 20% 정도를 차지한다. 그 외 질병의 치료를 위해 장기간 글루코코르티코이드를 투한 경우에도 같은 증상이 생기며 이를 속발성 쿠싱증후군이라고 부른다.

4 조혈계 종양

1. 골수의 기능과 혈구생성

골수의 주요 기능은 조혈이며, 백혈구, 적혈구, 혈소판을 생산한다. 조혈은 태생 초기(2주부터 2개월쯤까지)에는 난황주머니에서, 40일부터 7개월쯤까지는 간, 지라에서 이루어진다. 골수에서는 생후 5개월 정도부터 조혈이 시작된다. 어린이의 골수는 전체적으로 혈구가 많은데 나이가 듦에 따라 지방세포가 증가한다. 넙다리뼈 등의 긴뼈에서는 몸통에서 먼쪽부위에서부터 서서히 지방조직으로 바뀌어 가며, 척추뼈, 흉골, 골반뼈 등 몸 중심부뼈에서는 오랜기간 조혈

기능이 유지된다.

조혈세포로는 적혈구를 만드는 적혈구모세포, 백혈구를 만드는 과립구 · 단핵구계 세포 및 림프계 세포, 혈소판을 만드는 거대핵모세포가 있고, 이 3계통은 모두 조혈모세포로부터 분화되어 생산된 것이다. 이 분화에는 골수에서의 미세환경과 조혈유도인자가 중요하다. 골수미세환경의 구성요소에는 정맥굴, 모세혈관, 내피세포, 그물세포(세망세포) 등이 있다. 조혈유도인자로는 에리스로포에틴(erythropoietin)과 인터루킨(interleukin)이 있다.

1) 혈구의 성숙과정

적혈구계 세포의 성숙과정은 줄기세포(간세포)→원시적혈구모세포→호염기성 적혈구모세포→다염성 적혈구모세포→늦적혈구→그물적혈구→적혈구이며, 정상 상태에서는 그물적혈구 이후 세포가 말초혈액 중에 나타난다.

과립구 · 단핵구계 세포의 성숙과정은 과립구계에서는 줄기세포(간세포)→골수모세포(골수아구)→풋골수세포(전골수구)→골수세포(골수구)→늦골수세포(후골수구)→간상핵구→분엽핵구(분엽핵호중구, 분엽핵호산구, 분엽핵호염기구), 단핵구계에서는 줄기세포(간세포)→단핵모구(단아구)→풋단핵구(전단구)→단핵구(단구)이며, 정상 상태에서는 간상핵구, 분엽핵구와 단핵구가 말초혈액 중에 나타난다.

림프구에는 가슴샘에서 성숙한 T 림프구와 골수 내에서 분화 성숙하는 B 림프구가 있으며, 림프계 줄기세포로부터 각각 성숙해 간다. 백혈구라는 말은 이러한 과립구(호중구, 호산구, 호염기구), 단핵구, T 림프구, B 림프구를 포함하고 있다.

혈소판은 줄기세포(간세포)→거대핵모세포(거핵아구)→풋거대핵세포(전거핵구)→거대핵 모세포(거핵구)→늦거대핵모세포(후거핵구)의 과정을 거친 거핵구의 포체의 일부가 찢어져서 생긴다.

그림 8-20에 혈구의 생성과정을 간략하게 나타내었다.

2. 골수성 백혈병(leukemia)

골수에서 백혈구계 세포가 종양성으로 증식하는 상태를 백혈병이라고 한다. 말초혈액 중에 많은 백혈병 세포가 나타나며 간, 지라, 림프절 등 전신에 광범위하게 침윤된다.

⊙ 원인

백혈병의 발생원인은 다른 종양과 마찬가지로 명확히 밝혀져 있지는 않다. 하지만 방사선 피폭이나 특수 화학약품의 노출이 백혈병의 발생과 관련이 있다고 여겨진다. 최근 염색체 이상과의 연관성에 대해 많이 연구되고 있다. 또한 바이러스 감염(HTLV-I)에 의해서도 백혈병이 발생하는 경우가 있다.

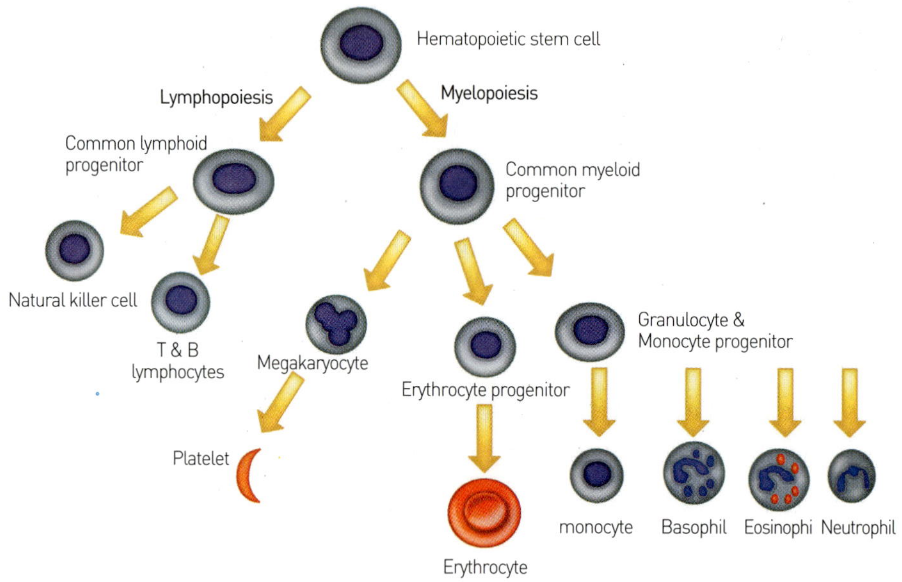

그림 8-20 혈구의 생성과정

⊙ 증상

백혈병에서는 백혈병 세포의 침윤에 의하여 골수세포의 3계통의 조혈이 방해 받는다. 적혈구 감소에 의한 빈혈로 쇠약감, 과립구 감소에 의한 감염에 대한 저항력 저하로 감염이 잘 발생하여 발열이 나타나고, 혈소판 감소에 의한 출혈경향이 잘 나타난다. 백혈병 세포의 장기 침윤에 의한 간, 지라, 림프절 등의 비대는 급성 림프구백혈병 및 만성 백혈병의 특징이며, 급성 골수세포백혈병에서는 드물다.

⊙ 분류

백혈구에는 과립구(호중구, 호중구, 호염기구)와 림프구가 있는데, 과립구계가 종양화한 것을 골수세포백혈병, 림프구계가 종양화한 것을 림프구백혈병이라고 부른다. 또한 이것들은 형태상의 차이에 따라서 어린(미성숙) 세포 단계에서 종양화한 것을 급성백혈병, 각 성숙단계가 나타나거나 성숙형이 많은 것을 만성 백혈병이라고 부른다. 백혈병은 골수에서 발생하고, 말초혈액에서 종양세포가 발견되지만, 뚜렷한 종괴를 만들지는 않는다. 국내에서는 급성 골수세포백혈병의 발생빈도가 높다.

1) 급성백혈병(acute leukemia)

급성백혈병은 세포의 종류에 따라서 급성 림프구백혈병(acute lymphocytic leukemia; ALL), 급성 골수세포백혈병(acute myelocytic leukemia; AML)으로 분류된다. 편의상 림프구백혈병도 함께 설명한다. 급성백혈병에서는 말초혈액 중에 어린 세포와 비슷한 백혈병 세포가 많이 나타나고 성숙세포는 조금밖에 나타나지 않는다. 백혈병 이것들은 임상적으로 한층 더 세분화된다. 또한 적혈구계와 백혈구계 모두가 종양화한 것을 적백혈병, 그리고 적혈구계만이 종양화한 것을 적혈병이라고 한다.

말초혈액 중에 백혈구 수가 정상이거나 감소한 백혈병을 무백혈병성 백혈병이라고 부르며, 그중에서도 장기간 백혈구 수의 증가를 나타내지 않고 경과가 원만하여 치료하지 않아도 수 개월 생존하는 것을 smoldering acute leukemia라고 하는데, 주로 고령자에게 많다.

⊙ 증상

급성백혈병은 어린이와 고령자에게서 많이 일어나고, 갑작스러운 발열, 출혈, 빈혈 등의 증상이 나타난다. 병의 경과는 짧고, 간, 지라의 비대는 만성 백혈병만큼 현저하지는 않다. 파종혈관내응고(DIC: 86쪽 참조)가 합병되기 쉬운 특수한 급성백혈병도 있다(급성 전골수세포백혈병).

⊙ 검사소견

말초혈액에서 골수모구, 전골수구와 비슷한 형태의 어린 세포가 대량으로 증식하여 미성숙 과립구가 나타난다. 급성 골수세포백혈병의 중요한 진단기준은 골수에 골수모세포가 20% 이상 존재하여야 한다. 때로는 종양세포가 너무 어려서 골수성인지 림프성인지 형태적으로 구별이 되지 않는 경우도 있다. Myeloperoxidase 염색 등의 효소조직화학적 검사, 단클론성(monoclonal) 항체를 사용한 검사가 진단에 도움이 된다. 모구세포질 내에 Auer 소체가 나타나면 종양화한 백혈구 세포가 골수성의 백혈병 세포인 것을 알 수 있다(그림 8-21).

⊙ 치료

화학요법과 부신겉질스테로이드의 병행요법이 사용된다. 백혈병 세포를 전부 사멸시키는 것은 어렵고 재발하는 경우가 많다. 골수이식도 이루어진다. 유일하게 급성 전골수세포백혈병은 비타민 A 유도체의 전트랜스형 메티노인산이 유효하며, 예후도 비교적 양호하다.

2) 골수형성이상증후군(myelodysplastic syndrome; MDS)

조혈모세포의 질환으로서 정상적인 성숙이 일어나지 않고, 비정상적인 혈구생산이 일어나며 급성골수백혈병이 잘 병발하는 질환군의 집합이다. 아직 병인이 확실히 밝혀져 있지 않으며, 종양인지 아닌지에 관해서도 이견이 있다. 비교적 60~70대의 고령에서 흔하다. 한 개 이상의 혈구감소증이 나타나며, 그로 인한 이차적인 증상이 나타난다. 골수 및 말초혈액에서 미성숙 세포 혹은 이형성 세포가 나타나는 것을 관찰할 수 있다. 근본적인 치료는 골수이식이다.

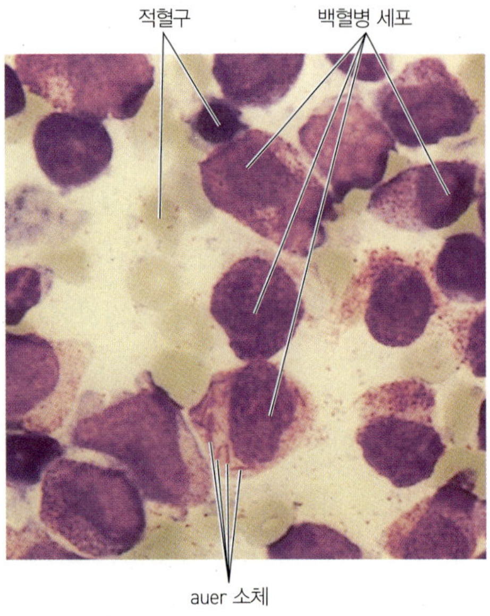

골수세포의 도말표본이다. 큰 핵을 가진 어린 골수모구와 비슷한 백혈병 세포를 많이 볼 수 있다.

그림 8-21 급성 골수세포백혈병

3) 골수증식성 질환(myeloproliferative disorders)

골수증식성 질환에는 만성 골수세포백혈병(chronic myeloid leukemia; CML), 진성적혈구증가증(polycythemia vera), 본태성 혈소판증가증(essential thromnocytosis), 일차성 골수섬유증(primary myelofibrosis)이 있다. 이들은 하나 이상의 골수계 세포가 증식하는 종양성 질환이다. 여기서는 가장 흔한 만성 골수세포백혈병에 대해서 알아본다.

만성 골수세포백혈병에서는 말초혈액 중에 과립구계 세포의 증가가 심하며, 미숙한 단계부터 성숙한 단계까지 각 성숙단계의 세포가 증가한다. 때때로 거대핵세포도 증가한다.

성인에게 많으며, 처음에는 자각증상이 별로 없고 진행이 되면 간 또는 지라의 비대가 현저하게 나타난다. 3년 정도 경과한 후에 급성백혈병으로 전환하는 경우가 있다. 이것을 급성전화라고 부르며 예후가 매우 불량하다.

⊙ 검사소견

염색체 9번의 긴팔(장완)에 위치하는 *BCR* 유전자와 염색체 22번의 긴팔에 위치하는 *ABL* 유전자가 상호 자리옮김(전위, translocation)[1]이 되어 *BCR-ABL* 융합 유전자를 형성하게 된다. 이렇게 상호 자리옮김이 된 염색체[t(9;22)(q34;q11)]를 필라델피아(Philadelphia) 염색체라고 부른다. 또한 종양세포에서는 호중구 알칼리포스포타아제 활성이 저하된다.

1) 염색체의 구조 이상이 하나로 염색체의 일부가 절단되어 다른 염색체의 일부와 서로 위치가 바뀌는 것을 말한다.

⊙ 치료

화학요법 외에 골수이식도 이루어진다.

3. 림프절의 구조와 기능

1) 림프절

림프절은 구상 또는 누에콩 형태의 결절로, 표면은 결합조직의 피막으로 덮여 있다. 림프절의 내부는 피막 가까이의 겉질과 중심부의 속질로 나누어진다. 겉질에는 림프구가 모여 있는 림프여포(lymphoid follicle)가 있다. 세균 감염 등의 자극이 더해지면 림프여포에는 면역반응의 결과로 배중심(germinal center)이 발달한다(그림 8-22). 림프절의 기능은 림프구 및 항체의 생산, 림프액에 의하여 운반되어 온 세균이나 이물질의 처리 등이다.

2) 림프구

림프구에는 가슴샘(흉선)에서 유래한 세포성 면역에 관여하는 T 세포(T 림프구), 골수에서 유래한 체액면역에 관여하는 B 세포(B 림프구), T · B 어느 쪽에도 소속되지 않는 NK 세포(자연살해세포)가 있다. B 세포는 림프여포, 겉질 얕은부위에 존재하며, T 세포는 겉질 깊은부위의 부겉질(paracortex)에 존재한다.

4. 악성 림프종(malignant lymphoma)

림프절 등의 림프계에서 림프구계 세포가 종양성으로 증식한 것을 악성 림프종이라고 한다(그림 8-23). 흔히 림프절에 발생하지만 인두, 소화관, 뇌 등 전신의 장기에서도 발생한다. 처음에는 림프절이나 장기에 국한되어 있는 경우가 많으나 진행이 되면 전신의 림프절이나 다른 장

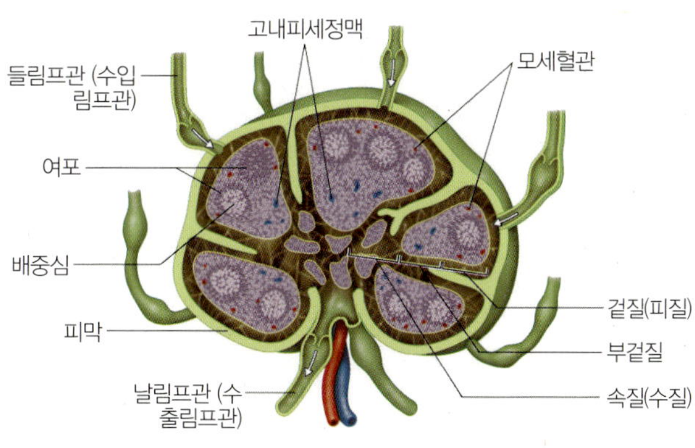

그림 8-22 림프절의 구조

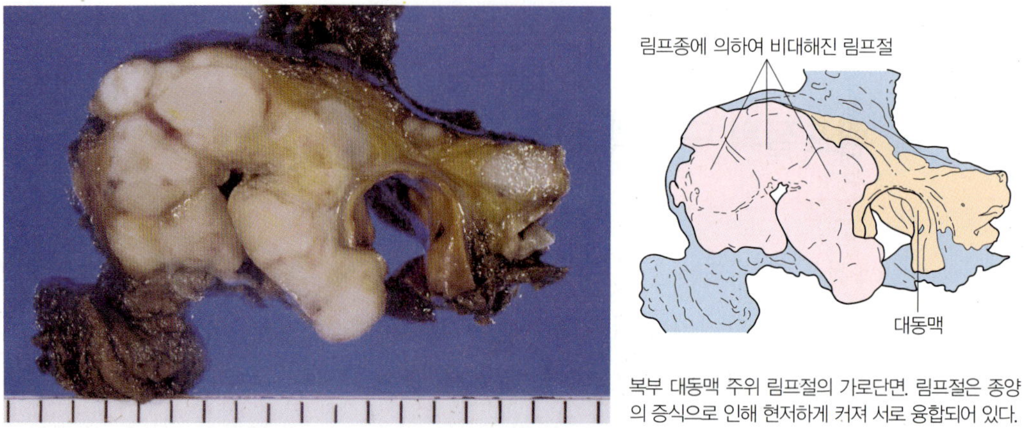

복부 대동맥 주위 림프절의 가로단면. 림프절은 종양의 증식으로 인해 현저하게 커져 서로 융합되어 있다.

그림 8-23 악성 림프종(미만성 대세포형)

기에도 확산된다. 종양세포가 골수에 침윤하면 후에 종양세포가 혈액 중에 출현하여 백혈병 상태가 되기도 한다. 악성 림프종은 호지킨림프종과 비호지킨림프종으로 나뉜다. 유럽이나 미국에 비해 한국 및 일본에서는 호지킨림프종의 발생이 드물다.

1) 호지킨림프종(Hodgkin lymphoma)

림프절에서 발생하며, 질환이 진행된 후에는 간이나 골수 등으로 전파될 수 있으나 대체로 림프절에 국한된다. 연령분포는 10~30대 및 50대 전후에 호발하는 두 정점이 있다.

이 질환의 진단에 중요한 세포는 리드-스턴버그(Reed-Sternberg) 세포로 악성 세포이며, B 세포 기원이다. 형태학적으로 대칭형의 두 핵(그림 8-24) 또는 다핵성, 다분엽성의 핵을 가지고 있는 것이 특징이다. 대형의 단핵세포, lymphocyte-histiocytic(L&H) 세포, 열공세포(lacuna cell) 등과 같은 변형된 세포들도 있다.

리드-스턴버그 세포가 호지킨림프종의 진단에 매우 중요하지만 비호지킨림프종, 전염단핵구증, 육종 등에서도 비슷한 세포가 보일 수 있기 때문에 리드-스턴버그 세포와 함께 비종양성의 다양한 종류의 염증세포가 섞여 있는 특징적인 조직소견을 바탕으로 진단할 수 있다.

⊙ 증상 및 임상 특징

처음 나타나는 증상은 경부 등의 무통성의 림프절 비대인 경우가 많다. 30~40%에서는 발열, 야간발한, 체중감소의 B 증상(B symptoms)이 나타나기도 한다. 비호치킨림프종과는 달리 림프절외 조직을 침범하는 일이 드물며, 인접 림프절로 전파하는 특징을 보인다.

⊙ 분류

림프구와 호지킨 세포의 비율 등에 의하여 전형적인 형은 (1) 림프구 우세형, (2) 혼합세포형,

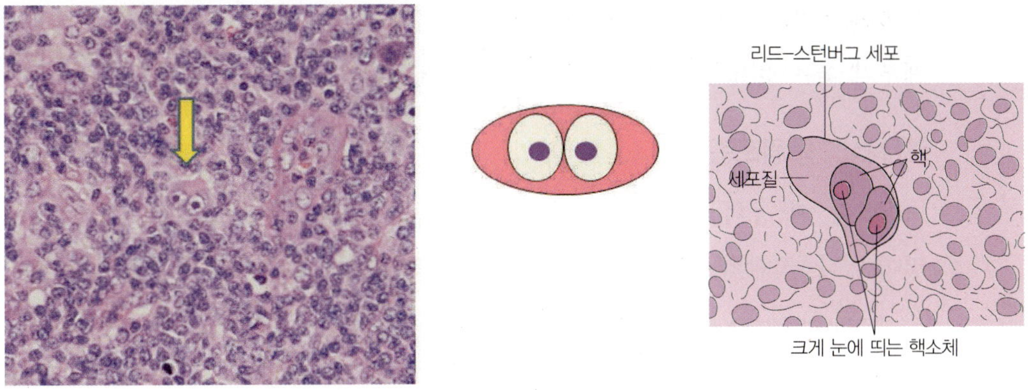

호지킨림프종 림프절에서 볼 수 있는 리드-스턴버그 세포. 대형의 핵소체가 눈에 띄는 2개의 핵을 가진 세포를 볼 수 있다. 두 핵은 거울 이미지와 같이 대칭으로 배치되어 있다(화살표).

그림 8-24 호지킨림프종

(3) 결절경화형, (4) 림프구감소형의 4가지로 분류가 된다.

2) 비호지킨림프종(non-Hodgkin lymphoma)

비호지킨림프종은 B, T 혹은 NK 세포의 악성종양으로 면역형이나 임상양상, 병리소견이 다른 이질적인 여러 종류의 림프종을 총칭하는 말이다. 증식하고 있는 종양세포가 림프여포와 비슷한 결절상태 구조를 만드는 것을 여포림프종, 그리고 미만성 증식을 하는 것을 미만성 림프종이라 부른다. 비호지킨림프종의 대다수는 B 세포 또는 T 세포 기원이다. 단클론성 항체를 이용한 검사 또는 유전자 검사(면역글로불린 유전자, T 세포 수용체 유전자의 재배열)에 의하여 B 세포계열인지, T 세포계열인지를 분류한다. 종양세포의 크기, 특징적 조직소견, 발현하고 있는 세포 표면 표지자의 종류 등에 의하여 한층 더 세분화하여 분류할 수 있다.

(1) 여포림프종

고령자에게 많고 모두 B 세포로 되어 있다. 병의 경과는 매우 길다.

(2) 미만성 림프종

B 세포, T 세포, NK 세포형으로 나눈다. 대형세포, 다형세포형, 림프모구형, 버킷트형(Burkitt's type)으로 분류된다. 이 중에서 국내에서는 B 세포 기원의 대세포형이 가장 많다. 소형세포로 된 것은 혈액 중에 종양세포가 출현하면 만성 림프구백혈병과 비슷하다. 버킷트형은 EB 바이러스 감염과 관계가 있다. 면역부전 환자, 만성 염증환자에는 EB 바이러스 감염이 동반되어 림프종이 발생한다.

호지킨병과 달리 처음부터 림프절뿐만 아니라 다른 장기의 림프조직에서도 발생하며, 특히 인두나 위장관계의 림프조직에서도 잘 발생한다.

예후는 림프종의 종류, 병기에 따라서 좌우된다. B 세포계열은 T 세포계열보다 일반적으로 예후가 좋은 것이 많고 여포형은 미만형보다 예후가 좋다.

(3) MALT형 림프종

소화관, 폐 등의 점막에서 발생하는 림프종 중에는 독특한 조직양상을 나타내고 예후도 좋은 것이 있다. 사람의 점막에 외부로부터 개체를 보호하기 위해 후천적으로 형성된 점막관련 림프조직(mucosa-associated lymphoid tissue: MALT)으로부터 발생한 림프종이라고 여겨지며, 위에서부터 시작된 것은 *Helicobacter pylori*균 감염과의 관계가 주목되고 있다. 즉 사람의 위에는 정상적으로는 림프조직이 없지만 *H. pylori*균에 감염되면 점막관련 림프조직이 형성되며 여기에서 림프종이 발생한다는 것이다. 침샘 및 갑상선에서도 쇼그렌증후군과 하시모토 갑상선염 같은 자가 면역성질환이 발생하면 점막 관련 림프조직이 생겨 림프종이 발생할 수 있다.

⊙ 검사 · 치료

비대해진 림프절 생검을 통한 조직학적 검사가 중요하다. 치료는 방사선요법, 화학요법이 이루어진다.

5 비뇨 및 남성생식계 종양

1. 신장암(renal cancer)

1) 신장세포암종(renal cell carcinoma)

⊙ 역학 및 위험인자

신장세포암종은 60~70대에 주로 발생하며 우리나라 남성에서 발생하는 암 중 2.8%(9위)를 차지하고 있다. 신장세포암의 발생 위험인자로 흡연과의 관련성이 알려져 있는데, 흡연 시 비흡연자에 비해 많게는 약 2배 정도로 암 발생률이 높다고 보고되었다.

⊙ 증상

가장 흔한 증상은 혈뇨이나, 대개는 종양의 크기가 작은 경우 무증상으로 건강 검진 시 우연히 발견되는 경우가 많다. 신정맥을 통해 허파나 뼈, 간 등으로 전이할 수 있으며, 환자의 30% 정도는 진단 당시 이미 다른 장기로 전이된 상태로 전이 병터에 따른 증상을 보일 수 있다. 신장암은 암세포가 생산하는 특정 호르몬 때문에 고혈압, 고칼슘혈증, 적혈구증식증 등이 나타날 수 있다.

⦿ 병리소견

대개 한쪽 신장의 상부에 경계가 뚜렷한 결절의 형태로 발생하며 내부에 출혈과 괴사, 낭포 형성이 동반되는 경우가 많다(그림 8-25A). 조직학적으로는 세포질이 투명한 투명세포 신장세포암종(clear cell renal cell carcinoma: 그림 8-25B)이 가장 많다.

⦿ 진단 및 치료

복부 전산화단층촬영으로 병변을 확인할 수 있고, 매우 드물게 요세포 검사에서 암세포가 검출되기도 한다. 치료는 신장적출술이 시행된다.

2) 윌름즈종양(Wilms' tumor)

윌름즈종양은 10세 이하 유 · 소아에서 발생하는 신장 종양이다. 증상으로는 복부 종괴가 만져져서 병원에 오는 경우가 가장 많지만, 유아의 복부는 정상 상태에서도 볼록하기 때문에 종양에 의한 복부의 팽창을 알아차리지 못하는 경우가 많아 발견이 늦어질 수 있다. 수술로 종양을 제거한 후 항암화학요법을 시행하여 치료한다.

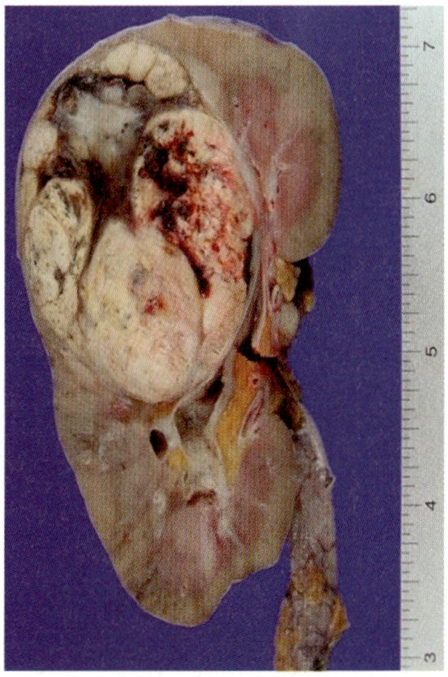

A 육안소견

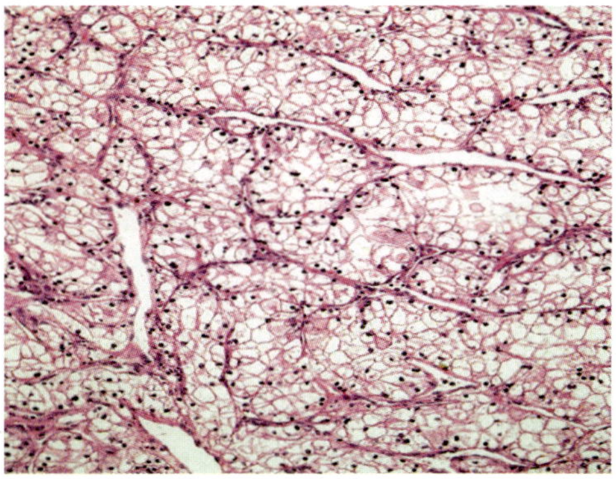

B 조직소견

그림 8-25 투명세포 신장세포암종

2. 방광암(cancer of the urinary bladder)

⊙역학 및 위험인자

방광암은 60~70대에 주로 발생하며 남성에서 여성보다 3~4배 호발한다. 우리나라 남성 암 중 2.9%로 8위를 차지한다. 방광암의 원인은 담배연기에 포함된 발암물질과 연관이 있어 흡연자가 비흡연자보다 2~4배 더 흔히 발생된다. 또한 직업적으로 아릴아민(arylamine) 같은 특정 화학약품에 노출된 경우 발생이 증가하는 것으로 알려져 있다.

⊙증상 · 치료

증상으로는 무증상 혈뇨가 80~90%에서 나타나며, 빈뇨나 배뇨통을 나타내는 경우도 있다. 치료방법으로는 종양의 병기에 따라 표재성 방광암인 경우 요도경유 종양절제술(transurethral resection)이 시행되며, 절제술 후 방광 내 BCG나 항암제를 주입하는 치료를 병행하기도 한다. 침윤성 방광암인 경우 방광적출술과 요로변경술이 함께 시행된다. 증상에 따라 방사선요법 · 화학요법 등이 추가로 사용된다.

⊙병리소견

방광암은 요로상피에서 생기는 요로상피세포암종(urothelial carcinoma)이 가장 흔하며(90%: 그림 8-26), 그 외 편평상피세포암종(squamous carcinoma), 선암종(adenocarcinoma) 등도 발생한다. 침윤 깊이에 따라 점막 혹은 점막하층까지 침윤한 경우 표재성 암종으로 분류하고, 근육층 이상 침윤한 경우 침윤성 암종으로 분류하여 치료방법을 달리한다.

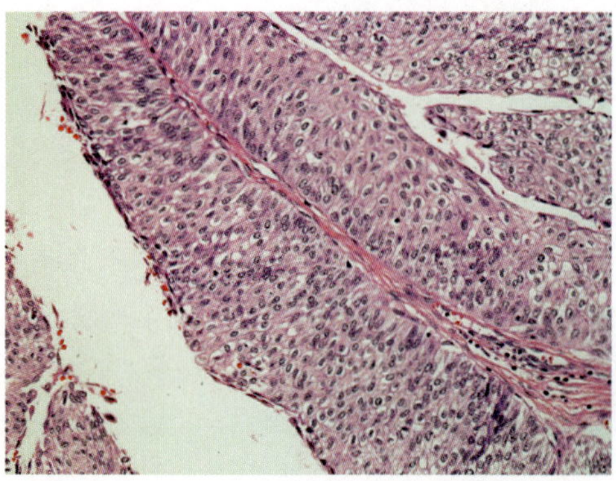

그림 8-26 요로상피세포암종

3. 전립선암(prostate cancer)

⦿ 역학 및 위험인자

전립선암은 60세 이상의 고령자에게 많이 나타나며, 서구에서는 남성 암 중에서 가장 발생 빈도가 높은 암 중의 하나인데, 우리나라를 비롯한 동양인에서는 발생빈도가 비교적 낮은 편이었다. 하지만 우리나라에서도 최근 발생률이 빠르게 증가하는 추세로, 2015년 남성 암 발생률 중에서는 9.0%를 차지하여 5번째로 흔한 암으로 나타났다. 전립선암의 원인은 정확히 밝혀져 있지 않지만, 남성호르몬인 테스토스테론이 암의 발생과 증식에 관여하고 있다고 여겨지고 있고, 그 외 고령, 가족력, 비만, 동물성의 고지방 식이 등이 전립선암의 발생위험을 높이는 인자들로 알려져 있다.

⦿ 증상 · 치료

전립선암은 초기에는 증상이 없으나 종양이 커지면 배뇨장애나 배뇨통이 나타나게 된다. 전립선암은 골반뼈, 요추, 흉추 등으로 전이가 잘 되는데, 전이에 의한 통증과 함께 뼈의 파괴가 심할 경우 골절이 동반되기도 한다. 직장손가락검사(digital rectal examination)나, 선별 검사로 시행되는 초음파 검사로 진단할 수 있으며, 혈중 PSA(prostate specific antigen, 전립선특이항원) 검사로 조기 진단이 가능하다. 그리고 직장경유 초음파 검사에서 발견되기도 한다. 치료방법으로는 종양의 병기에 따라 다르며, 전립선적출술 또는 호르몬 요법이 시행된다.

⦿ 병리소견

전립선암은 밝은 황색을 띠어 육안소견으로 구별하기 힘든 경우가 많다(그림 8-27A, 화살표 안). 현미경 소견에서 전립선암은 대부분 샘암종으로 작은 샘들이 모여 있는 소견을 보인다(그림 8-27B).

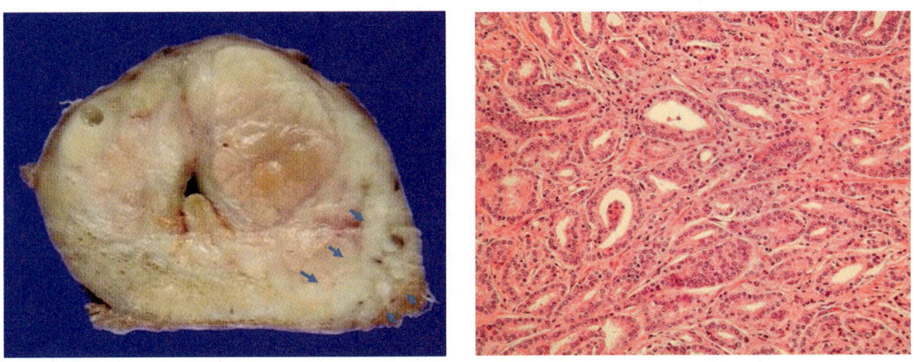

A 육안소견 B 조직소견

그림 8-27 전립선암종

4. 고환종양(testicular tumor)

⊙ 분류

고환은 정자를 만드는 생식세포와 주변 간질세포인 Leydig 세포, Sertori 세포들로 이루어져 있다. 고환종양은 크게 생식세포종양과 성끈-기질조직(sexcord-stromal tissue)에서 기원한 종양으로 구분하며, 생식세포종양이 약 95% 정도를 차지한다. 약 40%는 한 가지 조직학적 형태를 가지는 순수형이고, 나머지는 두 가지 이상의 생식세포종양이 혼합되어 있다. 고환 생식세포종양의 분류는 표 8-4와 같다.

⊙ 고환종(정상피종, seminoma)

고환종은 고환종양 중 가장 흔히 발생하며, 생식세포종양의 40~50%를 차지한다. 주로 30~40대에 발생하며, 후복막강 림프절 전이나, 간이나 허파로의 혈행성 전이를 일으키기 쉽다. 고환종의 원인은 명확하지 않으나 잠복고환(cryptorchidism)이 있는 경우 고환종양 발생률이 10배 이상 높은 것으로 보고되고 있다. 고환종양은 방사선에 감수성이 높아 방사선 조사로 치료가 잘 되는 특징이 있고, 병기 I인 경우 5년 생존율은 98%로 예후가 좋다.

육안소견에서 종양은 경계가 뚜렷하며, 절단면은 황갈색으로 균질하며, 다엽성이다(그림 8-28A). 현미경 소견에서 종양세포는 모양과 크기가 균일하며, 투명한 세포질을 가지고 종양간질 내 염증세포가 침윤하는 것이 특징이다(그림 8-28B).

표 8-4 고환 생식세포 종양의 분류(WHO)

한 가지 조직학적 형태를 가진 종양(pure form)	두 가지 이상의 조직학적 형태를 가진 종양(mixed form)
• 고환종(seminoma) • 정모세포고환종(spermatocytic seminoma) • 배아암종(embryonal carcinoma) • 난황낭종(yolk sac tumor) • 영양막종(trophoblastic tumor) • 기형종(teratoma)	• 혼합 배아암종과 기형종 • 혼합 기형종과 고환종 • 융모막암종과 다른 유형 • 기타 혼합종

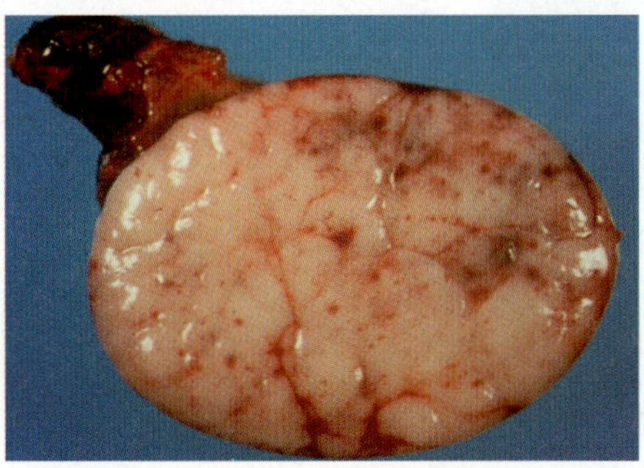

A 육안소견

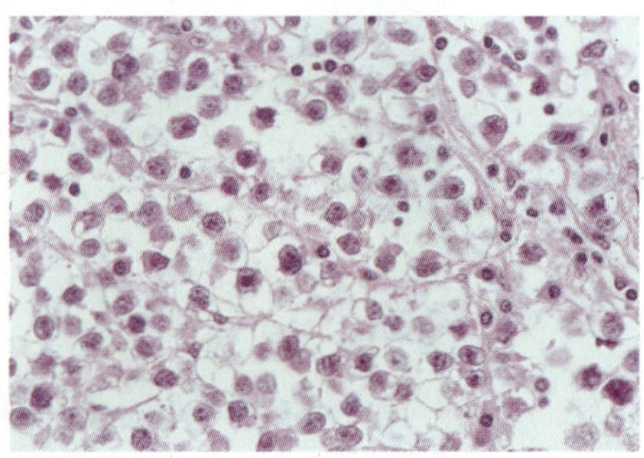

B 현미경 소견

그림 8-28 고환암

6 유방 및 여성생식계 종양

1. 유방의 구조

유방은 피부 부속기관의 변형 외분비샘으로 젖샘(유선, mamnary glands)과 이를 지지하는 섬유지방조직으로 구성된다. 젖샘은 젖을 만드는 소엽과 젖의 유출경로인 젖샘관(도관)으로 구성되어 있다. 유방의 소엽 내 종말관과 유방 소엽을 합쳐 종말관유방소엽단위라고 한다. 세엽에서 집합관으로 이어지는 유관계는 내강에 인접해 있는 상피세포층과 그 아래에서 상피세포층을 싸고 있는 근상피세포의 두 층으로 구성되어 바닥막으로 둘러싸여 있다(그림 8-29).

2. 종양

1) 섬유상피성 종양

섬유샘종(fibroadenoma)은 유방의 양성종양 중 가장 흔하며 주로 20~30대에서 호발한다. 대부분은 단독으로 발생하지만 다발성인 경우도 있고, 임신이나 수유기에는 호르몬의 영향으로 커지기도 한다. 간혹 사춘기에 5cm 이상의 큰 섬유샘종이 발생할 경우 유소년기 샘종(juvenile fibroadenoma)으로 부르기도 한다. 젖샘관상피세포와 사이질세포 모두가 증식하는 형태가 기본

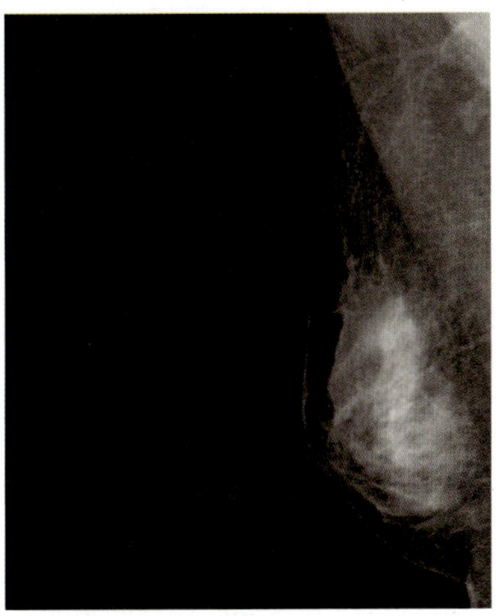

정상유방촬영(mammogram)

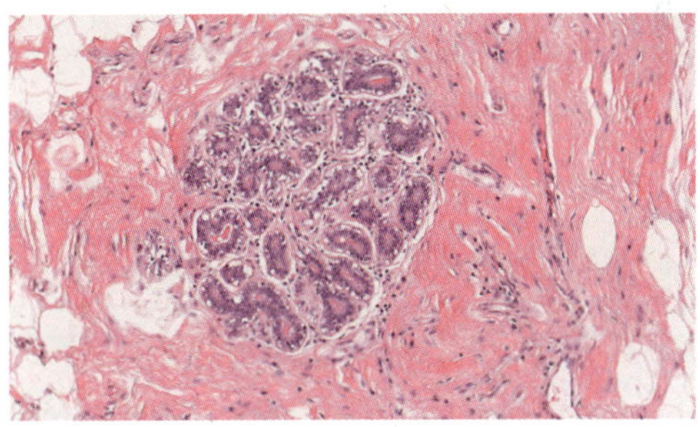

젖샘의 소엽

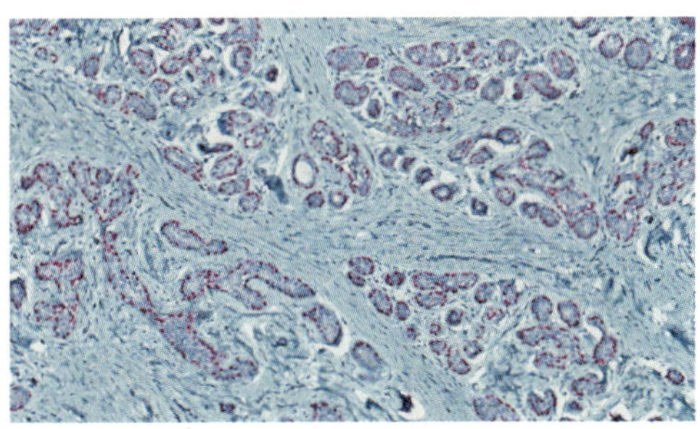

근상피세포층(붉은색)

그림 8-29 유방의 구조

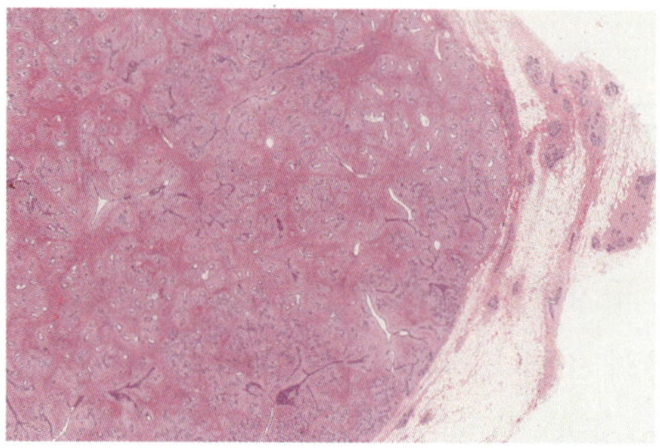

그림 8-30 섬유샘종(fibroadenoma)

적인 소견이며, 육안적으로 정상조직과 경계를 확실히 구분할 수 있다(그림 8-30).

2) 유방암(carcinoma of breast)

⊙ 발생빈도

유방암종은 대부분 여성에서 발생하는데 드물게 남성에도 발생한다(남녀성비는 0.005:1). 2015년 발표된 국가암통계에 의하면 전체 암 발생의 9.0%로 5위를, 여성에서는 갑상선암에 이어 2위(18.9%)를 차지하였다. 평균 발병 연령은 49세로, 40대(37.1%)에서 가장 많고, 50대(29.1%), 60대(14.0%), 30대(12.7%)의 순으로 발생하였다. 유방암의 발생률은 유럽이나 미국의 약 1/2 수준이지만 가파른 상승세를 보이는 것이 특징이다.

⊙ 유방암의 발생요인

40세 이상의 여성에서 주로 발생하며, 연령이 증가할수록 발생빈도가 높아진다. 첫 자녀의 출산이 늦거나(30세 이후), 출산을 하지 않은 경우, 초경이 빠르거나 폐경이 늦은 경우, 모유 수유를 하지 않은 경우 발생빈도는 증가한다. 장기간 호르몬 대체요법을 시행받은 경우, 경구용 피임약을 장기간 복용한 경우, 폐경 후 비만, 술 또는 동물성 지방을 과잉 섭취하는 경우, 유방에 상피의 비정형 증식성 병변이 있는 경우, 유방암, 자궁내막암 또는 대장암의 과거력, 가슴 부위에 방사선 치료를 받았거나 핵폭탄에 노출된 경험이 있을 때 고위험군으로 분류된다. 가족성 유방암종의 10~15%에서는 종양억제 유전자인 *BRCA1*과 *BRCA2*의 돌연변이와 관련이 있다.

⊙ 증상

유방을 4개의 영역으로 나누었을 때 외상방 사분면에서 가장 많이 발생한다. 유방암의 초기에는 무증상이 대부분이며, 유방에서 통증이 없는 멍울로 만져지는 것이 가장 흔한 증상이다. 젖꼭지에서 피가 섞인 분비물이 나오거나 습진이 생기는 경우는 파제트병(Paget's disease)을 의심할 수 있다. 유방암이 진행되면 유방 피부 또는 젖꼭지가 유방 속으로 함몰되는 피부의 변화를 관찰할 수 있다. 최근 들어 특별한 증상이 없이 검진에서 발견되는 빈도가 증가하고 있다.

⊙ 유방암의 분류

젖샘관 또는 소엽의 침윤성 유무와 조직학적 유형에 따른 유방암의 분류는 표 8-5와 같다.

⊙ 병리소견

종양의 절단면은 회백색으로 단단하고 경계가 좋지 않으며, 흰색의 선이 주변으로 방사상 배열을 한다(그림 8-31). 종양세포는 악성 종양세포의 일반적 특징을 보이며, 핵의 비정형성의 정도, 관구조의 형성, 세포분열의 정도에 따라 고분화, 중등도 분화, 저분화 암종으로 구분한다(그림 8-32, 33).

⊙ 진단

일반적으로 만져서 진단하는 촉진, 유방촬영술(mammography), 초음파 검사 그리고 자기공명영상 검사가 있다(그림 8-34). 확진을 위해서 과거에는 세침 흡인생검을 많이 시행하였으나, 최근에는 중앙부 침생검을 선호하고 있다.

08

표 8-5 유방암의 분류

비침윤성(상피내암)	침윤성
• 관내암종 • 소엽내암종	• 침윤성 관암종-일반형(그림 8-31) • 침윤성 소엽암종(그림 8-32) • 침윤성 세관암종 • 점액암종 • 수질암종 • 침윤성 유두암종 • 아포크린암종 • 화생암종

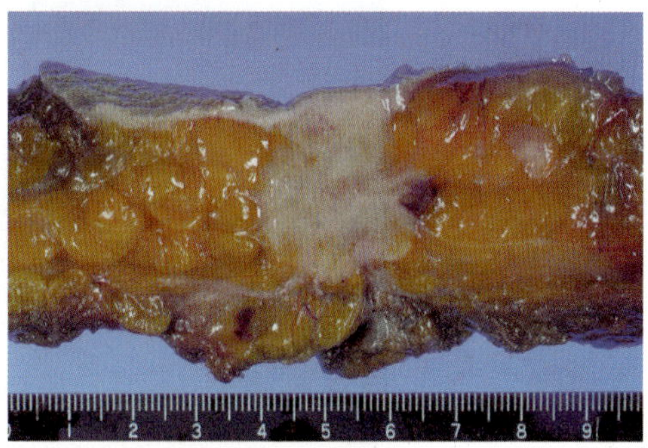

그림 8-31 유방암의 육안소견

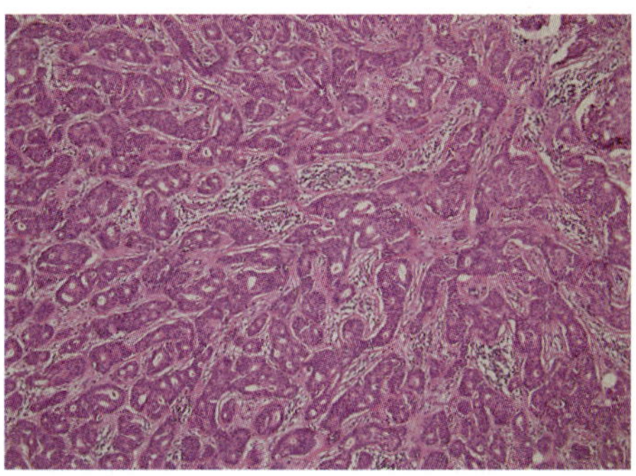

A 고분화 침윤성 관암종

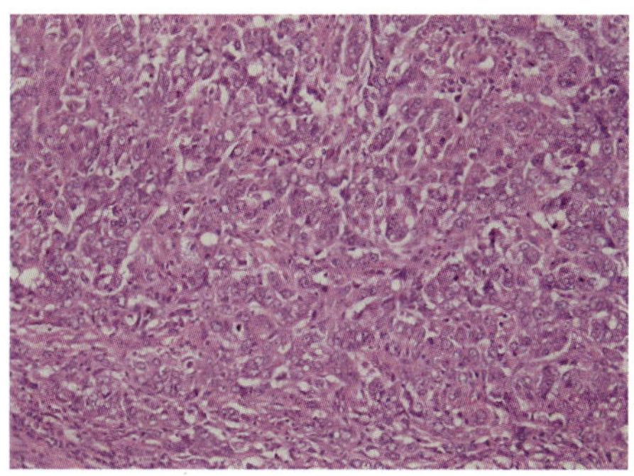

B 저분화 침윤성 관암종

그림 8-32 침윤성 관암종

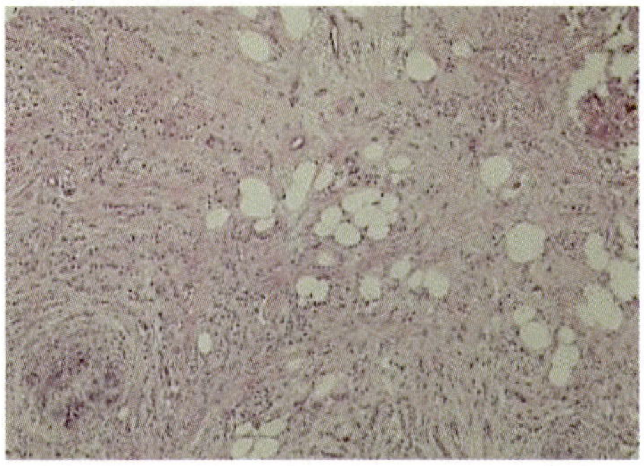

그림 8-33 침윤성 소엽암종

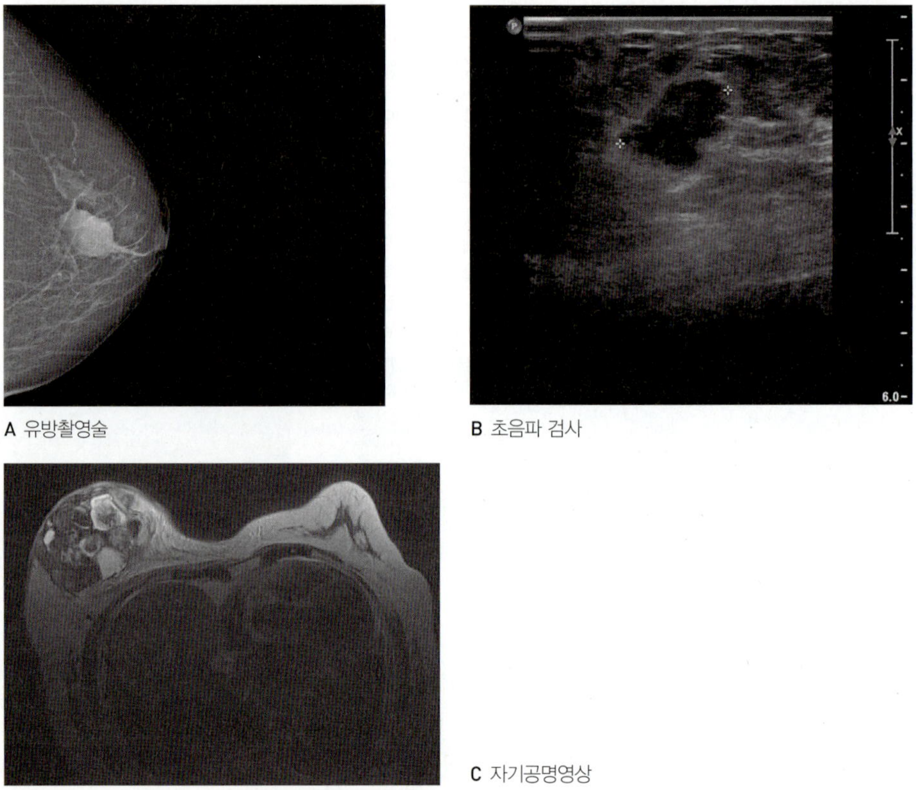

A 유방촬영술

B 초음파 검사

C 자기공명영상

그림 8-34 유방암의 진단

⊙ 병기 및 예후

유방암의 진행에 따른 병기 구분은 표 8-6과 같고, 예후에 영향을 주는 인자는 표 8-7에 기술되어 있다. 우리나라의 2010년 통계에 따르면 수술한 유방암 환자의 5년 생존율은 약 91%, 10년 생존율은 약 82.1%로 주요 의료 선진국에 비해 매우 우수하다(표 8-6, 8-7).

⊙ 치료

유방암 치료의 가장 기본적인 방법은 수술적 절제이다. 과거에는 전체 유방을 절제하는 전유

표 8-6 유방암의 진행에 따른 병기 구분(중앙암등록본부 2008년 통계)

병기	임상적 양상	생존율
0기	비침윤성 유방암(상피내암)	
1기	종양 크기가 2cm 이하로 림프절 전이가 없는 경우	98.4%
2기	종양 크기가 2~5cm이면서 심하지 않은 림프절 전이가 있는 경우 림프절 전이는 없지만 종양크기가 5cm보다 큰 경우	91.6%
3기	종양 크기가 5cm보다 작지만 림프절 전이가 심한 경우 종양 크기가 5cm보다 크고 림프절 전이가 있는 경우	69.7%
4기	허파, 뼈, 간 등 다른 장기로 전이가 된 경우	30.2%

표 8-7 유방암의 예후인자

1. 기저막의 침윤 유무	비침윤성(상피내암)이 예후가 좋다
2. 원격전이	전이가 있으면 완치는 어렵다. 주로 허파, 뼈, 간, 부신, 뇌와 뇌막 등으로 전이한다.
3. 림프절 침범 유무	가장 중요한 예후인자이며, 겨드랑과 내유동맥 림프절을 흔히 침범한다.
4. 종양의 크기	2cm 이하이면 비교적 예후가 좋다. 림프절 전이가 없고 2cm 이하의 크기이면 5년 생존율은 98.4%로 아주 우수하다.
5. 피부 또는 흉벽에 종양의 침윤 유무	침윤이 있으면 예후는 좋지 않다.
6. 염증성 암종	예후가 좋지 않다.
7. 종양의 조직학적 유형 및 등급	
8. 에스트로겐과 프로게스테론 수용체 유무	
9. HER2/neu	
10. 림프관 및 혈관의 침범	
11. 종양의 증식률	

방절제술을 주로 시행했으나, 근래에는 종양의 크기가 작고 범위가 넓지 않은 경우에 한하여 유방의 일부를 절제하는 유방 보존수술을 시행하고 있다. 겨드랑이 림프 전절제술도 병행했으나, 최근에는 감시 림프절 생검을 하여 림프절 절제 시에 발생하는 부종 등의 부작용을 최소화하고 있다.

최근 들어 유방암 환자의 경우 유방암의 유전적 특성에 따라 분자학적 유형을 구분하며, 각 유형별로 항호르몬 요법, 표적치료, 화학요법 및 방사선 요법 등을 적용하여 치료한다.

⊙ 예방 및 조기 발견

유방암은 조기 발견한 경우 완치율이 높으므로 정기 검진이 매우 중요하고, 한국유방암학회의 조기 검진 권고안에 따르면, 30세 이후는 매월 유방 자가검진, 35세 이후는 2년 간격으로 의사에 의한 검진을 40세 이후에는 1~2년 간격의 임상진찰과 유방 촬영을 권한다.

3) 자궁목암(cervical cancer)

자궁목암(cervical cancer)은 여성 생식기계 종양 중 가장 흔한 종양이며, 95% 이상이 사람유두종바이러스(Human papilloma virus, HPV) 감염과 연관되어 있다. 자궁 몸통에서 발생하는 자궁내막암(endometrial cancer)과는 명확하게 구별되는 종양이다(표 8-8).

표 8-8 자궁목암과 자궁내막암의 비교

	자궁목암	자궁내막암
빈도	80% 전후	20% 전후
연령	30~50세가 많다.	갱년기 후의 고령자에게 많다.
조직형	대부분이 편평상피암이며 10~20%가 샘암이다.	대부분이 샘암이다.
원인	HPV 감염	여성호르몬 혹은 *p53* 유전자 변이

⊙ 역학 및 위험인자

자궁목암은 자궁의 입구 부위로 질과 연결되는 부분인 자궁목 부위에 발생하는 암으로 2015년 암 통계에 따르면 우리나라 여성암의 3.5%를 차지하여 7위를 차지하였다. 사람유두종 바이러스는 약 130여 종이며, 암 발생과 관련하여 고위험군(HPV 16, 18, 32, 33, 53, 58 등)과 저위험군(HPV 6, 11, 31, 33, 44 등)으로 나눈다. 사람 유두종 바이러스는 성관계를 통하여 전파되며, 역학 연구에 따르면 이른 성관계, 여러 남성과 성관계, 여러 명의 여성과 성관계를 가진 배우자를 둔 여성일수록 자궁경부암 발생 위험도가 높은 것으로 알려져 있다.

⊙ 증상 및 치료

가장 흔한 증상은 비정상적인 질출혈이나 접촉출혈 등으로 나타나는 경우가 많으나 진행이 된 경우에도 아무런 증상이 없는 경우가 많아 규칙적인 자궁경부세포검사를 통한 조기 검진이 중요하다. 자궁적출술로 치료하고 진행된 경우 방사선 치료나 항암화학요법을 병행한다.

⊙ 병리소견

편평상피세포암종(squamous cell carcinoma)이 80~90%를 차지하고, 샘암종(선암종, adenocarcinoma)이 10~20%를 차지한다. 편평상피암종으로 발전되기 전 단계로서 저등급 및 고등급 편평상피내 병변(low 혹은 high grade squamous intraepithelial lesion: LSIL 혹은 HSIL) 단계를 거치는 경우가 많다.

4) 자궁근종(uterine myoma)

⊙ 역학

자궁의 근육세포에서 발생하는 종양으로 자궁에서 가장 흔한 양성 종양이다. 여성 호르몬인 에스트로겐의 영향을 받는다고 알려져 있으며, 가임기 특히 35세 이상 여성의 40~50%에서 발생하며, 갱년기 이후에는 퇴색 및 위축하는 경향이 있다.

⊙ 증상

근종의 발생 부위나 크기 등에 따라서 다양한데, 증상이 없는 경우도 많지만 월경과다, 월경통, 요통 등을 호소하기도 한다.

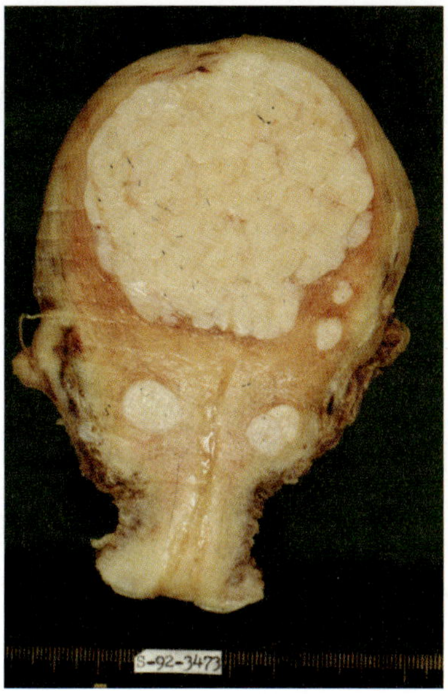

자궁근육층에 여러 개의 경계가 좋은 연황색의 종괴가 관찰된다.

그림 8-35 자궁근종

⊙ 병리소견

흔히 다발성으로 여러 개가 발생하며, 종양의 발생 위치에 따라서 점막하 근종, 장막하 근종, 근층내 근종으로 나누어진다(그림 8-35). 조직학적으로는 평활근 조직으로 구성된 양성 종양이다. 드물게 육종의 형태로 나타나기도 한다.

5) 샘근증(adenomyosis)과 자궁내막증(endometriosis)

샘근증(adenomyosis)은 자궁내막조직이 자궁근육층 내에 존재하는 것이며, 자궁을 벗어나 자궁관, 난소, 곧창자(직장) 등의 골반 내 장기, 림프절에서도 나타나는 경우가 있으며, 이를 자궁내막증(endometriosis)이라고 한다.

자궁내막증의 원인은 아직 확실하지 않으나 월경 시 자궁관으로 역행한 월경혈이 골반 내로 이동한다는 설이 유력하다. 자궁내막증 부위에서도 호르몬 수용체를 가지고 있어 월경주기에 따라 출혈, 염증반응 등이 나타나며 이로 인해 통증과 불임 등을 유발할 수 있다. 난소에서 발생한 자궁내막증은 흔히 혈성 분비물을 동반한 낭성 변화를 보여 초콜릿 낭종을 형성하기도 한다.

⊙ 자궁내막증식증

자궁내막증식증은 계속적인 에스트로겐 자극으로 인하여 자궁내막샘 및 바탕질(기질)이 증식한 상태로서 비정상적인 질 출혈이 주된 증상이다. 조직학적으로 샘(선)조직에 이형성이 동반되면 자궁내막이상증식증(atypical endometrial hyperplasia)으로 불리며, 샘암종이 발생할 위험성이 있는 전암성 병변으로 여겨지고 있다.

6) 자궁내막암(endometrial cancer)

⦿ 역학 및 원인

자궁몸통에 발생하는 자궁내막암은 자궁암의 20% 정도를 차지하고 대부분은 폐경기 후의 고령자에게서 나타난다. 에스트로겐과 관련이 있어 폐경기 후의 에스트로겐 대치요법, 늦은 폐경, 이른 초경, 무출산, 여성호르몬 분비 종양 등 여성호르몬의 과잉상태가 자궁내막암의 발생에 관여한다고 알려져 있으며, *p53* 유전자 변이와 연관된 경우도 있다.

자궁내막암은 체질적으로 비만, 당뇨병, 고혈압 등이 있는 여성에서의 발생률이 높은 경향을 보인다. 최근 자궁내막암의 발생률이 증가하는 경향을 보이고 있는 반면 자궁목암은 감소 추세를 나타내고 있다.

⦿ 증상

비정상적인 자궁출혈, 과다질출혈 등을 보이는데, 폐경 이후에 질 출혈이 있을 경우 자궁내막암의 가능성을 생각해 보아야 한다.

⦿ 병리소견

자궁내막암은 자궁내막모양 샘암종(endometrioid adenocarcinoma)이 80%를 차지하며, 그 밖에 선편평세포암종(adenosquamous carinoma), 장액성 암종(serous carcinoma), 투명세포선암종(clear cell adenocarcinoma) 등이 발생한다.

7) 난소종양(ovarian tumor)

⦿ 분류

난소 종양은 기원하는 조직의 종류에 따라 크게 네 군으로 분류된다. 상피세포에서 발생하는 상피성 종양이 가장 많아 전체의 65%를 차지하며, 그 다음으로 생식세포에서 발생하는 종양이 15%, 성끈-기질조직에서 유래하는 세포에서 발생하는 것이 약 10%, 그 외 전이성 종양 등으로 구분된다.

난소종양의 약 80%는 양성이며, 20~45세의 비교적 젊은 여성에게서 많이 나타난다. 악성종양은 40~65세에서 빈도가 높고, 이 중 90%는 상피기원 종양이다. 난소의 상피성 종양은 30~50세에 많이 발생하며, 종양의 크기가 커지면 소화관이나 방광을 압박하여 변비나 배뇨장애 등이 발생할 수 있다.

⦿ 병리소견

난소 종양은 육안 소견상 낭포를 형성하는 낭성 종양과 낭포형성이 없는 고형종양으로 나뉘 볼 수 있다.

난소의 상피성 종양은 낭성 종양으로 보이는 경우가 많으며, 양성 종양부터 악성까지 다양한 악성도를 보일 수 있다. 낭성 병변을 구성하는 세포에 따라 낭포의 내용물이 다르며, 크게 점액성과 장액성 종양으로 구분할 수 있다.

생식세포기원의 난소종양 중 가장 흔한 성숙기형종은 낭성 종양으로 나타나는데, 주먹 크기의 낭포가 일측성 혹은 양측성으로 발생할 수 있다. 현미경 소견상 편평상피로 주로 피복되어 있으며, 인체를 구성하는 모든 성숙한 조직이 관찰되는 특징을 보여주는데, 종양의 내강에 모발이나 치아가 발견되기도 한다.

난소의 성끈-기질조직에서 유래하는 세포에서 발생하는 종양은 대부분 고형 종양 형태로 나타나며, 과립세포종양(granular cell tumor), 섬유난포막종(fibrothecoma), 세르톨리라이디히종양(Sertoli-Leydig cell tumor) 등이 포함된다. 이 중 과립막세포종과 섬유난포막종은 에스트로겐을 분비하여 과에스트로겐증을 일으킬 수 있다. 생식세포 기원의 난소생식세포종(dysgerminoma)도 고형성 종괴로 관찰되며, 남성의 고환종과 동일한 조직학적 소견을 보여준다.

⊙ 증상 및 치료

난소종양은 무증상인 경우가 많고 초음파 검사로 우연히 발견되거나 진행되어 크기가 상당히 커진 경우 하복부에서 만져져서 병원을 방문하기도 한다.

치료는 수술로 종양을 제거하고 악성 종양일 경우 추가적인 항암화학요법을 시행한다.

8) 포상기태(hydatidiform mole)와 융모암종(choriocarcinoma)

(1) 포상기태

포상기태는 태반의 주요성분인 융모가 비정상적으로 증식하고 낭포상 변화를 일으키는 종양성 질환이며, 태아는 수정란 발육 도중 사망하여 소멸하는 경우가 대부분이다. 조직학적으로 융모가 부풀어 포도알 모양으로 보이기 때문에 포도송이 기태(포상기태)라고 불린다.

포상기태는 고령 출산 · 다산한 여성에게 많이 나타나는 경향이 있다. 포상기태의 1~2%는 악성화되어 융모암으로 이행되기 때문에 완전하게 제거할 필요가 있다. 포상기태환자의 융모성 고나도트로핀(chorionic gonadotropin) 수치가 높기 때문에 치료 후 이 호르몬 수치를 측정함으로써 기태의 완전 제거가 이루어졌는지 판정하는 데 도움을 받는다.

(2) 융모암종

융모암종은 포상기태가 악성화하여 발생하거나 유산이나 정상 분만 후에도 나타난다. 이 종양은 출혈과 괴사를 동반하는 경우가 많으며, 흔히 혈행성 전이를 일으켜서 허파, 간, 뇌 등에 전이성 결절을 만든다. 이 종양에서도 융모성 고나도트로핀을 생산하므로 융모성 고나도트로핀 수치 측정은 진단 및 치료 효과를 확인하는 데 도움이 된다.

7 신경계 종양

1. 중추신경계 종양

중추신경계 종양(central nervous system tumor)은 대뇌, 중뇌, 소뇌, 그리고 척수에 발생하는 신생물로 원발성 종양과 전이성 종양으로 구분한다. 원발성 중추신경계 종양의 WHO 분류는 종양의 기원세포와 악성도에 따라 분류된다. 전이성 뇌종양은 기원한 원발 부위의 조직학적 진단에 따라 분류된다. 중추신경계 종양은 호발 부위와 호발 연령 등의 특징이 있다. 중추신경계 종양은 악성도에 따라 I~IV 등급으로 나누며, I 및 II 등급은 양성 경과를 보이나, III 및 IV 등급은 악성 경과를 나타낸다. 중추신경계의 경우 조직학적으로 양성 종양일지라도 위치에 따라 완전 절제가 힘든 경우가 발생하므로, 예후가 불량한 경우가 많다. 우리나라에서 흔히 발생하는 중추신경계 종양은 표 8-9와 같다.

⊙ 증상

한정된 공간에 발생한 중추신경계 종양은 뇌압 상승을 유발하고, 뇌압 상승의 결과 두통이나 구토, 시신경 유두부종(papilledema) 등의 증상을 환자가 주로 호소한다. 또한 종양의 발생 부위에 따라서 경련, 편마비, 언어장애, 감각장애, 시력장애와 같은 국소 증상이 발생할 수 있다. 특히 뇌하수체나 시상하부의 종양인 경우 내분비 증상이 나타나는 경우도 있다. 측두엽에 발생한 종양은 간질을 유발하는 경우가 많다.

표 8-9 중추신경계 종양의 발생빈도

	국내(%)	서구(%)
신경상피종양	30	40~45
뇌신경과 척수신경종양	8	8
수막종	20	15
뇌하수체샘종	18	10
전이암	6	20~30
합계(%)	82	100
신경상피종양		
별아교세포종	8	25~30
아교모세포종	10	5~20
희소돌기아교세포종	3	10
뇌실막종	2	5
맥락얼기유듀종	0.4	1
수질모세포종 및 원시신경외배엽종양	2	7~8
합계(%)	26	53~74

(출처: modified from 대한병리학회, 병리학 제7판, p1196, 2010년)

1) 원발성 뇌종양

(1) 신경아교종(glioma)

아교세포에서 기원한 종양으로 원발성 중추신경계 종양 중 발생빈도가 가장 높고 뇌 및 척수 실질 내에서 주로 발생한다. 신경아교종은 발생하는 기원 세포에 따라 분류되며, 별아교세포종과 희소돌기아교세포종이 대표적 신경아교종이다. 신경아교종은 WHO 등급에 따라 수술적으로 완치가 가능한 저등급(I 및 II 등급) 신경아교종과 방사선치료나 항암치료요법이 필요한 고등급(III 및 IV 등급)으로 분류된다. 진단은 CT 혹은 MRI 영상 검사와 조직 병리 검사로 이루어진다. 저등급 신경아교종은 외과적 제거 수술로 완치될 수 있으나, 고 등급 신경아교종은 방사선 치료와 항암치료요법 등이 추가로 요구된다.

① 저등급 별아교세포종(low grade astrocytoma)

별아교세포종(astrocytoma)은 대뇌 및 소뇌 실질 어디서든 발생할 수 있으며, 원발성 중추신경계 종양 중 50% 이상을 차지한다. 성인의 경우 미만성별아교세포종(diffuse astrocytoma, II 등급)이 대표적 별아교세포종이며, 서서히 자라는 특성을 보이나, 시간이 경과하면 역형성별세포종 혹은 교모세포종으로 진행될 수 있다. 소아의 경우 소뇌 반구와 뇌간에서 발생하는 털모양별아교세포종(pilocytic astrocytoma, I 등급)이 대표적이며, 악성 종양으로 진행되지 않는다.

② 고등급 별아교세포종(high grade astrocytoma)

역형성별세포종(anaplastic astrocytoma, III 등급)과 아교모세포종(glioblastoma, IV 등급)이 악성도가 높은 별아교세포종이며, 예후는 매우 불량하다. 이 종양은 성인의 대뇌반구 백색질, 특히 이마엽에서 발생빈도가 높고 경과는 급속도로 진행된다. 수술적 절제 후 방사선 치료와 항암요법이 시도되고 있으나, 5년 생존율이 30% 미만이다. 현미경소견은 종양세포 밀도가 높고, 괴사와 혈관 또는 혈관내피세포 증식이 관찰된다. 종양세포는 괴사의 주변부에 모여 있어 거짓울타리(pseudopalisading)와 같은 특징적인 형태를 나타낸다(그림 8-36).

③ 희소돌기아교세포종(oligodendroglioma)

희소돌기아교세포종(oligodendroglioma, II 등급)은 성인의 대뇌 반구에 많고 성장은 서서히 진행되는 양성종양이다. 드물게는 악성 희소돌기아교세포종(III 등급)으로 진행하기도 한다.

④ 뇌실막세포종(ependymoma)

뇌실막종(ependymoma, II 등급)은 뇌실 내면을 형성하는 뇌실막층의 세포에서 기원하는 종양으로 소아의 제4뇌실과 척수에서 주로 발생한다. 양성종양인데 드물게는 악성 뇌실막종으로 진행하기도 한다.

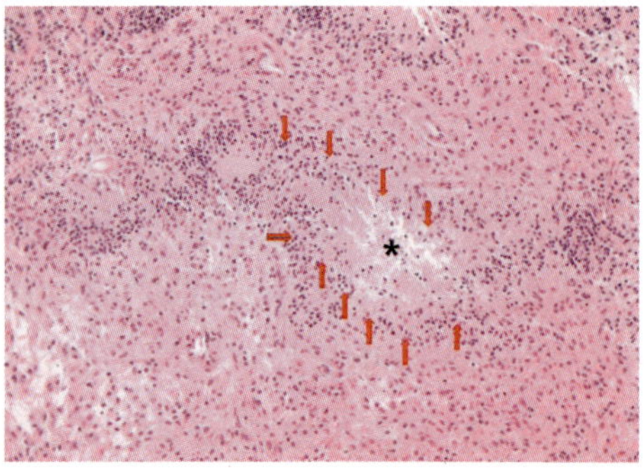

58세 여자의 아교모세포종의 현미경 사진이다. 종양 세포는 괴사(*)의 주변부에 모여 있어 거짓울타리(화살표, pseudopalisading) 형태를 이루고 있다.

그림 8-36 **아교모세포종**

(2) 속질모세포종과 원시신경외배엽종양

신경외배엽 원시세포에서 기원한 종양으로 소뇌 반구에 발생한 경우는 속질모세포종(medulloblastoma, IV 등급)으로 명명하며, 대뇌 반구에 발생한 경우 원시신경외배엽종양(primitive neuroectodermal tumor, IV 등급)으로 명명된다. 속질모세포종은 소뇌에서 발생하는 종양의 40%를 차지하며, 주로 소아에서 발생한다. 성장 속도가 매우 빠르며, 뇌척수액 흐름을 막아 뇌수종을 일으키기도 한다. 종양은 경계가 좋으며 미분화 종양세포로 구성되며, 세포밀도가 높고 유사분열이 빈번히 관찰된다. 방사선 치료로 일시적으로 개선을 기대할 수 있으나 재발할 가능성이 매우 높다.

(3) 신경아교종 이외의 원발성 뇌종양

① 수막종(meningioma)

수막종(meningioma)은 뇌와 척수를 싸고 있는 수막(meninges)에서 발생하는 종양으로, 원발성 중추신경계 종양의 15~30%를 차지하는 흔한 종양이다. 50~60대 중년 여성에서 흔히 발생하며, 뇌와 척수 어떤 부위에서나 발생할 수 있다. 대부분 수막종은 WHO I 혹은 II등급인 양성 종양이 90%이며, 매우 천천히 뇌 및 척수 실질을 압박하며 성장한다. 그러나 드물게는 악성 수막종(III등급)이 약 2%에서 발생하는 것으로 보고되었다. 다양한 형태의 종양세포를 관찰할 수 있으며 그중 수막세포형(meningothelial)은 세포질이 풍부하고 난원형의 핵을 가진 다각형의 상피모양세포가 융합체를 만들고 있다(그림 8-37).

② 신경초종(neurinoma)

신경초종(neurinoma)은 신경세포를 싸고 있는 슈반세포(Schwann cell)에서 기원한 종양이며, 뇌와 척수에서 발생할 수 있다. 뇌에서 발생하는 신경초종은 90%가 청신경(acoustic nerve)에서 발생한다. 40대 이후 성인 여성에게 주로 발생한다. 증상은 청력 감퇴, 이명, 현훈 등의 청신경

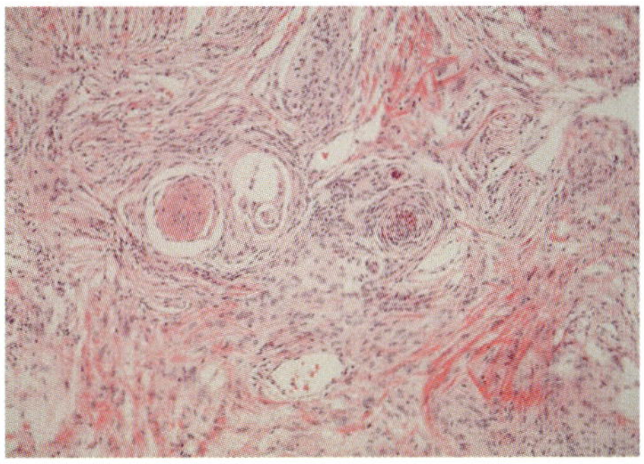

52세 여자의 수막세포형 수막종의 현미경 사진이다.

그림 8-37 수막종

압박에 의한 증상이 발생한다. 수술로 완치가 가능하나, 완전 제거가 힘든 경우 감마나이프를 이용해서 치료할 수 있다.

③ 뇌하수체샘종(pituitary adenoma)

뇌하수체(pituitary gland)는 간뇌의 시상하부 아래에 매달려 있는 내분비 기관이며, 인체에 필요한 모든 종류의 호르몬 분비에 관여하고 있다. 뇌하수체샘종(pituitary adenoma)은 뇌하수체 전엽의 내분비샘에서 발생하는 종양이다. 뇌에서 발생하는 원발성 종양 중 수막종 다음으로 많은 빈도로 발생하고, 40세 이후 성인에서 주로 발생하는 양성종양이다. 이 종양은 뇌하수체 호르몬이 너무 많이 분비되거나 반대로 분비되지 않아 여러 가지 증상을 나타낸다. 유즙분비호르몬(prolactin)을 분비하는 샘종은 불규칙한 월경, 무월경, 유즙 분비, 성욕감퇴, 불임 등을 야기할 수 있다. 성장호르몬(growth hormone)을 분비하는 샘종은 거인증, 손발이 커지는 말단비대증과 같은 신체 변화와 고혈압, 당뇨병이 동반될 수 있다. 부신피질호르몬(ACTH)을 분비하는 샘종은 쿠싱씨병을 유발한다. 뇌하수체샘종의 치료는 약물치료가 우선적으로 시도되며, 반응이 없은 경우 외과적 제거수술을 시행한다.

2) 전이성 뇌종양

원발성 암이 중추신경계로 전이되었을 때 발생하며, 암환자의 사망의 중요한 원인이 된다. 악성종양이 있는 환자의 약 20~50%에서 뇌에 전이되는 것으로 추정된다. 암 환자에서 뇌종양이 동반된 경우의 90%가 전이성 뇌종양으로 진단된다. 뇌로 전이를 야기하는 원발성 암은 폐암이 50%를 차지하며, 융모상피암(choriocarcinoma), 흑색종(melanoma), 유방암, 신장암, 간암 순으로 뇌로 전이가 잘 되는 암이다. 주로 원발 부위에서 악성 종양은 혈류를 통해 뇌로 전이되며, 대부분 회백질과 백질 경계부에 단발성으로 발생한다. 고등급 성상세포종과 유사한 증상을 나타낸다. 삶의 질을 높이며 생존을 연장시키는 보존 요법이 적용된다.

2. 말초신경계 종양

1) 신경집종(슈반세포종, Schwannoma)

말초신경계의 축삭을 둘러싸는 말이집을 구성하는 신경집세포(슈반세포, schwann cell)에서 발생하는 양성종양이다. 뇌종양의 소뇌 교각부에 발생하는 속귀신경집종(schwannoma acoustic)이 널리 알려져 있는데, 척수신경근이나 손발 등의 말초신경의 신경집세포에서도 발생한다. 현미경 소견은 방추형 세포가 군집을 이루고 있으며, 치밀한 세포밀도를 보이는 안토니 A형과 세포밀도가 낮고 변성을 보이는 안토니 B형이 섞여 있는 것이 특징이다(그림 8-38).

2) 신경섬유종(neurofibroma)

신경집종과 함께 양성 말초신경 종양의 대표적 양성 종양이다. 피부 및 피부밑의 비교적 얕은 부분에서 다발하며, 슈반세포와 섬유모세포 및 교원섬유와 점액상 물질을 포함하는 기질로 되어 있다.

⊙ 신경섬유종증(neurofibromatosis; von Recklinghausen병)

신경섬유종증은 상염색체 우성유전 양상을 나타내는 질환으로서 신경섬유종이 다발하며, 피부에 커피색의 착색반(카페오레반, café au lait spots)을 동반한다.

8 근골격계 종양

1. 골육종(osteosarcoma)

골육종(osteosarcoma)은 뼈에서 일차적으로 발생하는 악성종양 중 가장 많으며, 약 20%를 차지한다. 악성종양세포가 직접 뼈 또는 유골[2]을 형성하는 종양으로 20세 미만에서 75%가 발생하

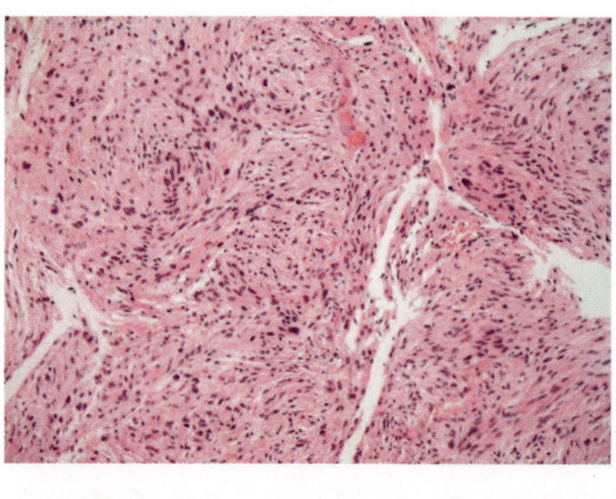

77세 여자의 신경집종의 현미경 사진이다. 방추형세포가 군집을 이루고 있으며, 치밀한 세포밀도를 보이는 안토니 A형과 세포밀도가 낮고 변성을 보이는 안토니 B형이 섞여 있는 것이 특징이다.

그림 8-38 신경집종

며 남성에 조금 더 많다. 호발 부위는 긴뼈 뼈몸통끝부위, 특히 넙다리뼈 먼쪽부위(그림 8-39), 정강뼈 몸쪽부위, 위팔뼈 몸쪽부위이다. 악성도가 매우 높고, 폐 전이가 높은 비율로 나타난다.

⊙ 증상

통증과 덩어리 형성이 주요 증상이며 때때로 병적 골절로 처음 발견되기도 한다.

⊙ 치료

수술과 화학요법을 병용한다. 화학요법의 발전으로 처음 진단 당시에 원격 전이가 없을 경우 5년 생존율이 60% 내지 70%로 향상되었다.

2. 전이성 골종양

악성 종양은 종종 뼈에 전이되는데 전형적으로 다발성으로 발생한다. 그러나 신장암이나 갑상선암의 경우 단일 병변으로 전이되기도 한다. 대부분 몸통뼈대(axial skeleton), 즉 척추, 골반뼈, 갈비뼈, 흉골, 두개골을 주로 침범한다. 모든 악성 종양이 뼈로 전이될 수 있지만 성인의 경우 전립선암, 유방암, 폐암, 신장암이 75% 이상을 차지한다. 골전이의 대부분은 골용해성인데, 전립선암이나 유방암 등에서는 골형성성 전이가 나타난다.

⊙ 증상

암의 전이에 의한 병적 골절을 일으키게 되면 통증이나 종창이 나타난다.

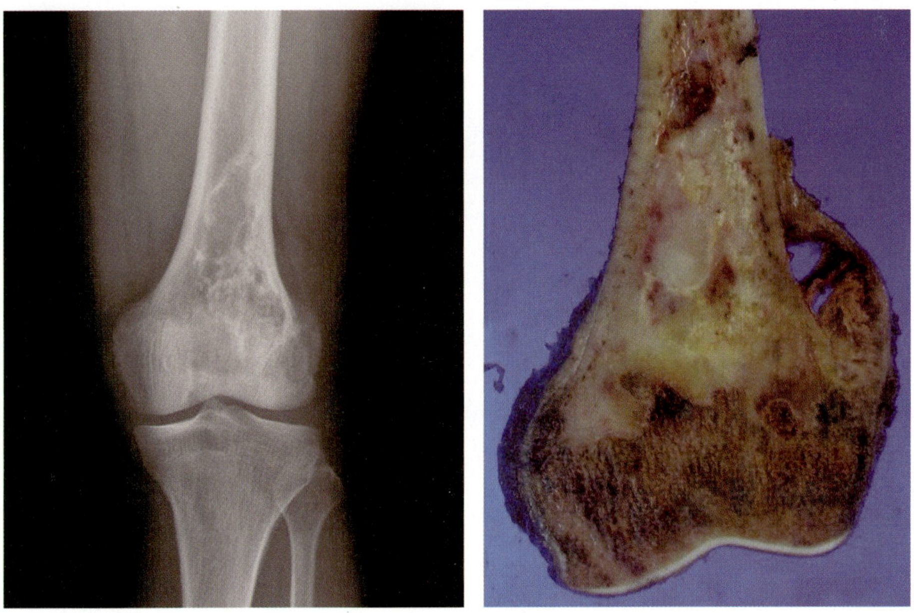

넙다리뼈 먼쪽부위에 발생한 골육종의 X-ray 사진과 절제 후 사진이다.

그림 8-39 골육종

복습과 과제

1. 악성종양세포의 형태적 특징에 대해 설명하시오.
2. 양성종양과 악성종양의 차이를 설명하시오.
3. 암종과 육종의 차이에 대해 설명하시오.
4. 암유전자와 종양억제유전자에는 어떠한 것이 있는가?
5. 암 발생의 외부적 요인으로서는 무엇이 있는가?
6. 암이 전이하는 3가지 경로에 대해서 설명하시오.
7. 소아에게 많이 발생하는 종양을 3개 들어보시오.
8. 암의 주요 치료법을 들어보시오.
9. 우리나라에서 남녀 각각 사망률이 높은 암을 순서대로 3가지 들어보시오.

CHAPTER

09

노화와 죽음

동아대학교 의과대학 병리학교실
김수진

이번 장에서는 노화와 죽음에 대해서 배우고 뇌사와 장기이식의 문제, 고령화 사회의 삶의 질과 '무의미한 연명치료 중단(존엄사)'에 대해서 생각해 보기로 한다.

평균 수명의 증가로 노년 인구 비율이 매년 증가하고, 이에 따라 치매 등의 노인질환이 증가하고, 고령자 의료비 증대 등 다양한 문제가 발생하고 있다. 동시에 단순히 장수하는 것뿐만 아니라 얼마나 오래 건강을 유지하면서 살 수 있는가에 관심이 모아져, 단순한 수명 연장이 아니라 삶의 질(quality of life; QOL)을 충족시키기 위한 의료가 절실히 필요하게 되었다. 따라서 더 좋은 의료를 실천하기 위해서는 연령 증가에 따른 인체의 변화 및 죽음과 관련된 다양한 문제에 대해서 올바르게 이해할 필요가 있다.

이번 장에서는 노화에서 일어나는 세포 단위의 변화를 배우고, 이어서 연령 증가에 따른 신체 각 장기의 변화를 살펴보기로 한다. 나아가 죽음의 정의에 대해 배우며, 인간의 죽음과 관련된 다양한 문제에 대해 생각해 보기로 한다.

A 세포의 노화와 개체의 노화

태어난 순간부터 연령 증가에 따른 신체적 변화가 시작되는데, 이는 성장, 성숙, 노화의 과정을 거쳐 죽음으로 끝난다. 이러한 과정에서 나타나는 형태적, 생리기능적 변화를 노화(aging)라고 한다. 각 장기의 기능 및 이를 통합하는 기능은 연령의 증가에 따라서 점차 저하되며, 개체는 항상성(체내 환경을 일정 범위 내로 유지하는 상태나 기능)을 유지하는 것이 힘들어진다. 이러한 상태를 좁은 의미의 노화인 노쇠(senescence)라 한다.

노화는 유전자에 프로그램된 내부 인자와 생체 외부에서 영향을 주는 외부 인자에 의해서 진행된다. 생물의 수명은 종에 따라서 거의 정해져 있으며, 인간의 경우 120세 전후가 수명의 한계라고 여겨진다. 그러나 실제로 평균수명이 80~85세 전후인 것은 장기간에 걸친 외부 인자의 영향 때문이다.

1 세포의 노화

연령이 증가함에 따라 세포나 조직은 재생하거나 회복하는 능력이 점차 쇠퇴하고, 노화된 세포는 단백질을 합성하는 능력이나 포도당을 이용하는 능력이 저하된다.

1. 세포의 손상

세포는 산소와 포도당으로 에너지를 만든다. 그러나 과잉 산소는 세포를 손상시키고, 이러한 손상은 긴 세월에 걸쳐 축적되어 세포의 노화를 일으킨다.

1) 자유라디칼

몸을 움직이는 에너지는 세포소기관 중의 하나인 미토콘드리아에서 산소를 이용하여 형성된다. 그러나 세포가 노화하게 되면 미토콘드리아의 에너지 생산 능력이 저하되기 때문에 과잉 산소가 증가한다. 과잉 산소는 자유라디칼(free radical)이라 불리는 물질을 만들어 세포에 다양한 독성을 발휘한다. 예를 들면, 단백질 구조를 변화시키거나 당이 결합한 단백질을 과잉 생산한다. 또한 DNA에 손상을 입혀 돌연변이를 일으키는데, 이는 종양 발생의 원인이 되기도 한다.

2) 항산화작용

체내로 섭취된 비타민 A, C, E 등에는 과잉 산소를 처리하는 기능이 있어, 이러한 기능을 항산화작용(antioxidation)이라 한다. 비타민 외에도 항산화작용을 하는 기구가 생체 내에는 다수 있으며, 이러한 항산화작용이 저하되면 노화현상이 촉진된다.

2. 세포의 위축

노화하여 기능이 저하된 세포 안에는 황갈색의 색소가 침착되는데, 이를 리포푸신(lipofuscin)이라 한다. 특히 심장근육세포, 간세포, 신경세포 등에 주로 침착되고 연령이 증가함에 따라서 그 양이 증가한다. 세포 내의 노폐물은 리소좀에서 효소에 의해 분해되지만, 자유라디칼에 의해 과산화된 지질은 완전히 소화되지 않고 남게 된다. 이것이 세포 내에 축적되면 황갈색의 리포푸신이 되고, 리포푸신 침착이 심해지면 세포는 위축된다.

3. 세포의 수명

세포의 수명은 유전적 요인에 따라 내재적으로 결정되는 듯하지만 아직 명확히 밝혀져 있지는 않다. 실제로 인간에게서 채취한 세포를 시험관 속에서 배양해 보면 초기에는 세포분열을 거듭하여 증식하나 그 후에는 분열하지 않고 사멸한다. 여기에는 종말체(telomere)라고 불리는 DNA 말단부의 구조가 관여한다. 세포가 분열할 때마다 종말체의 길이가 짧아지기 때문에 이에 의해 세포가 분열할 수 있는 횟수가 결정된다.

2 개체의 노화와 항상성

1. 개체의 노화

개체는 근육이나 뼈 등의 골격계와 이러한 기관에 에너지를 공급하고 노폐물을 배출하는 심장과 허파, 소화기, 콩팥 등의 내장 장기, 나아가 외부에서 온 정보를 받아들여 골격계와 내장 장기의 작용을 통합하는 뇌와 신경계통 등으로 구성되어 있다. 골격계와 내장 장기 및 뇌 · 신경계의 기능은 연령의 증가와 함께 서서히 쇠퇴하여 노화한다. 즉 연령이 증가함에 따라 운동능력이 저하되고 골절이 일어나기 쉽게 된다. 또한 내장 장기는 예비력이 저하하여 경미한 감염증 등으로도 쉽게 기능 상실에 빠진다. 나아가 이들을 통합하는 기능도 저하하기 때문에 내부나 외부의 환경 변화에 대해서 적절한 대응을 할 수 없게 된다. 따라서 신체 내부 및 외부에서 발생하는 다양한 스트레스에 대한 저항력이 약화되어 질병에 잘 걸리게 되며, 또한 병이나 상처의 회복이 지연된다.

2. 항상성

개체가 생명을 유지하기 위해서는 개체 내부의 환경을 항상 일정하게 유지할 필요가 있다. 생체 내의 환경을 일정하게 유지하는 상태를 항상성(homeostasis)이라 하고, 신경계, 내분비계, 면역계의 3가지가 항상성을 유지하는 데 있어서 매우 중요한 역할을 한다.

신경계는 뇌와 척수를 중추로 하여 신경그물을 전신에 고루 미치게 하고, 또한 각종 감각기관을 갖춤으로써 외부에서 오는 자극을 인식하게 된다. 내분비계는 대뇌의 통제하에 호르몬을 생산하고 방출하여 각 장기의 기능을 조절한다. 면역계는 외부에서 생체내로 침입한 이물을 인식하고 이를 제거한다. 신경계와 내분비계, 면역계는 신경전달물질과 호르몬, 시토카인과 같은 화학전달물질에 의해 서로 연계하여 작용한다. 예를 들어, 세균이나 바이러스에 감염되었을 때 감염 그 자체를 지각할 수는 없으나 나른함과 열감과 같은 증상은 지각할 수 있는데, 이는 면역계의 면역세포가 만든 전달물질이 신경계에 작용하기 때문이다.

이 때문에 이 3가지 계통의 상호작용이 노화로 인해 저하되면 중대한 증상을 지각할 수 없는 경우가 있다. 예를 들면, 고령자에서는 충수염이 복막염으로 진행하여도 복통이나 배부위(복부) 경직을 나타내지 않는 경우가 있다. 이렇듯 고령자는 병원체 침입에 대한 신체의 대응이 늦기 때문에 감염증에 잘 걸리며 종종 위독한 상태에서 발견된다. 또 고령자는 기온의 변화나 운동 등으로 체내의 수분이 부족할 경우, 체온과 체액, 전해질 등을 조절하는 기구가 원만히 작용하지 않기 때문에 수분 및 염분이 적절히 보충되지 못하고 종종 탈수증상을 일으킨다.

B 연령 증가에 따른 각 장기의 변화

연령이 증가함에 따라서 개개 세포의 용적은 작아지며, 또한 세포가 죽기 때문에 전체 세포의 수가 감소하고 이로 인해 각 장기의 용적은 점차 감소하여 위축된다. 이에 따라서 각 장기의 기능이 저하하여 외부의 자극과 손상에 대한 개체의 대응능력이 저하된다. 연령 증가에 따른 각 장기의 변화에는 외부적 요인이 크게 관여하기 때문에 개인차가 크다.

1 순환기와 신장의 연령 증가에 따른 변화

1. 혈관계

전신의 동맥에는 긴 세월에 걸쳐서 죽상경화가 서서히 진행되고, 그 결과 동맥협착이나 동맥류라 불리는 확장이 일어난다. 동맥의 죽상경화가 원인이 되는 심근경색이나 뇌경색의 빈도가 연령과 함께 증가한다. 또한 혈관벽은 약해져서 손상에 취약해지고, 이에 따라 뇌출혈 등의 빈도도 증가한다.

2. 심장

연령 증가에 따라서 동맥의 탄력성이 저하되고 말초혈관 저항이 높아져 혈압이 올라간다. 고혈압이 진행되면 심장은 비대화되고 산소 소비가 증가하기 때문에 만성 허혈상태가 되기도 한다.

한편, 고혈압을 동반하지 않는 경우 심장근육세포에는 노화에 따라 리포푸신 침착이 증가한다. 양쪽 심장은 모두 펌프로서의 기능이 저하되고, 급격한 스트레스를 받은 경우 심장기능 상실(심부전)이 일어나기 쉽게 된다.

3. 콩팥

고혈압으로 인한 동맥경화성 변화가 진행되면 콩팥의 토리(사구체)는 파괴되어 유리화(초자화)되기도 한다. 이러한 이유로 기능을 발휘하는 토리의 수가 점차 감소하고 신장의 중량은 줄어든다.

2 조혈계와 면역계의 연령 증가에 따른 변화

1. 골수

연령 증가에 따라서 골수에서 지방이 차지하는 비율이 증가하고 조혈세포는 감소한다. 이 때문에 고령자에게서 빈혈이 쉽게 일어난다.

2. 림프조직

림프조직도 연령 증가에 따라서 위축되며, B 세포와 함께 면역기능에 핵심적인 역할을 담당하는 T 세포의 기능도 저하된다. 이 때문에 면역기능은 서서히 저하되고, 고령자는 감염증을 잘 일으키게 되거나 병이 심각해지기 쉽다. 한편, 자가항체가 많아지고 자가면역질환의 발생이 증가한다.

3 호흡기의 연령 증가에 따른 변화

연령이 증가함에 따라 허파의 탄력성이 저하되어 과팽창이 일어나 폐공기증(폐기종)과 유사한 상태가 되는데, 이를 노인성 폐공기증(폐기종)이라 한다. 또한 면역기능이 저하되기 때문에 고령자는 다양한 병원균에 의해 쉽게 폐렴(허파염)에 걸리게 된다. 선진국에서 폐렴은 고령자의 대표적인 질환으로 때로는 치명적인 장애를 일으킨다. 폐렴 등으로 인해 한번 손상된 허파꽈리(폐포)는 원상태로 회복되지 않기 때문에 호흡에 관여하는 허파의 용적은 점차 작아진다.

4 소화기의 연령 증가에 따른 변화

1. 위

위는 연령이 증가함에 따라서 점막상피에 창자화생(intestinal metaplasia)이 일어나고, 위산이나 소화효소를 분비하는 샘이 감소하여 위축성 위염이 발생할 수 있다.

2. 간

간은 리포푸신이 침착되고 이에 따라 점차 위축되며, 단백질 합성 능력과 약물대사 능력이 저하된다. 또한 쓸개돌증(담석증)을 일으키는 빈도가 연령과 함께 증가한다.

5 내분비와 생식기, 뼈·관절의 연령 증가에 따른 변화

1. 갑상선·부신

갑상선과 부신은 연령 증가에 따라서 호르몬을 생산하는 세포가 감소하여 위축된다. 이 때문에 기초대사가 저하되고 스트레스에 대한 저항성이 약화된다.

2. 난소·고환

난소는 폐경 이후 급격히 위축되고 여성 호르몬인 에스트로겐 생산이 감소한다. 고환도 연령 증가에 따라 서서히 위축되나, 그 정도는 개인에 따라 차이가 크다. 남성에서는 연령 증가에 따른 호르몬의 불균형화에 의해 전립선비대(병적 과형성)가 발생한다. 또한 전립선암의 발생빈도도 증가한다.

3. 뼈·관절(골격계)

고령자와 폐경 직후의 여성에게서 골다공증(뼈엉성증)이 증가하는데, 이는 뼈 흡수와 뼈 형성의 불균형화 때문이다. 폐경 후의 골다공증은 에스트로겐 결핍과 관련이 있다. 또한 연령 증가에 따라서 기계적인 스트레스로 인한 관절 연골의 손상이 축적되기 때문에 퇴행성 관절질환(degenerative joint disease, osteoarthrosis)이 서서히 진행한다.

6 뇌·신경계·감각계의 연령 증가에 따른 변화

1. 뇌·신경계

뇌의 신경세포는 연령이 증가함에 따라서 감소하여 뇌는 위축되고 가벼워진다. 이에 따라 신체 운동에 관한 능력과 단기기억 능력이 저하된다. 그러나 언어와 지식 등 이해를 필요로 하는 능력은 고령까지도 상당히 유지된다.

한편, 연령 증가에 따라서 치매(dementia)의 발생이 증가한다는 것은 잘 알려져 있다. 여기에는 다양한 원인이 있으나, 그 발생 메커니즘은 아직 충분히 밝혀지지 않았다. 치매 원인 중 하나인 알츠하이머병(Alzheimer disease)에 걸린 뇌를 관찰해 보면 대뇌에 노인반(senile plaque)이라고 불리는 구조물이 나타나지만, 치매가 아니라도 노령자의 경우 노인반이 타나나는 경우가 있다. 또한 다발성 뇌경색에 의해 치매가 발생하는 경우, 이를 뇌혈관성 치매(cerebrovascular dementia)라 부른다.

2. 감각계

고령자의 경우 안구의 수정체에 백내장이 종종 생기는데, 이는 연령 증가에 따라서 수정체 단백질이 변성되기 때문이다. 또한 연령 증가에 따라서 난청을 일으키는 경우가 있다.

C 개체의 죽음

개체의 생명활동이 완전히 정지하여 원상태로 돌아갈 수 없는, 즉 불가역적인 상태를 개체의 죽음이라 한다. 이전에는 심장의 정지를 인간의 죽음이라고 인식하였으나, 최근 인공호흡기 등 생명유지 장치가 발달하면서 뇌사도 죽음의 한 형태로 받아들이는 추세이다.

1 죽음의 3가지 징후

오래전부터 (1) 심장박동의 정지, (2) 자발적인 호흡의 정지, (3) 동공확대와 동공의 빛반사의 소실을 죽음의 세 가지 징후(triad of death)라 하였으며, 일반적으로 이 세 가지 징후가 일정 시간 이상 지속되는 경우를, 즉 심장, 허파, 뇌의 기능이 모두 정지한 상태를 죽음이라고 정의한다.

2 뇌사 및 식물상태

1. 뇌사

호흡중추를 포함한 뇌 전체가 불가역적으로 기능을 상실한 상태를 뇌사(brain death)라 한다. 뇌사는 인공호흡, 약물투여, 수핵, 전해질의 보충 등으로 뇌 외의 다른 장기의 기능을 일정기간 유지할 수 있다. 일반적으로 뇌가 기능을 정지한 후부터 수일 이내에 심장기능도 정지한다. 뇌사에 빠지면 인공호흡기로 호흡을 유지하고 심장박동이 있다 하더라도 뇌는 자가용해가 진행되어 인공호흡기뇌(respirator brain)라 불리는 괴사상태에 빠진다.

2. 식물상태

호흡을 하고 심장박동은 있으나 운동이나 지각, 인지의 활동이 결여된 상태가 장기간에 걸쳐 지속되는 경우를 식물상태(vegetative state; 식물인간)라 한다. 외부 자극에 대해 반응이 없으며, 영양과 수분을 보충하지 않으면 생존하지 못하는 상태로 뇌사상태와 유사하나, 자발적 호흡이 유지되어 인공호흡기를 장착할 필요가 없다는 점이 뇌사와는 크게 다르다. 즉 식물상태는 뇌의 기능이 일부 유지된다. 뇌혈관장애나 외상, 일산화탄소 중독 등의 경우에 최종적으로 식물상태가 되기도 한다.

3 삶의 질과 무의미한 연명치료 중단

고령자의 비율이 증가하면서 단순히 오래 사는 것뿐만 아니라, 건강한 생활을 유지하는 것(건강수명)에 관심이 모아지고 있다. 이 때문에 삶의 질을 고려한 의료가 요구되고 있으며, 또한 환자를 중심으로 의료를 행하는 것이 중요해지고 있다.

1. 삶의 질

환자의 상태나 의료의 성과를 판단할 때 단순히 병이 치유되었는지의 여부를 의학적인 측면에서 판단하는 것뿐만 아니라, 환자가 생활하는 가운데 느끼는 만족도와 자유롭지 못함의 정도 등을 다각적으로 평가한 것을 삶의 질(quality of life; QOL)이라 한다. 생활의 질이라는 뜻으로, 신체적인 능력과 심미적 상태, 사회적 역할을 수행하는 능력, 다양한 자각증상 또는 생활하는 가운데 느끼는 건강과 상태에 대한 만족도 등을 총괄하여 평가한다.

2. 무의미한 연명치료 중단(존엄사)

긴 질환의 경과로 죽을 때까지 사람다움을 유지하며 살아가는 것과 삶의 질을 좋게 유지하여 사는 것을 무의미한 연명치료 중단(존엄사, death with dignity)이라 한다. 수명 연장을 위한 치료 여부 등을 결정함에 있어 환자 본인의 의사를 존중하고, 심신의 고통을 완화하는 의료가 필수적이다. 단순한 안락사를 의미하는 것이 아니다.

1) 안락사

현대 의료에서 참기 힘든 고통을 받는 환자를 안락하게 죽음에 이르게 하는 의료행위를 광범위하게 안락사(euthanasia)라 한다. 그리스어로 좋은 죽음이라는 말이 어원이다. 환자가 명확하게 희망하는 경우 무의미한 연명치료 중단으로서의 죽음을 선택할 수 있겠지만, 현재 대다수 국가에서는 안락사를 인정하지 않는다.

3. 완화의료

질환의 치료만을 목적으로 하는 것이 아니라 환자의 고통을 완화하고 삶의 질을 향상시키는 것을 목표로 하는 의료를 완화의료(palliative medicine)라 한다. 임종 직전의 환자에 대한 과잉 치료나 수명 연장만을 목적으로 한 근대의료에 대한 반성에서 생긴 것으로, 환자를 중심으로 의료를 실시하는 것이 기본 사고방식이다.

지금까지의 종말기 의료는 치료의 가능성이 전혀 없는 상태가 되어야만 고통완화를 목적으로 한 의료로 대체되어 왔다. 완화의료는 치유를 목적으로 한 치료와 함께 고통완화를 목적으로 한 처치를 병행하고, 또 종말기에는 고통을 완화하는 것으로 치료의 중심을 옮겨 오자는 사고방식이다.

복습과 과제

1. 연령 증가에 따른 각 장기의 변화에 대해 설명하시오.
2. 죽음의 3가지 징후는 무엇인지 설명하시오.
3. 뇌사와 식물상태의 차이에 대해 설명하시오.
4. 완화의료가 무엇인지 설명하시오.

CHAPTER

10

환경 병리

부산대학교 의과대학 병리학교실
김아롱, 박원영, 이정희

본 장에서는 기후변화와 대기오염과 같은 인간을 둘러싼 환경의 변화가 건강에 미치는 영향과 함께 물리적 및 화학적 유해 인자의 영향, 약물 오남용에 대해 다루고자 한다.

A 질병에 대한 환경의 영향

1990년 세계보건기구(World Health Organization, WHO)를 중심으로 시작된 '세계질병부담(The Global Burden Disease, GBD)' 연구에서는 전염병 및 영양성 질환을 포함한 환경성 질환이 건강에 끼치는 영향을 분석하였다. 2010년에 발표된 세계질병부담 보고서를 요약하면 다음과 같다.

- 전 세계적으로 사람면역결핍바이러스/후천면역결핍증후군(HIV/AIDS)과 관련된 감염 질환에 의한 사망률이 극적으로 증가하였다.
- 영양 결핍이 건강 손실(health loss)의 주된 원인으로 개발도상국 질병부담의 약 1/3이 영양 결핍으로 인해 발생하는데, 전반적인 영양 섭취의 불량뿐만 아니라 각종 특수 영양소의 결핍으로 인해 감염에 취약한 상태가 된다.
- 허혈성심장병과 뇌혈관병은 선진국에서 여전히 사망의 주요 원인이다. 흡연, 고혈압, 비만, 고콜레스테롤, 과도한 음주 등이 수명을 감소시키는 주요 위험 인자이다.
- 개발도상국에서 사망 원인 10위 안에 드는 질환 중 5가지는 감염 질환으로 호흡기 감염, HIV/AIDS, 설사병, 결핵, 말라리아 등이 해당된다.
- 생후 5세 미만 아동의 사망 중 절반 가량이 폐렴, 설사병, 말라리아 등 세 가지 질환 때문에 발생하며 이 질환들은 모두 예방 가능하다. 이러한 양상은 공공보건정책의 발전으로 일부 개선이 이루어지고 있으며, 1990년 이후 감소하고 있는 추세이다.

B 기후 변화가 건강에 미치는 영향

기후 변화는 21세기 이후 환경성 질환의 주요 원인이 될 가능성이 높다. 지구 온난화를 비롯한 기후 변화가 건강에 미치는 영향은 그 규모와 속도를 얼마나 완화시킬 수 있느냐에 따라 달라지겠지만, 최선의 경우라 하더라도 기후 변화는 다음과 같은 다양한 질환의 발생 가능성을 증가시킴으로써 인류 건강에 부정적인 영향을 미칠 것이다.

- **심혈관, 뇌혈관, 호흡기 질환:** 장기간의 혹서와 대기 오염에 의해 악화된다.
- **위장관염, 콜레라, 식품매개성 및 수인성 감염병:** 홍수로 인한 수질 오염 및 폭우나 다른 자연재해로 인해 깨끗한 식수 공급과 오물 처리에 문제가 생김으로써 발생한다.
- **말라리아나 댕기열 같은 매개체감염병:** 기온 상승, 흉작, 엘니뇨 같은 극심한 기후 변화로 인해 매개체의 숫자와 지질학적 분포가 변화하여 매개체감염병이 증가한다.
- **영양 실조:** 농작물 생산에 지장을 주는 국지 기후의 변화가 영향을 미친다.

C 환경 오염

1 대기 오염

대기 오염은 기저 심폐질환을 가지고 있는 고위험군 환자에서 이환율(morbidity)과 사망률(mortality)의 심각한 증가를 초래한다.

1. 실외 대기 오염

주요 대기 오염 물질로는 이산화황, 일산화탄소, 오존, 이산화질소, 납, 미립자 물질을 들 수 있다. 이 오염 물질들은 대도시의 스모그(smog = smoke and fog)를 형성하는 주범이며 건강한 성인에게도 폐기능 감소 및 폐의 염증을 유발할 수 있다. 어린이에게서 호흡기 감염을 증가시키며, 만성 폐질환자나 천식 환자의 경우 증상을 악화시켜 입원이 잦아지게 되며 조기 사망에 이를 위험을 높인다.

10

2. 실내 공기 오염

실내 공기의 오염의 가장 흔한 오염원은 담배 연기이고, 일산화탄소, 이산화질소, 석면 등도 거론된다. 기름을 사용하여 요리를 하거나 석탄 연소 시 발생하는 다중고리 방향성 탄화수소를 포함하는 휘발성 물질도 중요한 실내 공기 오염원이다. 아래와 같은 오염 물질도 건강 문제를 유발한다.

- **목제 훈연(wood smoke):** 다양한 질소 및 탄소 산화물을 포함하는 물질로서 폐 감염에 취약하게 만들며, 발암물질인 다중고리 탄화수소를 생성하기도 한다.
- **부유세균(bioaerosol):** 레지오넬라 병, 바이러스성 폐렴, 감기 등을 일으키는 미생물부터 애

완동물 비듬, 집먼지 진드기, 곰팡이 같은 알레르기 유발 항원이 포함된다.

- 라돈(Radon): 우라늄으로부터 유래하는 방사성 기체인 라돈은 토양 및 가정에 광범위하게 존재한다.
- 포름알데하이드(formaldehyde): 건축업에 쓰이는 물질로(가구 세공 및 접착제 등) 호흡 곤란과 눈과 목의 작열감 및 천식 발작을 일으킬 수 있다. 포름알데하이드는 사람과 동물에게서 발암물질로 분류된다.

2 환경 오염으로서의 금속

1. 납

납은 칼슘 대사를 방해하여 혈액, 골격계, 신경계, 소화기계, 신장 독성을 야기한다. 20세기에는 주택용 페인트와 휘발유가 주된 노출원이었고, 성인의 경우 작업 재해로 발생할 수 있고, 어린이의 경우 장난감에서 검출되는 유해물질의 하나이다. 저용량 납 중독이 야기하는 증상으로는 지적 능력의 미약한 저하, 과잉행동 같은 행동 장애, 불량한 조직화 능력(organizational skills) 등을 들 수 있다. 고용량의 납은 성인과 어린이에서 중추신경계 장애를 야기하는데, 말초신경병증은 성인에서 두드러지는 증상이다.

2. 수은

수은은 납과 유사하게 중추신경계와 신장에 손상을 야기한다. 오늘날 수은 중독을 야기하는 원천으로는 오염된 생선과 치과에서 사용하는 아말감을 들 수 있다. 수은 중독에 의해 발생하는 미나마타병은 자궁내 노출력이 있는 소아에게 뇌성마비, 난청, 실명, 정신지체 및 주요 중추신경계 장애를 유발한다.

3. 비소

비소는 위장관, 신경계, 피부, 심장에 독성을 일으킨다. 비소는 토양과 수질에 자연적으로 존재하며 목재 방부제와 제초제 등에 사용된다. 대량 섭취를 한 경우 급성 위장관, 심혈관, 중추신경계 독성을 유발하여 사망에 이르게 할 수도 있다. 비소에 대한 만성 노출의 가장 심각한 결과는 발암 위험의 증가로서, 특히 폐암, 방광암, 피부암의 발생 위험이 높아진다.

4. 카드뮴

카드뮴은 신장과 폐에 우선적으로 독성을 일으키는데, 앞서 기술한 다른 중금속들과는 달리 카드뮴 중독은 비교적 현대에 일어난 문제이다. 채광(mining), 전기 도금, 니켈-카드뮴 전지 생산으로부터 발생하는 직업성 및 환경성 오염원으로 대개 생활폐기물의 형태로 배출된다. 카드뮴 과잉으로 인한 주된 독성 효과는 폐포 상피세포의 괴사로 야기되는 폐쇄폐병과 말기 콩팥병으로 발전할 수 있는 콩팥요세관 손상의 형태로 나타난다. 골다공증과 골연화증 및 관련 신장 질환이 복합적으로 발현되는 이타이이타이병은 카드뮴 중독으로 인한 대표적인 질환이다. 한편, 카드뮴은 폐암의 발생 위험도 증가시킨다.

D 산업 보건 위험: 산업 및 농업 노출

국내에서는 직업과 관련된 사고와 질병의 결과로 매년 9,000건 이상의 상해와 1700건의 사망이 발생한다. 개발 도상국에서 노동 관련 사고가 가장 큰 반면 산업화된 나라에서는 직업 관련 질병이 더 자주 발생한다. 직업병에 기인하는 질병의 비율은 만성 폐색성 폐 질환의 13%, 폐암의 9%, 백혈병의 2%에 해당한다. 직업병과 관련된 인체 질환은 표 10-1에 열거되어 있다.

1 유기 용제

유기 용제는 전 세계적으로 널리 사용되고 있다. 클로로포름 및 사염화탄소 등은 드라이 클리닝제 및 페인트 제거제에서 발견된다. 고농도로 급성 노출 시 어지러움과 혼란을 일으킬 수 있

표 10-1 직업과 연관된 독성물질에 의한 인체질환

독성 물질	장기	질환
일산화탄소, 납, 코발트, 카드뮴	순환기계	심장질환
포름알데하이드, 석면, 비소, 니켈, 산화 카디움, 암모니아	호흡기계	비강암, 폐암, 만성폐쇄성 폐질환, 과민성, 자극, 섬유화
용제류(solvents), 수은, 납, 카드뮴, 비스무스, DDT(dichlorodiphenyltrichloroethane)	신경계	말초신경염, 녹내장, 중추신경억제
나프틸아민, 4-아미노바이페닐	비뇨기계	방광암
벤젠	조혈계	백혈병
폴리염화 바이페닐, 다이옥신	피부	모낭염, 피부암
염화비닐	위장관계	간암

고, 우울증과 혼수 상태를 유발할 수 있으며, 낮은 수치는 간과 신장에 유독하다. 벤젠은 골수 이형성 및 급성 골수성 백혈병의 위험을 증가시킨다. 석탄과 가스가 고온에서(예: 철강 주조 공장) 연소될 때 방출될 수 있는 다환 탄화수소는 가장 강력한 발암 물질 중 하나이며, 산업적 노출은 폐암 및 방광암의 발병과 관련되어 있다. 유기 염소, 농약으로 사용되는 중요한 유기 염소는 DDT(dichlorodiphenyltrichloroethane)가 대표적이고, 비농약 유기 염소는 PCBs(polychlorinated biphenyls)와 TCDD(2,3,7,8−tetrachlorodibenzo-p−dioxin)를 포함한다. 대부분의 유기 염소는 내분비 교란 물질로서 항 에스트로겐 작용을 한다.

2 미네랄 먼지

미네랄 먼지를 흡입하면 진폐증으로 알려진 만성 비종양성 폐 질환이 발생한다. 가장 흔한 진폐증은 석탄 먼지(단단한 석탄 광산), 실리카(모래 분사, 석재 절단 등), 석면(채광, 가공, 단열재) 및 베릴륨(채광, 가공)으로 인한 것이다. 석면 노출로 인한 암 위험 증가는 석면 작업자뿐 아니라 가족 구성원, 직장 외부에 노출된 다른 개인에까지 영향을 미치게 된다.

3 담배

담배는 폐암의 90%를 담당하는 암의 가장 흔한 외인성 원인이다. 주요 원인은 담배 흡연이지만 무연 담배(코담배, 씹는 담배 등) 또한 건강에 해롭고 구강암의 중요한 원인이 된다. 흡연은 개인적인 위험을 초래할 뿐만 아니라 간접 흡연으로 인해 비흡연자에게 폐암을 유발할 수 있다. 흡연은 사망 원인 중 예방 가능한 원인이다. 흡연으로 인한 질병은 폐암뿐 아니라 폐기종, 만성 기관지염, 만성 폐색성 폐 질환을 포함하며, 죽상 동맥 경화증, 심근 경색, 입, 인두, 식도, 췌장, 방광, 신장 및 자궁 경부 암과 관련이 있다. 모성 흡연은 자발적 낙태 및 조산의 위험을 증가시키고 자궁 내 성장 지연을 초래한다.

E 치료 약물 및 약물 남용에 의한 상해

1 치료 약물에 의한 손상(약물 유해 반응)

약물 유해 반응(adverse drug reactions, ADRs)은 치료 환경에서 주어지는 약물의 부작용을 말한다. 이러한 반응은 병원에 입원한 환자의 약 10%에 영향을 미치며, 해당 환자의 약 10%는 치명적인 유해 반응이라고 추정된다. 표 10-2에는 흔하게 사용되는 약물의 유해반응과 일반적인 병리학적 소견을 나열하였다.

1. 호르몬 대체 요법(HRT)

폐경기 증상을 완화하기 위해 일차적으로 처방하는 호르몬 대체 요법은 폐경기 여성에서 골다공증의 진행을 예방하거나 늦추고 심근 경색의 가능성을 줄이기 위해 광범위하게 사용되어 왔다. 그러나 지난 몇 년 동안 이루어진 호르몬 대체 요법에 대한 재평가에 따르면 유방암 위험 증가와 함께 심부정맥, 혈전증, 폐색전증 및 뇌졸중 위험을 증가시키는 것으로 알려졌다. 또한 60세 미만 여성에서 동맥 경화증 및 관상 동맥 질환의 진행을 예방하는 효과가 있지만 노년층에서 호르몬 대체 요법을 시작한 여성의 경우 예방 효과가 없다.

2. 경구 피임약

전 세계적으로 1억 명이 넘는 여성이 호르몬 피임법을 사용한다. 경구 피임약은 거의 합성 에스트라디올과 프로제스틴을 함유하고 있지만 일부 제제는 프로제스틴만을 함유하고 있다. 현재 처방된 경구 피임약의 경우 훨씬 적은 양의 에스트로겐을 함유하고 있으며 부작용이 더 적다. 경구 피임약의 부작용으로 혈전 색전증과 심근 경색의 위험을 증가시킨다. 암과의 관련성을 볼

표 10-2 흔한 약물 유해 반응

약물	장기	유해반응
항암제, 면역억제제, 페니실린, 헤파린 등	골수, 조혈계	빈혈, 혈소판감소
항암제, 항생제	피부	두드러기, 수포, 발진, 색소침착
테오필린, 독소루비신	심혈관계	부정맥, 심근병
페니실아민, 사이클로스포린계	신장	사구체신염, 급성세뇨관괴사
살리신계, 아미노글루코시드계, 페나세틴	호흡기	천식, 폐렴, 섬유화
테트라사이클린, 할로텐, 아세트 아미노펜	간	지방간, 간손상, 담즙정체
페니실린	전신	아나필락시스
살리신계, 진정제 등	중추신경계	어지러움, 이명, 파킨슨병, 호흡억제

때 자궁내막암과 난소암의 발생률을 감소시킨다. 경구 피임약 사용과 간 선종 사이에 연관성이 있는 것으로 알려져 있다.

3. 근육 강화 스테로이드

근육 강화 스테로이드는 청소년의 여드름, 여드름, 여성형 유방 및 고환 위축 등 여러 가지 부작용이 있다. 다른 효과로는 정신병적 문제와 조기 심장 마비가 있다.

4. 아세트아미노펜(acetaminophen)

아세트 아미노펜은 가장 흔히 사용되는 진통제다. 보통의 복용량(0.5 gm)과 독성 복용량(15~25 gm)의 차이가 크기 때문에 약물은 대부분 안전하나, 독성이 나타나는 경우 메스꺼움, 구토, 설사, 때로는 쇼크로 시작되며, 며칠 후에 황달의 증거가 나타난다. 심각한 과량 복용 시에는 간괴사가 일어날 수 있으며 생존을 위해 간이식이 필요하다. 일부 환자는 동시에 신장 손상의 증거가 있을 수 있다.

5. 아스피린(acetylsalicylic acid)

만성 통증이나 염증의 치료를 위해 오랜 기간 3mg 이상 매일 복용하는 사람에서는 만성 아스피린 독성(salicylism)이 발생할 수 있다. 가장 흔하게는 급성 부식성 위염이 있으며, 이는 위장관 출혈, 위궤양을 유발할 수 있다. 아스피린은 혈소판 응집을 억제하기 때문에 출혈 경향이 만성 독성과 동시에 나타날 수 있다. 때문에 점상 출혈이 피부 및 내부 내장에 나타날 수 있다.

2 비치료적 약물에 의한 손상(약물남용)

약물 남용은 일반적으로 치료 목적 내지는 사회적 규범을 벗어나는 환각제를 반복적으로 또는 만성적으로 복용하는 것으로 약물 중독과 과용이라는 심각한 공중 건강 문제를 일으키는 상황을 초래한다. 약물 남용에 흔히 사용되는 약물이 표에 나타나 있다.

1. 코카인

세계적으로 보았을 때 코카인은 북미, 서유럽, 중앙 유럽, 호주, 뉴질랜드에서 가장 많이 사용된다. 코카인은 코카 나뭇잎에서 추출되며 수용성 분말로 처리되며 코로 흡입하거나 물에 녹여서 피하 내지는 정맥 내로 주입된다. 코카인 사용자에서 신체적 의존은 일반적으로 발생하지 않지만 정신적인 금단 증상이 심하며 치료가 극도로 어렵다. 가장 심각한 신체적 작용은 심혈관계에 일으키는 급성 작용으로 교감신경 흥분제 역할을 하여 빈맥, 고혈압, 말초 혈관 수축, 심근 허혈을 일으킨다. 중추신경계에 가장 흔한 급성 효과는 초고열(hyperpyrexia)과 발작(seizures)이다. 임신에 미치는 영향으로 태아 저산소증과 자연 유산을 일으킬 수 있고, 만성 사용자의 태아는 신경 발달에 문제가 발생할 수 있다. 그 외 만성적인 사용은 비흡입자의 비중격 천공, 연기 흡입자에게는 폐 확산능력 감소, 확장심근병을 일으킬 수 있다.

2. 아편제(opiates)

아편제 남용은 옥시코돈(oxycodone) 같은 아편제 처방과 헤로인과 같은 "street drugs"을 포함한다. 중추신경계에 미치는 영향은 다양하며 행복감, 환각, 졸림, 진정을 일으킨다. 가장 중요한 부작용은 급사로 미국 헤로인 사용자의 연간 사망률은 1%에서 3%로 집계된다. 사망 기전은 심각한 호흡 억제, 부정맥, 심장마비, 심한 폐부종을 포함한다. 폐에 발생하는 합병증으로 부종, 심내막염으로 인한 패혈색전증, 폐농양, 기회 감염, 탈크와 다른 혼합물로 인한 이물질 육아종이 있다. 비록 육아종이 주로 폐에 발생하기는 하지만, 때로는 비장, 간, 상지로 배액되는 림프절을 포함하는 단핵식세포계에서 발견되기도 한다. 편광현미경을 통해 탈크결정이 이물거대세포에 들어가 있는 것을 관찰할 수 있다. 가장 흔한 감염 병소는 피부, 피하 조직, 심장 판막, 간, 폐로 바이러스성 간염이 가장 흔한 감염이며 비위생적인 주사침을 공유하는 것으로 인해 발생한다. 미국에서는 이로 인해 정맥 주사 약물 사용자들 사이에서 HIV 감염이 많다. 신장

표 10-3 약물 남용의 흔한 예

분류	표적	예시
아편 마약류	Mu 오피오이드 수용체(작용제)	Heroin Oxycodone Methadone Meperidine
수면진정제	GABAA 수용체(작용제)	Barbiturate Ethanol Mehaqualone Glutethimide Ethchlorvynol
신경운동 자극제	도파민 수송체(길항제)	Cocaine
펜시클리딘 유사 약물	세로토닌 수용체(독성)	Amphetamine 3,4-methylenedioxymethamphetamine(MDMA)
카나비노이드	NMDA 글루타메이트 수용체 경로(작용제)	Marijuana Hashish
환각제	세로토닌 5-HT2 수용체(작용제)	Lysergic acid diethylamide(LSD) Mescaline Psilocybin

에 아밀로이드증과 국소조각토리군음증(focal and segmental glomerulosclerosis)이 흔하며 두 질환 모두 단백뇨와 신증후군을 일으킨다.

3. 암페타민(amphetamines)과 관련 약물

메탐페타민(methamphetamine)은 암페타민과 밀접한 관련이 있지만 중추신경계에 미치는 작용은 더 강해서 장기간 사용은 폭력적 행동, 혼란, 편집증과 환각을 포함하는 정신병적(psychotic) 증상을 나타낸다. MDMA(3,4 methylenedioxymethamphetamine)는 엑스터시로 잘 알려져 있고 주로 북미, 유럽, 호주의 젊은이들에게서 사용된다. 행복감과 환각을 포함하는 작용은 4시간에서 6시간 정도 지속이 되며 이는 중추신경계에서 세로토닌 분비가 증가하기 때문이다.

4. 대마초

대마초는 전 세계적으로 가장 흔히 사용되는 환각제이다. 미국의 일부 주에서는 2013년에 대마초의 'recreational' 사용을 합법화하였고 이후에 더 많은 숫자가 중독된 것으로 나타나 마약으로서의 대마초의 위치에 대한 평가가 다시 이루어지고 있다. 대마초는 감각 지각과 운동 능력을 저해하지만 이런 급성 효과는 일반적으로 4~5시간에 사라진다. 지속적으로 사용할 경우 이런 변화는 인지적 또는 정신운동성 장애를 진행시킬 수 있다. 대마초는 심박 증가, 혈압 상승을 초래하며 관상동맥질환을 가진 사람에게서 협심증을 유발할 수 있다. 호흡기계는 만성 대마초 흡연으로 영향을 받을 수 있고 인두염, 후두염, 기관지염, 기침, 쉰 소리, 천식 유사 증상을 발생시킬 수 있다. 대마초는 담배가 포함하는 많은 종류의 발암물질을 가지고 있다. 담배흡연과 비교하여 대마초흡연의 경우 타르 흡인과 폐에 머무는 양이 3배가 되는 것으로 알려져 있다.

F Physical agents에 의한 손상

Physical agents에 의한 손상은 기계적 손상, 열 손상, 전기 손상, 전리방사선에 의한 손상으로 나뉜다.

1 기계적 손상

기계적 외력은 다양한 종류의 손상을 일으킨다. 손상의 종류는 충돌 물체의 모양, 충격 시에 가해진 에너지의 양, 충격을 입는 조직과 기관에 달려 있다. 손상의 종류는 다음과 같다.

- 찰과상(abrasions): 거친 물체와 피부가 마찰하여 표피가 탈락되는 상처
- 타박상(contusions): 부딪쳐 발생하는 멍과 같이 피부가 터지지 않은 상태에서 손상을 입은 상처
- 절창(incised wounds): 칼이나 유리 같은 예리한 날에 베인 상처
- 자창(puncture wounds): 송곳 같은 뾰족한 것으로 찔려서 생기는 깊고 폭이 좁은 상처
- 열상(lacerations): 외력이 강하게 피부와 피하조직에 작용하여 찢어지거나 피부가 과도하게 늘어나 파열된 손상

2 열손상

과도한 열과 한랭 모두 손상의 중요한 요인이다. 화상은 열손상의 가장 흔한 원인이다.

1. 열화상

화상의 임상적 중요성은 화상의 깊이, 신체 표면의 침범 정도, 고온가스 독성가스 흡인으로 인한 내부 손상, 그리고 신속한 치료(수액, 전해질 교정 및 상처감염 방지) 여부와 같은 요소에 의해 결정된다.

화상은 깊이에 따라 표재성, 부분층, 전층 화상으로 나뉜다.

- 표재성 화상(이전의 1도 화상): 표피에 국한된 경우로 발적, 통증이 수반되고 수포는 생기지 않는다.
- 부분층 화상(이전의 2도 화상): 진피 손상이 동반된 경우로 수포, 피하부종, 통증을 수반한다.
- 전층 화상(이전의 3도 화상): 피하 조직까지 침범한다. 또한 피하조직 아래에 있는 근육까지 침범할 수 있다. 심한 부종과 괴사가 발생하며 상피 재생이 불가능하여 심한 흉터를 남기는 화상이다.

쇼크, 패혈증, 호흡기능부전은 화상 환자에게 가장 위험하며 특히 신체 표면의 20%이상의 화상은 전신염증반응증후군(systemic inflammatory response syndrome)으로 인해 화상 부위뿐만 아니라 전신적으로 쇼크를 일으킬 수 있다. 화상 부위는 미생물 성장에 아주 적합한 환경으로 거의 대부분의 화상에 세균이 자라게 된다. 기회감염으로 인한 녹농균(pseudomonas aeruginosa)이 가장 흔한 원인이지만 메티실린 내성 황색포도상구균, 곰팡이, 칸디다 등도 흔한 원내감염의 원인이다. 폐렴이나 신부전을 동반한 패혈증쇼크와 호흡곤란증후군이 가장 흔한 합병증이다.

2. 고열(hyperthermia)

장기간의 고온 노출은 열 경련(heat cramps), 열 탈진(heat exhaustion), 열사병(heat stroke)으로 나뉜다.

- **열 경련**: 발한을 통한 전해질 손실로 발생하며 격렬한 운동과 관련한 근육 경련이 가장 중요한 증상이다.
- **열 탈진**: 고열 증후군 중 가장 흔한 것으로 탈수로 인한 혈량 저하를 심혈관계가 보상하는 것이 실패하여 말초혈액 순환 부전으로 생긴다. 증상으로는 두통, 현기증, 이명, 전신 권태 등이 있다.
- **열사병**: 중추신경장애로 열조절 기전에 문제가 발생하여 더운 환경에서 체온조절이 안되어 체온이 상승하면서 생긴다. 고령, 격렬한 신체 스트레스에 노출된 경우와 심혈관계 질환자의 경우 열사병의 고위험군이며, 중심체온이 섭씨 40도 이상으로 오르면 다기관 부전이 발생하여 치명적인 상태가 된다.

3. 저체온(hypothermia)

저온에 장기간으로 노출되면 저체온이 발생하며 노숙자에서 흔히 발견된다. 고습, 젖은 의복, 알코올 섭취로 인한 상피 혈관의 팽창은 체온을 떨어뜨린다. 저체온증은 다음과 같은 기전으로 손상을 일으킨다. 직접적인 기전으로 세포 내외의 물이 결정화되면서 염분의 농도가 높아져서 세포의 물리적 파괴로 인한 것이 있고, 간접적 기전으로 온도 하강으로 혈관 수축을 일으키고 혈관 투과도를 증가시켜 부종과 저산소증을 일으킨다. 이러한 변화는 참호족(tranch foot)에서 전형적으로 나타나는데 참호족은 1차 세계대전 동안 장기간 물에 잠긴 참호에 있었던 군인에게 발생하였고 흔히 괴저로 인한 절단으로 이어졌다.

4. 동상(frostbite)

동상은 한랭에 의한 손상으로 신체의 말단 부위인 손, 발, 귀, 코 등이 지속적으로 낮은 온도에 노출되었을 때 발생한다. 피부 표피층이 손상된 1도 동상의 경우 발적과 부종이 수반되지만 수포는 없고 화끈거림, 통증, 가려움증이 나타난다. 2도 동상은 피부 전층의 손상을 의미하며 수포가 나타나고 통증이 심하다. 피부괴사가 발생하는 3도 동상의 경우 통증과 쇼크가 일어날 수 있고 가피가 형성된다.

3 전기 손상

전기 손상은 대개는 치명적이며 번개나 송전선에 흐르는 저압 전류(가정이나 직장)나 고압전류에 접촉하여 발생한다. 손상은 화상과 심실 세동, 심폐 부전이 발생할 수 있다. 손상의 종류와 화상의 깊이는 전류의 세기, 지속 시간, 전류 통과 경로에 따라 결정된다. 가정과 직장의 전압은 접촉 부위의 저항이 낮을 때(예: 피부가 젖었을 때) 충분히 높으므로 신체를 충분히 통과할 수 있어 심실 세동과 같은 심각한 손상을 일으킬 수 있다. 전류가 지속될 경우 전류가 들어가는 곳과 나가는 곳뿐만 아니라 내부 장기까지 화상을 일으킬 수 있다. 교류(대부분의 가정에 공급되는 형태)의 가장 중요한 특징은 강직 경련성의 근육 수축을 일으키게 하는 것인데, 그로 인해 전기가 통하고 있는 전선이나 스위치를 움켜쥐게 되어 전류가 흐르는 시간을 길게 만든다. 이로 인해 심한 전기 화상을 일으키게 되고 때로는 흉벽 근육의 수축으로 질식사를 발생시킨다. 고압으로 발생한 전류도 비슷한 손상을 일으키지만, 전류 양이 많은 경우 수질 중추의 마비와 심각한 화상과 더 관계있다. 번개는 고압 전기 손상의 중요한 원인이다. 자기장과 전자파가 충분히 강할 경우에도 화상을 일으키며 심장 박동기를 교란시킬 수 있다.

4 방사선으로 인한 손상

X선, 감마선(고주파의 전자기파), 고에너지 중성자, 알파 입자, 베타입자가 있다. 같은 양의 에너지로 알파 입자는 제한된 영역에 심각한 손상을 일으킬 수 있는 반면, 엑스선과 감마선은 더 긴 시간 동안 소멸하여 단위 조직당 손상을 상당히 덜 일으킨다. 전리 방사선은 양날의 검으로 의료에서는 필수적인 것으로 암 치료나 진단 영상으로 쓰이지만 섬유화, 돌연변이 유발, 발암, 기형 유발 같은 단기간, 장기간의 부작용을 일으킨다. 방사선에서 사용하는 단위로 큐리(Curie, Ci, 방사성 동위원소의 초당 붕괴), 그레이(gray, Gy, 단위 질량당 표적 조직에 흡수되는 에너지), 시버트(Sievert, Sv, 방사선의 물리학적 작용보다는 생물학적 작용에 상응하는 용량)가 있다.

방사선의 생물학적 효과를 결정하는 요인으로 방사선의 전달 속도, 조사면 크기, 세포 증식 등이 관여하며 방사선이 DNA를 손상시키기 때문에 빠르게 분할하는 세포는 정지 세포(quiescent cell)에 비해 손상에 취약하다. 방사선이 물을 분해하여 생긴 자유 라디칼과 반응하여 발생하는 활성 산소는 방사선이 세포 DNA를 손상시키는 주요한 기전으로 혈관 발달이 좋지 않은 조직(빠르게 성장하는 종양 중심부)은 방사선 치료에 덜 민감하게 된다. 방사선에 의한 내피세포 손상으로 혈관 손상이 발생하여 혈관 막힘이나 좁아짐이 일어난 경우 치유 저하, 섬유화, 만성 허혈성 위축으로 이어질 수 있다. 이런 변화는 노출 후 수개월이나 수년 뒤에 나타날 수 있

10

표 10-4 전신 방사선 조사의 효과

	0-1 Sv	1-2 Sv	2-10 Sv	10-20 Sv	>50 Sv
주요손상 부위	무	림프구	골수	소장	뇌
주요증상	무	중등도 과립백혈구 감소증, 림프구감소증	백혈구감소증, 출혈, 탈모, 구토	설사, 발열, 전해질 불균형, 구토	운동실조, 혼수상태, 경련, 구토
발생시기	-	1일~1주	2~6주	5~14일	1~4시간
치명도	무	무	다양(0~80%)	100%	100%

다. 세포분열이 낮은 뇌, 신장, 간, 근육, 피하 조직 등의 후기 영향으로 세포 죽음, 위축, 섬유화가 일어날 수 있다.

1. 전신조사

아주 적은 양이라도 신체의 넓은 부위가 노출되는 것은 엄청난 손상을 일으킬 수 있다. 이러한 급성 방사선 증후군(acute radiation syndrome)은 조혈기관, 소화기, 중추신경계를 침범할 수 있다. 전신조사로 인한 증후군은 표에 나타나 있다.

2. 조혈계와 림프계에 대한 급성 효과

조혈계와 림프계는 방사선 손상에 극도로 민감하다. 림프구감소증, 림프절과 지라의 위축 및 골수 안의 조혈 전구체 파괴로 골수 무형성(marrow aplasia)을 일으킨다. 말초혈액에 대한 골수 조사의 급성 효과는 혈액 전환을 반영하여 중성구감소증과 혈소판 감소증이 나타난다. 아주 높은 양의 방사선은 골수 줄기 세포를 죽이고 영구적인 무형성(aplasia), 즉 재생 불량성 빈혈을 일으킨다.

3. 섬유화

섬유화는 방사선 조사 수주 또는 수개월 후에 발생하고 이는 죽은 실질 세포를 간질 조직으로 대체하는 것으로 인해 발생하며 이로 인해 흉터와 유착이 발생한다. 방사선 유발 섬유화는 혈관 손상, 줄기세포 사멸, 염증과 섬유아세포 활성을 유발하는 사이토카인과 케모카인 유리로 인해 발생한다. 방사선 치료 이후 섬유화가 잘 생기는 곳은 폐, 두경부암의 경우 침샘, 전립선암, 직장암, 자궁경부암 치료 이후 대장직장과 골반 부위이다.

4. DNA손상과 발암

방사선은 다양한 종류의 DNA 손상을 일으키는데 어떤 세포라도 돌연변이를 가지면서 분열하게 되면 암이 될 잠재성을 가지게 된다. 따라서 방사선에 노출된 후 어떤 기관이라도 암 발생이 증가하게 된다. 암 발생 위험을 증가시키는 방사선 조사량은 결정하기 힘들지만, 100mSv를 넘는 양이 급성 또는 장기간 노출되면 암을 포함한 심각한 결과를 초래한다는 것에는 의심할 여지가 없다. 히로시마와 나가사키의 원자 폭격 생존자들에게 갑상선암, 폐암, 유방암, 백혈병이 많았고, 체르노빌 사건 생존자에게 갑상선암이 많았으며, 핵폭발로 인한 방사능 낙진에 노출된 마샬 군도 거주자들에게 갑상선 종양과 백혈병, 선천성 결손증이 많았고, 호지킨 림프종 같은 암환자가 방사선 치료를 받을 경우 급성 골수성 백혈병, 골수형성이상증후군, 고형종양의 발생 위험이 증가한다.

5. 형태학

방사선에 살아남은 세포는 염색체의 다양한 구조적 변화를 나타낸다. 유사분열방추가 무질서해지고 다배수와 이수성이 나타날 수 있다. 핵 종창, 염색질의 응축과 뭉침, 핵막 붕괴, 세포자멸, 비정상적인 핵 모양, 거대세포 등이 보일 수 있다. 핵뿐만이 아니라 방사선은 세포질에도 영향을 미쳐, 세포질 종창, 미토콘드리아 손상, 세포질망상구조의 변성을 일으킨다. 혈관 변화와 간질성 섬유화는 방사선 조사 조직의 중요한 소견이다. 내피세포 종창과 공포화 또는 괴사, 모세혈관과 작은 정맥 벽의 용해가 관찰될 수 있다. 영향을 받은 혈관은 터지거나 혈전을 형성할 수 있다. 그 이후에는 내피세포 증식과 콜라겐성 유리질화, 혈관 내막의 비후가 방사선 조사를 받은 혈관에서 나타나 심한 좁아짐과 혈관 내강의 폐색을 초래할 수 있다. 이때 조사받은 부위의 간질에 콜라겐이 증가하는 것이 뚜렷해져 반흔과 구축을 일으키게 된다.

복습과 과제

1. 현대사회와 환경이 인체의 질병 발생에 미치는 영향에 대해 설명하시오.
2. 환경오염 원인물질 및 이들 물질에 의해 발생하는 병리현상을 설명하시오.
3. 흡연이 건강에 미치는 영향에 대해 설명하시오.
4. 치료약물에 의한 인체 손상과 약물남용에 의한 인체반응을 설명하시오.
5. 물리적 인자에 의한 손상을 분류하시오.
6. 방사선에 의한 인체 손상의 기전과 형태학적 소견을 설명하시오.

CHAPTER

11

피부병리

부산대학교 의과대학 병리학교실

이창훈

인제대학교 의과대학 병리학교실

강미선

피부(skin)는 인체의 표면을 덮는 중량 약 3,000g의 장기로서 체액소실과 물리적, 화학적 자극에 대한 방어막 기전을 할 뿐 아니라 다양한 물질을 분비하며 능동적으로 외부자극에 대한 반응을 조절하는 역할을 한다. 여기서는 피부의 주요 질환에 대해서 이해한다.

1 피부의 구조

피부는 표층부터 표피, 진피, 피부밑조직(피하조직)의 세 층으로 구성되어 있다. 표피는 깊은 층에서부터 순서대로 바닥(기저층), 가시층(유극층), 과립층, 투명층, 각질층으로 구성된다. 표피를 구성하는 세포의 대부분은 편평상피세포인 각질세포(keratinocyte)이며 그 외 멜라닌세포, 가지세포(dendritic cells: 랑게르한스세포), 림프구 및 메르켈세포 등이 표피에서 관찰된다. 진피는 상부의 유두진피(papillary dermis)와 하부의 망상진피(reticular dermis)로 나눌 수 있으며, 결합조직으로 구성되어 있고, 표피와 피부 부속기관(땀샘 및 땀관, 모-피지단위, 입모근 등)을 지지하며, 이러한 구조들의 영양을 담당하고 있다. 피부밑조직은 진피 깊은층 아래에 교원섬유가 성긴 그물구조를 형성하고 그 사이에 피부밑지방조직(피하 지방조직)이 있다(그림 11-1).

2 피부질환에 사용하는 용어

- 반점(macule): 색깔의 변화만 있는 편평한 병터로서 직경 5 mm 혹은 그 미만

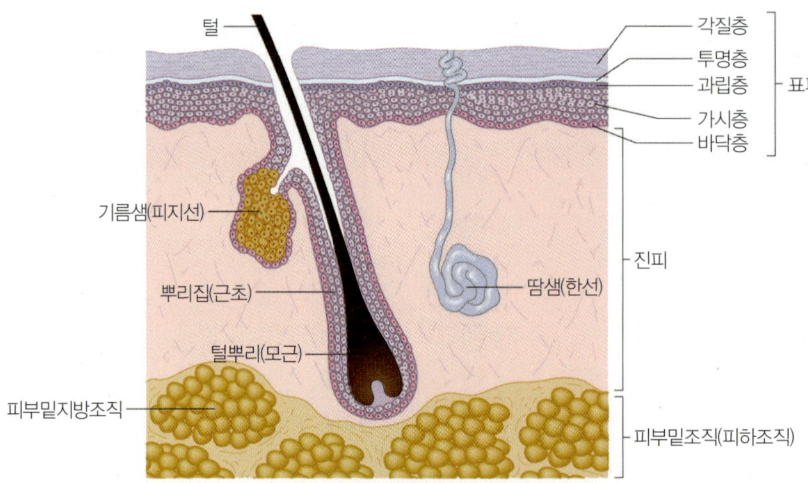

그림 11-1 피부의 구조

- 반(patch): 반점과 같은 형태이나 보통 직경 5 mm 이상
- 구진(papule): 직경 5 mm 혹은 그 미만의 융기된 단단한 병터
- 결절(nodule): 직경 5 mm 이상의 융기된 단단한 병터
- 판(plaque): 표면이 편평한 형태의 융기된 병터, 보통 5 mm 이상
- 팽진(urticaria, 두드러기): 진피의 부종에 의해 일시적으로 생긴 편평한 융기
- 포(blister): 물집. 직경 5 mm 혹은 그 미만의 소수포(vesicle)와 직경 5 mm 이상의 대수포(bulla)를 포함
- 농포(pustule): 고름주머니
- 인설(scale): 각질
- 가피(crust): 딱지
- 태선화(lichenification): 장기간 자극을 준 결과로 피부주름이 뚜렷해지고 두껍고 거칠어진 피부
- 미란(erosion): 표피가 탈락된 병터

3 습진

습진(eczema)은 주로 피부에서 발생하는 염증으로서 급성기에는 가려움증을 동반한 구진, 수포, 홍반, 부종 등이 나타나고 만성기에는 태선, 인설 등이 형성되는 질환을 전부 포함한다.

1. 접촉피부염(contact dermatitis)

세제, 화장품, 옻 등 여러 가지 자극물질이나 감작물질 등이 피부와 접촉함으로써 생기는 지연성 알레르기 반응으로 임상적으로 부종성 홍반, 구진, 수포 등으로 나타나며 항원과의 접촉을 차단하면 자연 치유되지만 만성화되어 태선이 생길 수도 있다(그림 11-2).

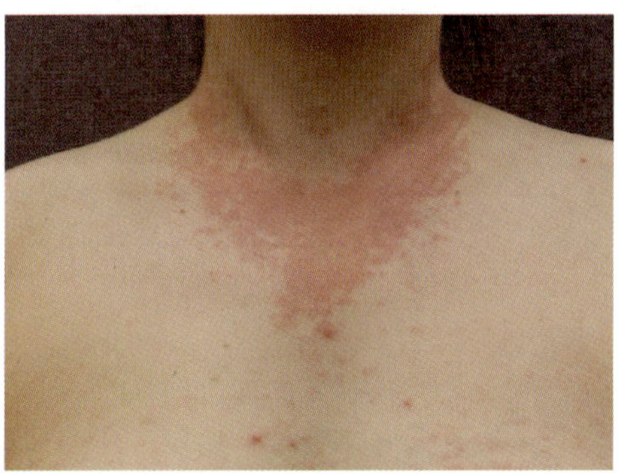

그림 11-2 접촉피부염

11

2. 아토피피부염(atopic dermatitis)

아토피피부염(atopic dermatitis)은 알레르기 증상을 일으키기 쉬운 유전적 소인(아토피 소인)을 가지며 IgE 항체를 쉽게 생산하기 때문에 발생한다. 꽃가루, 동물의 털, 음식물 등 여러 가지 환경 항원에 대해서 과민하게 반응한다. 특징적인 습진 분포와 완화 · 악화를 반복하며 만성 반복성 경과를 특징으로 하는 소양성 피부질환이다. 종종 기관지 천식, 알레르기성 비염과 같은 호흡기아토피가 동반될 수 있다(그림 11-3).

3. 비감염성 구진인설성 질환

1) 건선(psoriasis)(그림 11-4)

건선은 은백색의 인설로 덮여 있는 홍반성 구진 및 판을 형성하며 두피, 무릎, 팔꿈치, 천골부, 하지(정강이) 등 외상을 받기 쉬운 부위에 잘 발생한다. 조직학적으로는 표피세포의 증식을 보이는 만성 염증성 피부질환이다. 발병기전은 유전과 환경요인이 복합적으로 작용하는 것으로 생각되며 다른 전신질환을 동반하기도 한다.

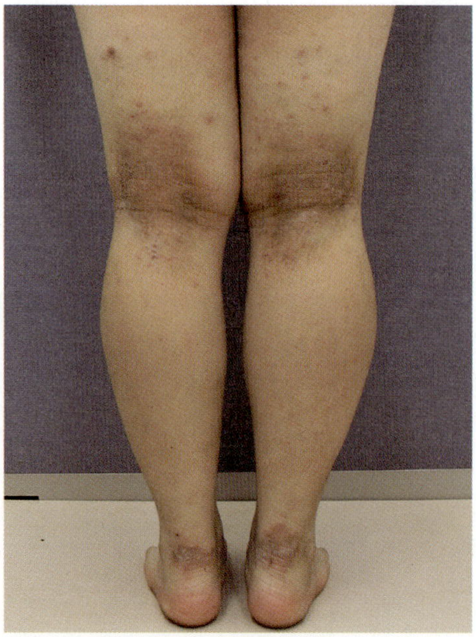

그림 11-3 아토피

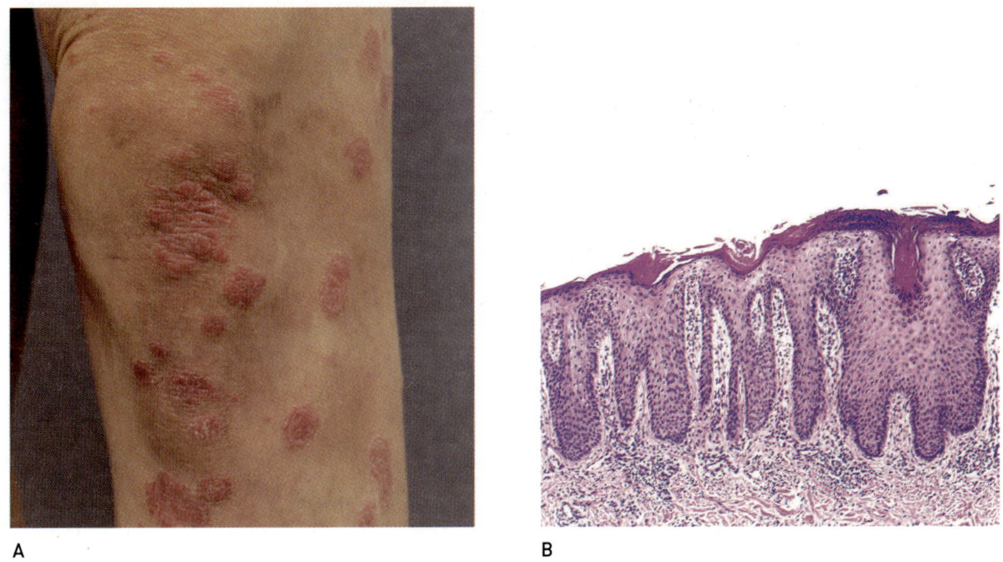

그림 11-4 건선

2) 편평태선(lichen planus)(그림 11-5)

편평태선은 피부와 점막에 특징적인 다발성 구진이 나타나고 가려움증을 동반하는 만성염증 질환으로 대개 1~2년 내에 저절로 없어진다. 손목의 안쪽, 대퇴부의 안쪽, 손등, 구강점막, 음경귀두가 호발 부위이며, 구진의 모양은 표면이 편평하고 흔히 자주색이고 때로는 흰색의 점 또는 선(Wickham striae)이 두드러진다. 조직학적으로는 상피와 진피의 경계면을 따라 띠모양의 염증세포 침윤이 관찰되는 특징적인 경계면염증(interface dermatitis) 소견을 보인다.

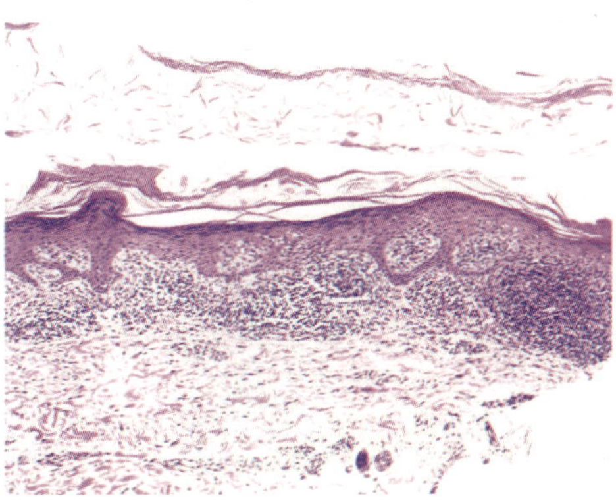

그림 11-5 편평태선

3) 다형홍반(erythema multiforme)(그림 11-6)

피부와 점막을 침범하며 반, 구진, 결절, 수포 등으로 이루어진 병터를 보인다. 특징적으로 환상, 윤상 또는 홍채모양으로 병터가 나타나며 중심부는 암적색이고 그 주위를 창백한 환과 홍반성 환이 둘러싸서 과녁 병터(target lesion)라고 부른다. 조직소견은 초기에 경계면염증 소견을 보이고 표피세포의 괴사, 공포변성을 동반한다.

4 두드러기

두드러기(urticaria)는 피부의 일시적인 부종과 가려움증을 보이는 질환이다. 어린이에게 많고 또한 여름철에 많다. 급격한 표피하 부종으로 시작되며, 경계가 뚜렷하며 편평한 부종성 종창(팽진)이 발생한다. 알레르기, 물리적 자극, 심리적 요인 등 여러 가지 원인이 있다고 여겨지고 있다. 일반적으로 팽진은 몇 분 또는 몇 시간 내에 흔적이 없어지고 소실되지만 다른 부위에서 새로운 팽진이 발생한다. 진피혈관 주위의 비만세포에서 히스타민이 분비되어 모세혈관의 투과성이 증가한 상태이다.

5 여드름

여드름(acne)이란 청소년 남녀의 얼굴, 가슴, 등의 털구멍(모공)의 분포와 일치해서 쌀 반알 정도의 크기로 빨갛게 구진이 나타나는 것으로 그 가장 윗부분에 고름을 형성하는 것이다. 사춘기에는 기름샘으로부터 다량의 피지가 분비된다. 이에 털구멍, 기름샘 배출관의 이상 각화가 더해져서 피지가 저류함으로써 발생한다.

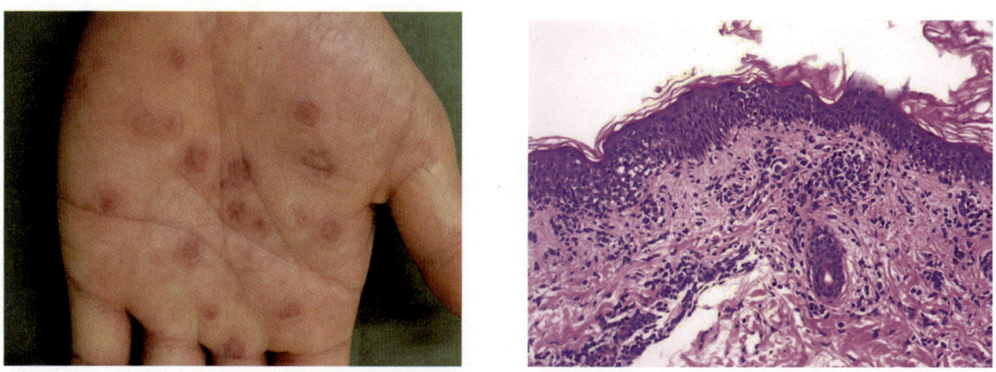

A B

그림 11-6 다형홍반

6 백선

백선(dermatophytosis)은 피부사상균이 피부와 부속기에 감염을 일으키는 표재성 감염이다. 손, 발에 소수포 또는 전체적으로 각질이 두꺼워지면서 생기는 백선을 무좀이라고 한다. 적당한 습도와 피부손상이 생겨서 감염이 일어나며 병터로부터 인설이 떨어져 나와서 감염원이 된다. 발닦개나 슬리퍼 등을 통해서 공동 거주하는 사람들 사이에서 감염된다.

7 피부의 종양

1. 기저세포암종(basal cell carcinoma)

비교적 흔한 병변으로 상피의 기저세포와 유사하기 때문에 이름붙여졌다. 백인에서 호발하며 얼굴과 모발이 있는 부위에서 호발한다.

2. 편평상피암종(squamous cell carcinoma)

표피의 편평상피세포로부터 발생하는 암종으로, 중고령자에 호발하며 햇빛에 대한 노출이 중요 요인으로 생각된다. 유전성 피부질환인 색소성 피부건조증, 열상부위의 반흔, 방사선 조사부위 등으로 부터 발생하는 경우도 많다.

3. 멜라닌세포 생산세포에서 유래한 병변

1) 색소성 모반(pigmented nevus)

색소성 모반이란 암갈색 또는 흑갈색의 멜라닌에 의한 색소반으로서 편평하거나 조금 볼록한 형태를 나타내며, 일반적으로 점이라고 부른다. 조직학적으로는 모반세포(변형된 멜라닌세포)가 진피 내 또는 표피와 진피 경계부에 집단으로 나타난다.

2) 악성 흑색종(malignant melanoma)

악성 흑색종이란 멜라닌 형성능력을 가지는 멜라닌세포에서 생긴 악성종양을 말하며, 얼굴, 다리(특히 발바닥, 발가락)에 호발한다. 매우 악성도가 높은 경우가 많고 초기부터 림프성, 혈행성으로 광범위하게 전이되며, 말기에는 전신 장기에 전이한다. 일반적으로 흑색의 결절을 만들고 주변부가 검은색으로 뒤덮이게 되며, 가끔 무색소성 흑색종인 경우도 있다.

복습과 과제

1. 습진으로 나타나는 피부의 병변을 기술하시오.

2. 피부의 대표적인 악성종양 세 가지를 들고, 기원이 되는 세포를 서술하시오.

CHAPTER

12

병리검사

성균관대학교 삼성창원병원 병리과

이현욱

병리검사를 통해 이루어지는 병리진단은 질병의 최종진단이 된다는 점에서 매우 중요하다. 병리검사는 크게 조직검사(histologic examination)와 세포검사(cytologic examination)로 분류할 수 있으며, 최근 면역조직화학검사(immunohistochemistry), 분자병리검사(molecular pathology) 등이 진단에 유용한 보조수단으로 이용되고 있다. 환자의 사후에 시행되는 부검(autopsy) 또한 병리검사의 영역에 포함된다. 본 장에서는 이들 각각의 검사 방법과 의의에 대해 간략히 살펴보고자 한다.

1 병리검사의 의의

환자에게 적절한 치료를 제공하기 위해서는 신속하고 정확한 질병의 진단이 선행되어야 한다. 질병의 진단을 위해 다양한 검사들이 시행되며, 이를 통해 얻은 정보들을 종합하여 질병의 진단에 이르게 된다. 병리검사는 환자의 병변 중 조직의 일부 혹은 전체를 절제하는 조직검사와, 병변으로부터 탈락한 세포들을 채취하는 세포검사가 있으며 현미경으로 조직과 세포의 형태를 관찰하고, 정상과의 차이점을 발견하여 질병을 진단하는 검사 방법이다.

많은 종류의 질병의 진단 및 진행 정도가 조직과 세포의 형태학적 특징에 근거하여 결정되기 때문에 병리검사로부터 얻은 결과는 질병의 최종진단으로 여겨지며, 환자의 치료 방법 결정과 예후 평가에 중요한 역할을 한다. 예를 들어, 환자의 증상이나 혈중 간 효소 수치의 증가 등을 통해 만성간염을 의심한다 하더라도, 조직검사를 통해 만성간염에 특징적인 소견을 확인하여야만 만성간염으로 최종진단을 내릴 수 있으며, 이에 맞춰 적절한 치료를 시작할 수 있다. 이와 같이 현대 의학에서 질병의 진단과 환자의 치료에 병리검사가 차지하는 비중은 매우 크다.

2 세포검사

세포검사는 Papanicolaou에 의해 처음 시작된 검사 방법으로, 주로 암세포의 존재 여부를 선별하기 위한 검사로 이용된다. 만약 세포검사에서 암세포가 의심된다면, 최종진단을 위해 조직검사를 재차 시행하는 경우가 대부분이다. 자궁경부와 질, 기관지 분비물, 가래, 흉수, 복수, 요, 담관, 갑상선, 림프절, 침샘 등이 세포검사의 주요 대상이다.

1. 분류

1) 탈락세포검사

병변으로부터 자연적으로 탈락되었거나, 면봉 혹은 솔 등을 이용해 인위적으로 긁어 낸 세포들을 관찰하는 검사로 덜 침습적이어서 반복 검사가 용이하다. 자궁경부와 질, 기관지, 가래, 흉수, 복수, 요, 담관 등을 검사할 때 이용된다.

2) 미세침흡인세포검사

가는 주사바늘을 이용하여 병변으로부터 직접 채취한 세포들을 관찰하는 검사. 인체 내의 깊은 부위에 위치하고 있는 장기의 병변에 대해서도 검사가 가능하다. 탈락세포검사에 비해 원래 조직에 더 가까운 형태로 검체를 얻을 수 있어, 보다 구체적인 진단을 내릴 수 있다. 갑상선, 림프절, 침샘, 췌장 등의 내부 장기 병변에 대하여 미세침흡인세포검사(fine needle aspiration)를 시행한다.

2. 검체의 처리 과정

면봉 혹은 솔을 이용해 긁어내거나, 가는 주사바늘로 뽑아낸 검체를 슬라이드글라스 위에 묻힌다. 흉수, 복수 등의 체액이나 요와 같은 액체 상태의 검체는 원심분리 후 바닥에 침전되어 있는 세포 성분을 채취하여 슬라이드글라스 위에 묻힌다. 알코올 등의 고정액(fixative) 처리 후 염색을 시행하고, 현미경으로 관찰한다.

3. 진단

세포검사의 진단은 세포의 비정형성(atypia) 정도에 의해 결정된다. 비정형성은 정상 범위를 벗어난 세포의 형태 이상을 말하며, 일반적으로 아래의 진단 분류 체계를 따라 결과를 보고한다(그림 12-1).

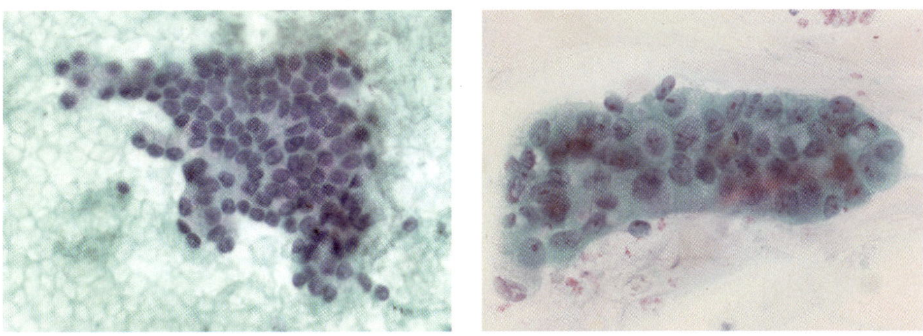

비정형성 없이 작고 균일한 세포들이 비교적 가지런하게 관찰되는 경우 음성으로 판정하며(좌), 크고 불규칙한 형태의 세포들이 무질서하게 배열되어 있는 경우 악성으로 판정한다(우).

그림 12-1 현미경으로 관찰한 췌장 세포검사 표본

(1) 부적절 검체(inadequate specimen): 검체에 포함된 세포의 수가 너무 적거나, 여러 가지 이유로 진단을 내릴 수 없는 상태의 검체
(2) 음성(negative for malignancy): 악성(malignancy)을 의심할 만한 비정형 세포가 없다.
(3) 비정형 세포(atypical cells): 비정형 세포가 관찰되나 악성인지 아닌지 판단할 수 없다.
(4) 악성 의심(suspicious for malignancy): 악성이 의심되는 비정형 세포가 있다.
(5) 악성(malignancy): 확실한 악성 세포가 있다.

4. 장점

(1) 검사 비용이 저렴하다.
(2) 검체 채취가 용이하다.
(3) 검체 채취 과정 중 환자가 느끼는 불편이나 통증이 적다.
(4) 검사 진행 과정에 소모되는 시간이 짧다.
(5) 반복 검사가 용이하다.
(6) 다수의 검체를 단기간에 처리할 때 적합하다.

5. 단점

(1) 적용할 수 있는 조직, 장기, 병변의 종류에 제한이 있다.
(2) 조직 전체의 구조적인 형태를 알 수 없고, 개별 세포의 형태만으로 진단하여야 하기 때문에 정확하고 구체적인 진단이 어렵다.
(3) 일반적으로 최종진단을 내리는 데 부적합하며, 주로 선별검사의 목적으로 이용된다.

3 조직검사

병리검사의 가장 기본이 되는 조직검사는, 환자의 병변에 대하여 생검(biopsy) 혹은 외과적 수술을 통하여 조직을 채취한 후, 육안검사와 조직 표본 제작 과정을 거쳐, 최종적으로 현미경을 이용해 조직의 구조적인 형태와 조직을 구성하는 개별 세포들의 형태를 함께 관찰하고 진단을 내리는 검사이다. 세포검사가 악성 종양의 여부를 조기에 알아내기 위한 선별검사라고 한다면, 조직검사는 최종진단을 내리기 위한 검사이며, 종양성 질환뿐만 아니라 염증성 질환과 대사 질환의 진단도 가능하다.

1. 분류

1) 생검

병변의 일부를 부분적으로 절제하여 육안 및 현미경 소견을 관찰하는 검사. 검체의 채취 방법은 병변의 위치에 따라 달라지는데, 체표면에 가까운 경우에는 절개(incision)를, 내부 장기에 위치한 경우에는 주사바늘을 이용한 침생검(needle biopsy)이나 내시경적 절제술을 통하여 이루어진다. 생검 조직검사의 결과에 따라 단순히 추적관찰만 할 수도 있고, 약물, 방사선, 외과적 수술과 같은 추가적인 치료가 뒤따르기도 한다. 만약 병변의 크기가 작고 양성(benign)이라면, 생검 자체가 치료를 겸할 수도 있다. 위, 대장의 내시경적 용종절제술이 진단과 치료를 겸하는 생검의 대표적인 예이다.

2) 수술 중의 신속 조직검사

일반적인 조직검사의 경우, 검체 채취 후 육안검사, 표본 제작, 현미경검사를 거쳐 진단이 나오기까지 대략 2~3일 정도가 소요된다. 하지만 수술 중 병변이 악성인지 양성인지 판단해야 하는 경우, 또는 수술로 절제한 조직의 경계면에 암세포가 침윤하고 있는지 아닌지를 확인해야 하는 경우와 같은 긴급한 상황에서는 동결절편검사(frozen section)라는 특수한 방법으로 신속하게 표본을 제작한다. 동결절편검사를 통한 표본 제작은 보통 15분 이내에 완료 가능하며, 병리의사는 조직 표본을 현미경으로 관찰하고 그 결과를 수술 중인 임상의사에게 알려 준다. 임상의사는 동결절편검사 결과에 따라 수술 범위를 확정하고, 남은 수술 과정을 진행한다.

3) 수술 후 적출물의 조직검사

외과적 수술로 절제된 조직이나 장기는 수술 후 병리과로 보내어지며, 병리의사는 육안 및 현미경검사를 통해 최종진단을 내린다. 최종진단에는 병변의 정확한 조직형, 크기, 진행 정도, 침윤 범위 등을 포함한다. 이러한 조직검사 결과는 수술 후 환자의 치료 방침과 예후를 평가하는 데 중요한 역할을 한다(그림 12-2).

2. 검체의 처리 과정

인체로부터 떼어낸 조직은 가능한 빨리 고정액에 넣어 인체 내에서의 원래 형태를 잘 유지하도록 하는 것이 매우 중요하며, 이러한 과정을 고정(fixation)이라 한다. 고정은 조직과 세포의 형태 유지뿐만 아니라, 표본의 염색성에도 큰 영향을 미친다. 고정액으로 가장 많이 사용되는 용액은 10% 포르말린이다. 단, 동결절편검사의 경우에는 예외적으로 검체를 어떠한 용액에도 담지 않고 즉시 병리과로 보내어 검사를 진행한다. 검체에 포함된 수분은 동결 과정 중 부피가

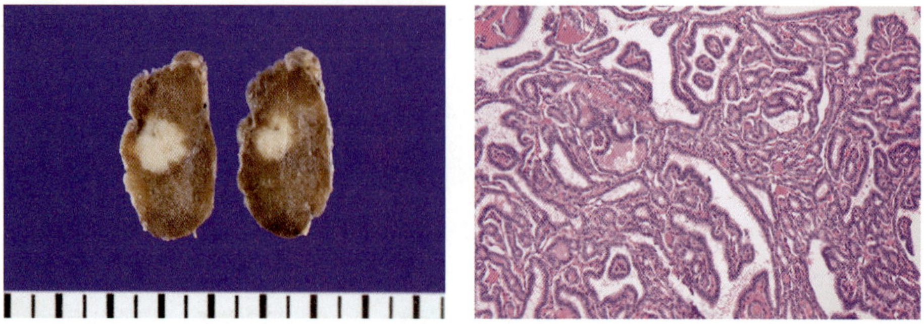

육안검사 소견상, 갑상선의 절단면에 비교적 경계가 잘 지어지는 회백색의 갑상선암이 관찰된다(좌). 현미경검사 소견에서는 유두상(papillary)으로 자라는 암 조직이 나타난다(우). 이러한 소견들을 토대로 유두상 갑상선암종(papillary thyroid carcinoma)을 진단할 수 있다.

그림 12-2 수술로 절제한 갑상선의 조직검사

팽창하므로, 조직과 세포의 원래 형태와 구조를 변형시키고, 염색성에도 영향을 미치기 때문이다. 고정 이후에 육안검사, 파라핀 포매, 박절, 염색의 과정을 거쳐 슬라이드 표본이 만들어지며, 이를 현미경으로 관찰한다.

4 면역조직화학검사

인체의 특정 장기, 조직, 세포는 각각 고유의 단백질을 가진다. 이러한 단백질을 항원으로 하는 항체를 이용하여, 검체 내에 특정 단백질이 존재하는지 확인하는 검사를 면역조직화학검사(immunohistochemistry)라고 한다. 면역조직화학검사는 종양성 질환의 진단, 분류, 치료, 예후 평가에 유용한 보조수단으로 이용되고 있으며, 주요 사용 목적은 아래와 같다(그림 12-3).

(1) 악성과 양성 종양의 감별 진단

(2) 형태가 유사한 종양들 사이의 감별 진단

(3) 동일 종양 안에서 하위 분류를 정하기 위해

(4) 전이성 종양의 원발 병소를 찾기 위해

(5) 표적치료제의 표적이 되는 단백질의 발현 상태를 알기 위해

(6) 치료에 대한 반응이나, 환자의 예후를 예측할 수 있는 단백질의 발현 상태를 알기 위해

(7) 조직 내 특정 세균이나 바이러스의 감염 여부를 확인하기 위해

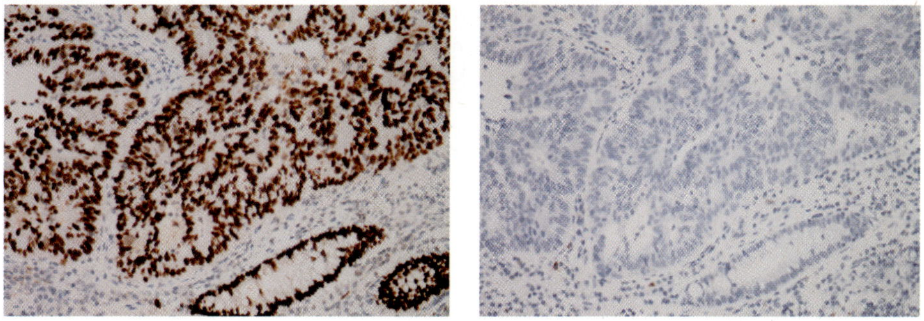

대장암에 특이적인 CDX2 단백질에는 양성이나(좌), 폐암 혹은 갑상선암에 특이적인 TTF1 단백질은 음성이다(우). 이와 같이 형태만으로 종양의 기원, 종류를 감별할 수 없을 때, 각 종양에 고유하게 발현되는 단백질에 대한 면역조직화학검사를 시행하여 도움을 얻을 수 있다.

그림 12-3 대장암을 대상으로 시행한 면역조직화학검사

5 분자병리검사

최근 분자유전학의 급격한 발전은 질환의 진단과 치료에 큰 변화를 가져오고 있으며, 특히 종양성 질환에서 그 변화가 두드러진다. 각 종양의 발생에 기여하는 특이적인 유전자 변이들이 지속적으로 밝혀지면서, 종양에 대한 기존의 검사, 진단, 분류, 치료, 예후 평가 체계가 바뀌고 있다.

기존의 조직검사, 세포검사, 면역조직화학검사 이외에 중합효소연쇄반응(polymerase chain reaction), 동소교잡반응(in situ hybridization), 염기서열 분석(sequencing) 등과 같은 다양한 분자병리검사 기법이 질환의 진단과 치료를 위해 병리과 실무에 도입되었다.

특정 질환은 고유의 유전자 변이를 가지기도 하므로, 조직이나 세포의 형태만으로 진단이 어려운 경우에 유전자 변이 검사를 통하여 도움을 얻을 수 있다.

현재까지 질환의 분류는 일반적으로 형태학적 소견에 근거하여 이루어져 왔지만, 최근 들어 유전자 변이의 특징에 따라 질환을 분류, 치료하려는 시도들이 이루어지고 있다.

종양을 발생시키는 데 관여하는 유전자 변이를 표적으로 하는 표적치료제가 개발되어 종양의 치료에 이용되고 있으며, 이와 같은 표적치료제에 잘 반응하는 환자들을 선별하기 위한 검사의 개발도 함께 이루어지고 있다.

특정 유전자 변이는 치료에 대한 반응성, 질환의 재발 및 환자의 예후에 영향을 미친다. 병리과에서는 이러한 유전자 변이의 유무에 대한 검사를 시행하고 있다.

6 부검

부검(autopsy)은 정확한 사망의 원인과 기전을 규명하기 위해 시행하는 시신의 해부를 뜻한다. 부검은 크게 법의부검과 병리부검으로 나눌 수 있다.

- **법의부검**: 사망 원인에 범죄가 관련되어 있거나 의심되는 경우, 혹은 범죄와의 연관성이 뚜렷하지 않더라도 변사의 경우에 시행하는 부검. 국립과학수사연구소나 의과대학 법의학교실에서 이루어진다.
- **병리부검**: 치료 중이던 환자가 명확한 원인을 모른 채 사망에 이르거나, 혹은 희귀 질환으로 사망한 경우에 시행하는 부검. 부검을 통해 정확한 사망 원인, 질병의 진행 정도, 사망에 이르게 된 기전 등을 알 수 있고, 환자 생전의 임상 진단이나 치료가 적절했는지 평가할 수 있어 의학 발전에 기여하는 바가 크다. 병리부검은 환자 혹은 유가족의 동의 하에 병원 병리과에서 이루어진다.

복습과 과제

1. 병리검사의 의의와 종류에 대해 설명하시오.
2. 세포검사의 분류, 검체 처리과정과 진단방법에 대해 설명하시오.
3. 조직검사의 분류와 검체 처리과정에 대해 설명하시오.
4. 면역조직검사의 사용 목적에 대해 설명하시오.
5. 분자병리검사가 도입되어 생긴 진단시 사용되는 경로를 설명하시오.
6. 부검의 종류에 대해 설명하시오.

찾아보기

한국어

ㄱ

ㅇ

ㅊ

ㅋ

ㅌ

ㅍ

영어

A

B

C

D

E

F

G

H

I

J

K

L

M

N

O

P

Q

R

S

T

U

V

W

X, Z

기타

저자와의
협의로
인지생략

제 2 판

ESSENTIAL PATHOLOGY

핵심 병리학

발 행 일 2018년 7월 20일 2판 인쇄
2018년 7월 30일 2판 발행

저 자 대한병리학회 부산 · 울산 · 경남지회 편

발 행 인 김재민

발 행 처 J M K(제이엠케이)
서울특별시 마포구 백범로 104, 봉화빌딩 4층

출판등록 2011년 1월 19일 제 313-2011-35호

전 화 02)713-0421~3

팩 스 02)704-6265

전자우편 jmk@jmkp.co.kr

홈페이지 www.jungmunkag.co.kr

© JMK, 2018, Printed in Seoul, Korea

정 가 **30,000원**

이 책의 출판권은 역자와 JMK 출판사에 있습니다.
역자와 출판사의 허락없이 내용의 일부 또는 전부를
무단 전재, 복사하는 행위는 법률로 엄격히 금하고 있습니다.

ISBN 979-11-6260-017-7 93510